ULLSTEIN

Das Buch

Mit der Aussicht, sich in ebenso diskreter wie luxuriöser Umgebung einmal so richtig verwöhnen zu lassen, begleitet Caroline Blessing ihre Mutter Hilda ins schicke und exklusive Wellness-Center in Phoenix, Arizona. Zumal ihr Verhältnis zu ihrer Mutter nicht das beste ist und sie es schon lange an der Zeit findet, sich wieder mit ihr zu versöhnen. Aber Ruhe und Erholung sind nicht von langer Dauer, denn schon an ihrem ersten Morgen macht Caroline eine grausige Entdeckung: Claudia de Vries, die exzentrische Besitzerin des Spa, ist ermordet worden – in einem Schlammbad. Verdächtig ist zunächst einmal jeder der berühmten und bisweilen leicht skurrilen Gäste: vom alternden Rockstar King David, der eine Ausbildung zum klassischen Pianisten macht, bis hin zu dem jungen Model Ondine, das immer kurz vor dem Hungertod steht. Es dauert nicht lange, bis man die nächste Leiche findet – und jetzt gerät das Karussell der Lügen und Verdächtigungen erst so richtig in Schwung ...

Marcia Talley, selbst Autorin eines Kapitels, hat dreizehn der renommierten Krimiautorinnen Amerikas zur Feder gebeten: Nevada Barr, J. D. Robb, Nancy Pickard, Lisa Scottoline, Perri O'Shaughnessy, J. A. Jance, Faye Kellerman, Mary Jane Clark, Anne Perry, Diana Gabaldon, Val McDermid und Laurie R. King.

Ein literarischer Staffellauf: Jede der »Queens of Crime« hat ein Kapitel beigetragen. Das Ergebnis ist ein spannender und höchst vergnüglicher Kriminalfall, dessen unglaubliche Verwicklungen am Schluss perfekt aufgelöst werden.

Marcia Talley (Hg.)

Mord im Spa

Ein Wellness-Krimi von:
Nevada Barr, J. D. Robb, Nancy Pickard,
Lisa Scottoline, Perri O'Shaughnessy, J. A. Jance,
Faye Kellerman, Mary Jane Clark, Marcia Talley,
Anne Perry, Diana Gabaldon, Val McDermid,
Laurie R. King

Aus dem Englischen von
Ursula Guinaldo

Ullstein

Besuchen Sie uns im Internet:
www.ullstein-taschenbuch.de

Umwelthinweis:
Dieses Buch wurde auf chlor- und säurefreiem Papier gedruckt.

Ullstein Verlag
Ullstein ist ein Verlag des Verlagshauses
Ullstein Heyne List GmbH & Co. KG.
Deutsche Erstausgabe
1. Auflage Januar 2003

Titel der englischen Originalausgabe:
Naked Came The Phoenix (St. Martin's Press, New York)
Übersetzung: Ursula Guinaldo
Redaktion: Edigna Hackelsberger
Umschlaggestaltung: Thomas Jarzina, Köln
Titelabbildung: Amana Germany GmbH, Hamburg
Gesetzt aus der Sabon
Satz: KompetenzCenter, Düsseldorf
Druck und Bindearbeiten: Clausen & Bosse, Leck
Printed in Germany
ISBN 3-548-25528-0

Gewidmet all jenen, die den Brustkrebs überlebten –
in der Hoffnung, dass möglichst bald eine Heilmethode
gefunden wird.

Vorwort

Als mein Agent mir den Vorschlag machte, ich solle es doch einmal mit einem Fortsetzungsroman wie *Naked Came the Manatee* probieren, der als Gemeinschaftsprojekt von dreizehn Top-Journalisten aus Florida – darunter so bekannten wie Carl Hiassen, Dave Barry und Edna Buchanan – zuerst im *Miami Herald* erschienen war, konnte ich mich eines Lächelns nicht erwehren. Ich musste unwillkürlich an einen literarischen Jux denken, den sich 1969 – zugegeben, so alt bin ich schon – Mike McGrady und vierundzwanzig seiner Mitarbeiter der *Newsday* auf Long Island mit ihren Lesern gemacht hatten: Es handelte sich um eine freizügig-amüsante Liebesgeschichte mit dem Titel *Naked Came the Stranger*, dessen Erfolg McGradys wildeste Träume bei weitem übertraf. »Naked Came …« wurde somit zu einem Synonym für einen in Gemeinschaftsarbeit entstandenen Fortsetzungsroman.*

---

* Anm. d. Übers.: Der Originaltitel des vorliegenden Fortsetzungsromans lautet *Naked Came the Phoenix*.

Diese Form des gemeinsamen Schreibens begann natürlich nicht mit »Penelope Ashe«, der fiktionalen Vorstadt-Hausfrau und Autorin aus *Naked Came the Stranger*. Die Anfänge sind viel früher anzusiedeln, nämlich im Jahre 1931, als in Großbritannien der Feder »gewisser Mitglieder des Detection Club«, zu denen Dorothy L. Sayers, Agatha Christie, G.K. Chesterton und andere Giganten dieses Genres gehörten, *The Floating Admiral* entsprang. Die Idee, eine Gruppe moderner Autorinnen spannender Krimis zusammenzutrommeln, um einen solchen Roman zu schreiben und einen Teil unserer Tantiemen für die Brustkrebs-Bekämpfung zu spenden, fand ich durchaus reizvoll. Also entwarf ich einige Charaktere und siedelte sie im gehobenen Ambiente eines exklusiven Wellness-Hotels, des Phoenix Spa an, denn – seien wir ehrlich – dort gab es eine Fülle interessanter Möglichkeiten, eine der Figuren um die Ecke zu bringen – und schon war das Projekt *Naked Came the Phoenix* geboren. Dreizehn Frauen folgten spontan meiner Aufforderung; Nevada Barr zückte als Erste den Stift und nach sechstausend Wörtern war das Spiel bereits in vollem Gange.

Die Regeln waren einfach. Jedes Kapitel sollte in der dritten Person geschrieben sein und im Sinne von *The Floating Admiral* eine definitive Lösung in Aussicht stellen – auch wenn die nächste Autorin der Handlung eine völlig neue Wendung geben konnte – ja, wir erwarteten das sogar von ihr. »Zu wissen, dass ich mich mit den Konsequenzen dessen, was auch immer ich in meinem Kapitel auf den Weg bringen mochte, nicht anschließend selbst auseinander setzen musste, war gefährlich befreiend«, schrieb Nancy Pickard.

Die Autorinnen wurden zwar ermahnt, ihr jeweiliges Kapitel nicht mit einem Thriller-Ende abbrechen zu lassen, das von der nachfolgenden Autorin (und unserer Heldin) die Anstrengungen eines Zauberkünstlers erfordert hätte, doch – um es mit den Worten von Laurie R. King zu sagen – bestand der »eigentliche Witz darin, zu sehen, wie dreizehn sanftmütige Krimiautorinnen sich genüsslich gegenseitig ein Messer in den Rücken stechen.« Auch Nancy »genoss das diabolische Gefühl, der Handlung eine vertrackte Wendung zu geben und hämisch zu lachen: ›Hah, hah, hah, mal sehen, ob du damit etwas anfangen kannst, Lisa!‹« War das Spiel einmal im Gange, gab es nämlich kein Zurück. Eine der vorhergehenden Autorinnen darum zu bitten, einen Hinweis zu ändern, war unzulässig. Auch die Bitte, einen der vielversprechenden Charaktere wieder zum Leben zu erwecken, verstieß gegen die Regeln. Ein Ansinnen wie beispielsweise *Pssst! Sei doch so nett und versteck in Kapitel zwei das blutige Messer im Pflanzkübel* war schlichtweg verboten. Jeder Autorin stand dagegen frei, eine neue Spur zu verfolgen, ein neues Opfer ins Visier zu nehmen, den Verdacht auf jemand anderen zu lenken, eine völlig neue Figur einzuführen, eine Lüge aufzudecken, eine hitzige Unterhaltung zu belauschen und so weiter und so fort, bis schließlich die wenig beneidenswerte Autorin des letzten Kapitels an der Reihe war und alle Fäden wieder aufnehmen und zu einer hübschen, sauberen Lösung des Problems verknüpfen musste. Laurie R. King bin ich zutiefst dankbar, dass sie freiwillig diese Aufgabe übernommen und so glänzend gelöst hat.

Spaß hatten wir wirklich. Anne Perry gefiel beim Schreiben der disziplinierte Umgang mit bereits vorgegebenen Charakteren und die Frage: »Was kann ich mit ihnen anfangen, um die Geschichte innerhalb der gesetzten Grenzen in neue Bahnen zu lenken?« Nicht nur für sie war es eine willkommene Abwechslung, sich einmal mit einer völlig anderen Zeit und einem anderen Schauplatz zu beschäftigen, nämlich mit den heutigen Vereinigten Staaten an Stelle etwa des viktorianischen London oder mit der Zukunft. Wieder andere begrüßten die Möglichkeit, mit neuen Figuren und neuen Stimmen zu experimentieren. Mir persönlich bereitete es das größte Vergnügen, aus meiner Hannah-Ives-Krimiserie einen männlichen Protagonisten zu entleihen und ihm einen Job im Phoenix Spa zu geben. Und selbstverständlich hielten wir es alle für unerlässlich, überall im Land in luxuriösen Spas selbst gründlich zu recherchieren.

Jetzt, da *Naked Came the Phoenix* in Druck geht, freut es mich, von einer weiteren Verbindung zu *The Floating Admiral* zu erfahren. Eine unserer Krimi-Schwestern, Val McDermid, ist in den berühmten Detection Club gewählt worden und damit schließt sich nun der Kreis.

Val ist ein Profi. Und wie Laurie richtig sagt: Nur ein Profi beherrscht dieses Spiel vollkommen. Ich bin der Ansicht, Sie finden hier dreizehn Profis vereint.

MARCIA TALLEY
Annapolis, Maryland
Mai 2001

1

Mit der Schärfe eines Rasiermessers ging sie durchs Leben. Caroline konnte sich nicht entsinnen, wo sie diesen Satz schon einmal gelesen hatte, war sich indes ziemlich sicher, der Verfasser musste an eine Frau vom Zuschnitt ihrer Mutter gedacht haben. Vielleicht war der Satz tatsächlich eine Beschreibung Hildas, denn sie übte einen großen Einfluss auf andere Menschen aus. Caroline wusste das nur zu gut, schließlich hatten ihr Vater und sie es am eigenen Leibe erfahren und ihr Leben lang in Hildas Schatten gestanden.

Vor zwei Wochen hatte Carolines Vater Hamlin Finch es endlich überstanden: Todesursache Kehlkopfkrebs. Caroline war fest davon überzeugt, dass der Krebs durch den jahrzehntelangen Ärger ausgelöst worden war, den ihr Vater immer nur heruntergeschluckt hatte, und hoffte – und das war wirklich mehr Hoffnung als Glaube –, er möge nun endlich aus dem Schatten ins Licht getreten sein.

Caroline spielte mit dem Gedanken, ihr Vater könne von oben auf sie beide herabblicken. Die Sonntagsschule hatte also doch Spuren in ihrer Psyche hinterlassen. Im

Geiste sah sie ihren Vater in seinem lädierten Multifunktionssessel auf einer aufgeplusterten weißen Wolke sitzen, seine geliebte Siamkatze Frosty auf dem Schoß, und neben sich den Blätterverhau der ausgelesenen Zeitung. Über ihm strahlte der Himmel in kitschigem Blau mit Wolken so makellos weiß wie in der TV-Werbung und spürbar warmem goldenen Sonnenschein.

Ob es ihn wohl freute, dass seine Frau nach seinem Ableben in tiefe Depressionen gestürzt war, nachdem sie ihm siebenunddreißig Jahre lang bittere Vorwürfe gemacht hatte, er hätte ihr Leben zerstört? Oder fragte er sich vielleicht genauso wie seine Tochter, ob es nur wieder einer von Hildas geschickten Schachzügen war, um das, was sie wollte, auch durchzusetzen.

Dieses Mal ging es Hilda um einen zehntägigen Aufenthalt in einem der exklusivsten und zugleich teuersten Beauty Spas östlich der Rocky Mountains. Und sie hatte es durchgesetzt – bezahlen musste allerdings Douglas.

Ach ja, Douglas! Bei dem Gedanken an ihren Ehemann musste Caroline unwillkürlich lächeln. Ihr *Ehemann* – dieses Wort übte immer noch einen Zauber auf sie aus. Schon mehrfach in ihrer elfmonatigen Ehe hatte sie den Göttern gedankt, dass sie ihr diesen Mann im Leben an die Seite gestellt hatten. Der frisch gebackene Kongressabgeordnete des Staates Tennessee sah gut aus und genoss allgemeines Ansehen und uneingeschränkte Bewunderung; außerdem war Douglas einfach lieb und eben diese Liebenswürdigkeit schätzte Caroline an ihm am meisten. Eben weil er so ein guter Mensch war, hatte er auch Hilda ihren Kummer geglaubt und die zwölftausend Dollar aufgebracht, um sie beide ins Phoenix Spa zu schicken. Caroline hatte zugestimmt, ihre Mutter zu begleiten, doch nicht etwa, weil sie so eine gute Tochter war, sondern einzig aus Sorge, Hildas zunehmend merkwürdiges Benehmen seit Hamlins Tod könnte sich nachteilig auf Douglas' Karriere auswirken.

Phoenix Spa war so exklusiv, dass es zwei Jahre im Voraus ausgebucht war. Kaum hatte Hilda jedoch erfahren, Douglas käme für die Rechnung auf, da hatte sie auch schon innerhalb eines Tages der Besitzerin des Spa, Claudia de Vries, zwei freie Plätze abgerungen. Claudia hatte sich mit Hilda in deren erstem – und einzigem – Jahr am Brown-College das Zimmer geteilt. Aus alter Freundschaft bekämen sie so schnell einen Platz bei Mrs de Vries, hatte Hilda behauptet. Dem verdrießlichen Unterton bei ihrer Ankunft im Spa und der Begrüßung nach zu urteilen, kam es Caroline aber eher so vor, als wäre eine klitzekleine Erpressung im Spiel.

Über den Tisch hinweg sah Caroline ihre Mutter unverwandt an. Caroline machte sich gar nicht erst die Mühe, ihr einen verstohlenen Blick zuzuwerfen, sondern sah sie unverhohlen an, denn Hilda hatte es gern, wenn man ihr Beachtung und Aufmerksamkeit schenkte. Hilda war in ihrem Element – oder was sie schon immer für ihr Element gehalten hatte. Phoenix war einer der bevorzugten Zufluchtsorte der Reichen und Berühmten und derer, die gern reich und berühmt wären. Sie zahlten für den in gotischen Lettern auf dem steinernen Eingangsbogen eingemeißelten Wahlspruch *Incipit Vita Nova*, der ihnen den Beginn eines neuen Lebens versprach.

Hilda zur Linken, die Ellbogen fest auf das gestärkte weiße Tischtuch gestützt, saß Howard Fondulac. In flatternder pfirsichfarbener Seide rauschte Claudia de Vries zu ihnen an den Tisch. Das sorgfältig aufgelegte Make-up milderte ihren stechenden Blick und verschleierte ihr

Alter, das sie sicher nicht ehrlich zugab. Als Claudia sie mit Fondulac bekannt machte, wurde gleich deutlich, nach welchen Kriterien man im Spa die Gäste beurteilte: Nicht wer, sondern was man war, zählte. Caroline war »die Gattin des Kongressabgeordneten Blessing«, und Fondulac »einer der größten Hollywood-Produzenten«, aus dessen Lebenslauf Claudia einige Höhepunkte aufzählte: ein Mel Gibson-Film, gleich mehrere Filme mit zwei Brüdern der Baldwin Boys und einer mit Sarah Jessica Parker. Der neueste war immerhin sechs Jahre her, wenn Caroline sich recht entsann.

Claudia de Vries hatte viel mehr das Zeug zum Politiker als irgendeiner der Kongressabgeordneten, die Caroline in ihrer Zeit als Politikergattin kennen gelernt hatte. Klein von Wuchs, dafür aber mit einem riesengroßen Ego ausgestattet, hatte Claudia sich aus der Armut befreit und sich zur Richterin über Aussehen und Wohlbefinden einiger weniger Privilegierter aufgeschwungen. Hilda, als Tochter eines Fußpflegers mit ihrer ansehnlichen Erbschaft der oberen Mittelklasse angehörend, behauptete selbstgefällig, Claudia sei mit einem Stipendium ans Brown-College gekommen. Sie hätte nicht mal genug Geld gehabt, sich für ihre Heimkehr vom College ein hübsches Kleid anzuschaffen, und hätte sich ein getragenes von Hilda ausleihen müssen.

In flatterndem Seidenchiffon rauschte Claudia wieder davon. Caroline sah zu dem Filmproduzenten hinüber. »Die Nerven«, gab er als Erklärung für seinen Aufenthalt im Spa an, doch Caroline tippte eher auf Alkohol. Wie er dort mürrisch in sein Wasserglas blickte und den Inhalt so verzweifelt kreisen ließ, dass die Eiswürfel gegen den Glasrand klirrten, sah sie ihm sein Verlangen nach Whiskey förmlich an. Obwohl der Alkohol in seinem Gesicht Spuren hinterlassen hatte, war er mit seinen fünfzig Jahren immer noch ein gut aussehender Mann, mit seinem zerfurchten Gesicht von jener Attraktivität wie Robert Mitchum oder Kirk Douglas.

Hilda schwärmte fürs Kino. Im Laufe der Jahre hatte sie ihr Leben immer so gelebt, als schriebe sie ihr eigenes Drehbuch, und ihre gegenwärtige Rolle spielte sie einfach perfekt: die attraktive Witwe in schmeichelhaftes Schwarz gewandet, in tiefer Trauer und gedrückter Stimmung, aber ohne jede Spur von Sentimentalität. Caroline standen bittere Tränen in den Augen.

»Alles in Ordnung mit Ihnen?«

Caroline war so tief in Gedanken versunken, dass sie erst nach einer Weile bemerkte, dass jemand sie angesprochen hatte. Mit einem Lächeln wandte sie sich dem Klang der Stimme zu. Die Frau war jünger als sie, höchstens zweiundzwanzig, und geradezu unirdisch schön. Caroline kannte sie vom Titelblatt namhafter Zeitschriften, in kostspielige Fummel gehüllt, die an ihrer kantigen Figur wie schlaffe Segel herabhingen. Sie hieß Ondine, einfach nur Ondine, und hatte als superschlanke Kindgöttin im Pantheon der Modeindustrie seit nahezu sechs Jahren einen Ehrenplatz inne. Ihr Körper – der eines Mädchens, das sich gegen die Pubertät wehrt – war wie bei einer professionellen Turnerin noch nicht voll entwickelt. Ihr weizenblondes, seidig feines Haar trug sie heute Abend offen, was das Aussehen eines verlorenen, zarten Kindes, ihr besonderes Markenzeichen, noch unterstrich. Vom rechten Lid bis zum Mundwinkel erstreckte sich eine unregelmäßige, leicht bräunliche Hautverfärbung, die auf den Fotos allerdings nie zu sehen war.

Auch Caroline brauchte sich mit ihrem Aussehen keineswegs zu verstecken. Das hellbraune, von der Sonne gesträhnte Haar fiel ihr in sanften Wellen bis auf die Schultern. Ihr geschmeidiger, fast jungenhaft drahtiger Körper war gut in Form und brachte normalerweise die Leistung, die sie ihm abverlangte. Von den Intrigen und Grabenkämpfen im Nashville Philharmonic Orchestra, in dem sie sieben Jahre lang Cello gespielt hatte, waren ihre einst vollen Wangen gestrafft, und an den Winkeln ihrer braunen Augen hatten sich feine Linien eingegraben. Ihre hohen Wangenknochen wurden mit fortschreitendem Alter noch betont. Caroline hatte keine Probleme mit ihrem Alter, denn sie wusste, dass sie hübsch war.

Ondine dagegen war nicht nur hübsch, sie war einfach hinreißend. Im ersten Moment überkam daher selbst Caroline ein leichter Anflug von Missgunst, aber sofort regte sich ihr Beschützerinstinkt.

»Mir geht's gut«, antwortete sie und fühlte sich gleich besser, allein schon weil Ondine sie nach ihrem Befinden gefragt hatte. »Es ist nur alles ... so viel auf einmal.«

Erleichtert hörte sie das Model lachen und sekundenlang schauten sich die beiden alles um sie herum an wie zwei tief beeindruckte Teenies bei ihrem ersten Einkaufsbummel im Kaufhaus Bloomingdale. Phoenix Spa geizte auch nicht gerade mit Luxus: Auf den Tischen lagen nicht etwa Tischtücher und Servietten aus Polyester-Mischgewebe mit vorgetäuschter Leinenstruktur, sondern aus reinem Leinen. Gedeckt war mit edlem Porzellan; Teller, Tassen und Schüsseln zierte ein breiter Goldrand mit lapislazuliblauem Muster. Der Speisesaal war ganz in Weiß gehalten, nur mit Holz und Glas kombiniert. Blitzblank und modern bot er die perfekte Kulisse für die riesigen Vasen voller Schnittblumen, die den Wunsch der Augen nach Farben und den der Seele nach Anarchie befriedigten.

Der Speisesaal war eine äußerst gelungene Mischung aus Großzügigkeit und intimem Ambiente, gerade groß genug, um den dreißig Gästen des Spa bequem Platz zu bieten und sie zu verwöhnen, jedoch zwei Stockwerke hoch. Hohe Spitzbogenfenster öffneten den Blick auf den See und die Parkanlagen.

»Zu viel auf einmal?«, fragte Ondine und zog ihre gezupften Brauen hoch.

»Ich könnte mich daran gewöhnen«, gab Caroline zu.

»Ich *bin* daran gewöhnt«, vertraute Ondine ihr an. »Mal sehen, ob ich durch meinen Aufenthalt hier nicht noch ein paar Jährchen dranhängen kann.«

»Wie das?« Normalerweise hätte Caroline jemandem, den sie gerade erst kennen gelernt hatte, niemals eine so persönliche Frage gestellt. Ondines Offenheit machte sie jedoch gleich zu Freundinnen, kaum dass sie sich ihre Vorliebe für die schönen Dinge des Lebens gegenseitig eingestanden hatten.

»Das hier muss ich unbedingt loswerden«, behauptete Ondine und klopfte sich mit beiden Fäusten an die Hüften.

Gewichtsprobleme! Caroline brauchte eine Weile, bis sie begriffen hatte: Ondine war hier, um abzunehmen. Caroline war sicher, wäre es nicht durch das leise Besteckgeklapper und das gedämpfte Stimmengewirr im Hintergrund übertönt worden, hätte sie das Aufeinandertreffen von Ondines Fingerknöcheln und ihren Beckenknochen hören können – so dünn war sie. Caroline machte sich plötzlich Sorgen um Ondine.

Ein Blick auf den Teller des Mädchens zeigte ihr, dass das winzige Stückchen Lachs noch weitgehend unberührt dalag. Durch die fächerförmig angeordneten jungen

Spargelspitzen und einige Spritzer Dillsauce, die selbst Jackson Pollock alle Ehre gemacht hätten, war es von bloßer Nahrung zu einem Kunstwerk aufgewertet worden. Nur ein winziges Eckchen fehlte, als hätte eine Maus daran genagt und wäre dann ängstlich weggehuscht. Caroline hatte ihr eigenes Abendessen restlos vertilgt und musste sich zurückhalten, nicht auch noch die Dekoration zu verschlingen, die aus zierlichen kleinen Orchideen bestand.

Caroline war Musikerin; von Medizin oder Diät verstand sie nichts, aber sie erkannte sehr wohl, ihre Tischnachbarin war so spindeldürr, dass ihre Knochen unter dem Seidenkleid hervortraten. Ondine war krankhaft mager und viel zu deutlich zeichnete sich ihr vollkommener Knochenbau unter der durchsichtig scheinenden Haut ab. Diese Frau hatte überhaupt kein Fleisch auf den Rippen, sondern war nur Haut und Knochen.

Caroline suchte vorsichtig nach den passenden Worten und entschied sich für die unverfängliche Frage: »Haben Sie Ihren Diätplan schon mit Mrs de Vries besprochen?«

»Ja, natürlich«, erwiderte Ondine mit tonlosem Lachen. »Sie und Raoul haben mir versichert, mich notfalls bei Tofu und Wasser auf dem Zimmer einzusperren. Aber mein Manager würde vermutlich die Polizei rufen, wenn die wegen so was käme!« Ondine zog einen Schmollmund wie ein verhätscheltes Kind, sah aber immer noch reizend aus.

»Ist Ihr Manager denn auch hier?«, fragte Caroline und mochte ihn bereits, diesen Polizei-Rufer.

»Immer. Überall. Unermüdlich. Omnipräsent.« Ondine setzte ein schüchternes Lächeln auf. »Was ›omnipräsent‹ heißt, musste ich auch erst lernen, aber das Wort passt zu Christopher Lund wie die Faust aufs Auge. Da drüben, der bei Raoul und dem Typ sitzt, der aussieht wie ein Roadie von Alice Cooper, das ist er.«

Ondine zeigte so demonstrativ auf ihren Manager, dass sie offenbar hoffte, er möge es sehen. Unterdessen nutzte Caroline die Gelegenheit, sich die Personen am Nebentisch näher anzuschauen. Raoul war »Claudia de Vries' Ehemann«, jedenfalls wurde er hier von allen so eingestuft, wenn Caroline dem, was sie seit ihrer Ankunft an Klatsch und Tratsch aufgeschnappt hatte, Glauben schenken durfte. Allerdings machte er ganz und gar nicht den Eindruck, als spiele er nur die zweite Geige. Seinen Smoking trug er wie jemand, dem er in die Wiege gelegt worden war, in seinen Zügen manifestierte sich eine lange aristokratische Ahnenreihe und seine Selbstsicherheit umgab ihn wie eine schimmernde Rüstung. Raoul gegenüber saß der Mann, den Ondine als Roadie bezeichnet hatte. Caroline aber wusste es besser, denn nur zwei Minuten, nachdem der Hausdiener ihren Wagen weggebracht hatte, war sie von ihrer Mutter im Flüsterton genauestens unterrichtet worden: Es handelte sich um King David, einen Rockstar aus den Siebzigern, der auch heute noch auf Tournee ging und für volle Säle sorgte, auch wenn das Alter seiner Fans sich inzwischen immer mehr auf das seiner Enkel – vorausgesetzt, er hatte überhaupt welche – zubewegte. Seine wilden Jahre hatten sich ihm unauslöschlich ins Gesicht eingegraben und ihm ein gefährliches Aussehen verliehen. Die hagere Gestalt – sei es vom Sport oder vom Heroin – das lange, mit schillernden grünen Strähnchen durchzogene Haar und die Tätowierungen in Form von Blitzen an beiden Augenwinkeln ließen sein Alter unbestimmbar und ihn selbst eher abschreckend wirken.

Der dritte Mann an King Davids und Raouls Tisch, den Ondine als ihren Manager bezeichnet hatte, war nur im Profil zu sehen. Er konzentrierte sich ausschließlich auf seinen Teller und machte sich wie ein ausgehungerter Bauarbeiter über das köstliche Abendessen her. Als Caroline sein konservativer Anzug, die sorgfältig geknotete Krawatte, sein kurz geschnittenes, streng zurückgebürstetes braunes Haar und sein leicht ironischer Gesichtsausdruck auffielen, bemerkte sie unwillkürlich: »Der wirkt hier völlig fehl am Platz.«

»Spaß macht ihm das hier sicher nicht gerade, darauf können Sie wetten. Er vertritt nur seine Interessen«, bemerkte Ondine verächtlich. »Wenn ich nicht ganz konsequent Nein sage, versucht er mir bestimmt Pralinen aufzudrängen, sobald Raoul gerade einmal nicht hinsieht. Raoul ist nämlich der Arzt hier. Ich dachte schon, Christopher würde ihm eins vor den Latz knallen, als er rauskriegte, dass Raoul die drei Stunden Aerobic täglich abgenickt hat, mit denen ich den Speck loswerden will. Dabei sollte man doch meinen, gerade Christopher müsste etwas dagegen haben, dass ich aussehe wie ein aufgeblasener Fesselballon. Schließlich verdient er mit mir seine Brötchen.«

Das Letzte hatte Caroline kaum noch mitbekommen, weil sie Raoul de Vries fixierte. Morgen hatte sie einen Termin bei ihm. »Sich vom Arzt des Spa einmal von Kopf bis Fuß durchchecken lassen.« So stand es im Prospekt. Caroline nahm sich fest vor, darauf zu achten, ob Urkunden irgendwelcher beruflichen Qualifikationen an den Wänden seines Untersuchungszimmers hingen. Sie fragte sich nur, welcher Arzt wohl einer Frau, die hart an der Grenze zur Magersucht stand, noch Leistungssport verordnen würde.

»*Moonlight Walk* für die Neuankömmlinge«, erklang es plötzlich wie das leichte Geprassel von Regentropfen, so dass Caroline nicht gerade sehr damenhaft zusammenzuckte. Völlig geräuschlos war Claudia de Vries auf Flügeln aus pfirsichfarbenem Chiffon an ihren Tisch geweht. Jeder Phoenix-Gast wurde ermuntert, sich zum Dinner umzuziehen. Caroline fühlte sich etwas unbehaglich in ihrem hautengen, weinroten Stretchfummel mit den aufgenähten schwarzen Glasperlen, den sie noch mit einem Samtschal aufgepeppt hatte. Unwillkürlich drängte sich ihr die Frage auf, ob der Grund für diese Vorschrift wirklich darin bestand, »die persönliche Ausstrahlung jedes Einzelnen voll zur Geltung zu bringen« – wie es im Prospekt hieß –, oder ob sie nicht nur als Vorwand dafür diente, dass Mrs de Vries in Hollywood-Modellkleidern à la Ginger Rogers durch die Räume schweben konnte.

Claudia rauschte davon und Caroline folgte ihr mit ihrer Mutter auf dem Fuße. Die Frau war eindeutig exzentrisch, vielleicht sogar ein wenig albern, aber eine starke Persönlichkeit konnte ihr niemand absprechen. Sie besaß ein angeborenes Charisma.

Wie der sprichwörtliche Rattenfänger rief sie mit flötender Stimme alle Neuankömmlinge auf, ihr zu folgen. Zu der Gruppe an dem Tisch, an dem Ondines Manager mit Dr. de Vries und King David saß, gehörte noch eine untersetzte Frau mit kurzem stahlgrauen Haar und einem Abendkleid in demselben sachlich-nüchternen Stil. Das Kleid war aus Brokat, ähnlich steif wie das von Carolines Mutter, das diese einst bei ihrem Abschlussball auf der High School getragen hatte. Irgendwann einmal hatte sie es vom Speicher geholt, um zu demonstrieren, dass sie damals den Jungen hätte heiraten können, der es inzwischen zum Finanzvorstand von WorldCom gebracht hatte.

Verblüfft stellte Caroline fest, dass in dem Brokatkleid Phyllis V. Talmadge steckte. Caroline hatte Ms. Talmadge anhand ihres neuesten Bestsellers *Nutze deine übersinnlichen Kräfte* erkannt, der neben ihrem Teller lag und auf dessen Rückseite ihr ernst und eindringlich blickendes Konterfei prangte.

Als Caroline Claudia de Vries folgte, bemerkte sie erleichtert, dass King David das Buch an sich nahm. Hätte Phyllis ihr eigenes Buch mit sich herumgetragen, hätte Caroline sich wohl kaum länger beherrschen und das Lachen verkneifen können.

Ihre Umgebung wirkte auf sie wie billiger Sekt bei einer Hochzeit: Auf der einen Seite dieses Abbild untersetzter weiblicher Kompromisslosigkeit, die in diesem formellen Outfit für alle Gelegenheiten, das an die Kleiderkammer einer Wohltätigkeitsorganisation erinnerte, durch die spirituelle Welt stapfte und auf der anderen die fast unwirklich anmutende Opulenz des Speisesaals in Verbindung mit der elfenhaften Erscheinung ihrer Gastgeberin, einer Geschäftsfrau, die sich wie ein bunter Schmetterling kleidete. Caroline fing an zu kichern wie eine Halbwüchsige, die bei jeder unpassenden Gelegenheit herausplatzt. Sie konnte sich kaum beherrschen und drohte jeden Augenblick in schallendes Gelächter auszubrechen.

Plötzlich schlug ihre Ausgelassenheit jedoch ins Gegenteil um, ein Gefühl, das Caroline nur allzu vertraut war. Um sie herum wurde es kalt; die schillernden Personen wirkten surreal, als sei die Normalität nur etwas für die anderen und sie selbst davon ausgeschlossen – und jäh hielt die Angst sie in ihrem eisigen Griff.

Im Vorbeigehen zog Claudia vier weitere Gäste mit, doch Caroline registrierte es nur am Rande. Langsam und konzentriert atmete sie ein und aus, so wie ihr Therapeut es ihr beigebracht hatte, um sich im Hier und Jetzt zu verankern, wenn der Anfall sie mit sich fortzureißen drohte.

Vor drei Monaten, als ihr Vater die Diagnose Krebs erhielt, hatten Carolines Panikattacken begonnen. Stress, meinte ihr Therapeut dazu. *Ich doch nicht,* dachte sie. Daraufhin zählte der Therapeut ihr die in jüngster Zeit eingetretenen Veränderungen in ihrem Leben auf: Die Ehe, die Wahl des Ehemanns zum Abgeordneten, die Fahrt nach Washington, ihr Ausscheiden bei den Symphonikern und der Tod ihres Vaters. *Ich doch nicht,* beharrte Caroline. Als Musterstudentin, Juilliard-Absolventin *magna cum laude* und jüngste erste Cellistin im Philharmonie-Orchester war sie die Selbstbeherrschung in Person.

Leider ließ sich dem Phänomen aber mit Logik nicht beikommen. Caroline spürte, wie die Angst in ihren Adern pochte und wie ihre Gedanken zerschellten. Sie musste sich damit abfinden, dass auch sie nur ein Mensch war. Der Stress war durchaus real.

Vielleicht war sie ja wirklich reif für ein erstklassiges Verwöhnerlebnis. Zum ersten Mal, seit sie das imposante Eingangstor durchquert hatte und die gewundene Auffahrt hinaufgefahren war, fühlte sie sich wohl hier im Phoenix Spa.

Allmählich verschwand die Angst und Caroline konnte wieder frei atmen. Mit offenen Augen nahm sie die Schönheit der Nacht und dieses Ortes in sich auf und gestattete sich endlich zu lachen: nicht das hysterische Gekicher von vorhin, sondern ein unbeschwertes weibliches

Lachen aus voller Kehle, für das sie niemandem Rechenschaft schuldig war.

Caroline beeilte sich, die anderen einzuholen, und lief die flachen Stufen vom Speisesaal zu dem gepflasterten Uferweg hinab, der am See entlangführte und auf dem alle stehen geblieben waren und die Aussicht bewunderten. Als sie die Gruppe erreichte, streckte Hilda lächelnd die Hand nach ihr aus. Obwohl ihre Mutter stolz und aufrecht stand, war sie sehr klein. In ihrem neuen nachtschwarzen Samtkleid, das nie ergrauende Haar zu einer klassischen Hochsteckfrisur gebändigt, sah sie immer noch sehr gut aus. Vielleicht war es nur das trügerische Mondlicht – aber Caroline glaubte, einen neuen Zug im Gesicht ihrer Mutter zu entdecken, eine Zärtlichkeit, an die sie sich aus ihrer frühesten Kindheit erinnerte. Caroline ergriff die ausgestreckte Hand, drückte sie kurz und ließ sie wieder los.

»Der See hat eine Fläche von über hundert Quadratkilometern«, verkündete Claudia in guter Reiseführer-Manier, »und wird von natürlichen Quellen gespeist.«

Caroline hörte bei diesen statistischen Angaben gar nicht hin. Wie beim Lesen eines Gedichts sollte diese Nacht nicht bloß in Metrum und Reimschema zerlegt werden, sondern den Betrachter in ihrer Gesamtheit erfreuen.

Während Claudia mit melodiöser Stimme weiterplapperte, ließ Caroline den Inhalt der Worte an sich vorbeiplätschern, und nahm nur hin und wieder, wenn ihr Interesse geweckt wurde, etwas bewusst auf. Der See war eingebettet in eine Senke, umgeben vom zerklüfteten Saum der Blue Ridge Mountains. Scheinbar willkürlich verstreut, im Einklang mit dem künstlerischen Chaos der Natur, lagen ringsum die Cottages, deren Dächer bis zum

Boden reichten. Jedes für sich war in einem anderen Baustil gehalten, aber bei allen wiederholten sich die hohen Spitzbogenfenster der Eingangshalle und des Speisesaals. Ebenerdige Lichtquellen – so abgeschirmt, dass sie nur die Gehwege erhellten – säumten den See wie ein leuchtendes Spinngewebe und verzweigten sich bis hin zu den einzelnen Cottages.

Für Ende Oktober war die Luft noch warm, doch ein unbestimmter Geruch nach Herbst vertrieb die sommerliche Schläfrigkeit. Morgen früh würde die Palette von Schwarz und Silber einem Flammenmeer herbstlicher Farbtöne weichen, das in den uralten Laubwäldern dicht um das Spa-Gelände loderte.

Unterwegs erfuhr Caroline, dass die Anwendungsabteilungen des Spa in vier Zentren untergebracht waren, die in gleichmäßigen Abständen um den See verteilt lagen. Das so entstandene Viereck bildete ein gleichmäßiges Feng-Shui-Muster, das garantiert das mentale und physische Wohlbefinden erhöhte, wie Claudia ihnen mitteilte.

Das erste dieser Zentren war das Badehaus. »Ein altmodischer Name«, gab Claudia zu, während sie aus ihrem perlenbestickten Abendtäschchen einen Schlüsselbund zog, der eher zu einem Kerkermeister gepasst hätte. »Auch wenn wir allem Neuen gegenüber offen sind, haben wir uns doch bemüht, nicht gleich das Kind mit dem Bade auszuschütten. Die alten Methoden, die sich wohltuend auf die Seele und anregend auf den Geist auswirken, besitzen eine ganz bestimmte Alchimie.«

Obwohl Claudia bestimmt schon tausend Mal dasselbe gesagt hatte, wurden die abgedroschenen Phrasen durch ihre Liebe zu diesem Ort immer wieder neu belebt. Noch während ihrer Ausführungen öffnete sie die drei

Schlösser an der Tür zum Badehaus; zwei davon waren dicke Sicherheitsschlösser. Caroline hörte, wie die Bolzen zurückschnappten, und staunte, dass man hier Maßnahmen getroffen hatte wie in einem Hochsicherheitstrakt. Was musste wohl ausgesperrt werden aus dieser Idylle, weitab jeder Großstadtkriminalität und fern von raschen Fluchtmöglichkeiten über die Schnellstraßen? Oder war hier etwas eingesperrt?

Die zweiflügelige Tür schwang auf und die Beleuchtung ging an, entweder ausgelöst durch die Bewegung der Türen oder durch eine Lichtschranke. Caroline stimmte ein in das allgemeine bewundernde »Ahhh«.

Dem Architekten war es gelungen, die schwedische Moderne und den Prunk eines Badehauses der Dreißigerjahre mit seinen bunten Glasfenstern und gemusterten Kacheln auf das Harmonischste miteinander zu verbinden. Unter der hohen Decke mit eingelassenen Dachfenstern, deren Buntglasscheiben jeweils ein blühendes Heilkraut darstellten, erhob sich gleichzeitig mit dem Aufflammen des Lichts funkelnd ein Springbrunnen.

Claudia stellte sich dekorativ vor das plätschernde Wasser. »Ich will Ihnen heute Abend nicht alle Einrichtungen zeigen, aber zumindest möchte ich Ihnen einen kleinen Eindruck davon vermitteln, welche Angebote Ihnen in Phoenix Spa offen stehen.« Und sie zählte all die Wunder auf, die hinter verschlossenen Türen ihrer Gäste harrten: Schlammbäder in steinernen Badewannen im Stil der Gründerzeit, Dampfbäder mit Aufgüssen aus aromatischen Heilpflanzenextrakten, Räume für Massagen und Gesichtsbehandlungen. Das Einzigartige an Phoenix Spa war die Kräutertherapie, die zusätzlich zu den auch andernorts üblichen Anwendungen geboten wurde. Kräuter, Heilpflanzen und Blüten wurden alle von einem eigens aus Bombay eingeflogenen Spezialisten in den umliegenden Wäldern gesammelt, wie Claudia betonte. Dieser Mann verfügte über Geheimwissen, wie sich mit Pflanzen das seelische Wohlbefinden steigern ließ.

Caroline fragte sich unwillkürlich, was so ein Typ aus Bombay wohl von den Pflanzen der Blue Ridge Mountains verstand, hielt sich aber zurück. Auch sie wusste eine gelungene Darbietung durchaus zu schätzen und musste zugeben, dass sie vom gesamten Konzept des Spa fasziniert war.

»Bei vielen unserer Behandlungen verwenden wir pflanzliche Stoffe«, fuhr Claudia fort. »Da wir nur die in dieser Gegend heimischen Pflanzen einsetzen, führt die Harmonie von Mensch, Umgebung und Natur zur Harmonie zwischen Leib und Seele auch bei Ihnen, meine teuren Freunde, die Sie sich Hilfe suchend an uns gewandt haben.«

Allmählich trug sie ein bisschen zu dick auf, fand Caroline. Sie ließ ihre Gedanken schweifen, während die kleine Gruppe nach draußen ans Seeufer zurückkehrte und Claudia die Badehaustüren dreifach hinter sich verriegelte. Claudia hob ihre mit zahlreichen Ringen geschmückte Hand und mit einem Wink, der das hauchdünne Gewebe ihres Patchwork-Schals, den sie sich gegen die kühle Abendluft übergeworfen hatte, wie Espenlaub im Wind erbeben ließ, führte sie die Gruppe weiter.

Caroline merkte, dass die stämmige Hellseherin neben ihr herging. Phyllis Talmadge reichte ihr kaum bis zur Schulter, so dass sie trotz ihrer vernünftig hohen Absätze von zweieinhalb Zentimetern nicht viel größer als eins fünfzig sein konnte.

»Pah!«, stieß die kleine Frau hervor.

»Wie bitte?«, erkundigte sich Caroline höflich.

»Pah!«, wiederholte sie und fügte erklärend hinzu: »Pflanzen, Schitteranzen. So ein Schwachsinn. Die sollen bloß mal versuchen, mich mit Schlamm zu beschmieren. Aus Bombay. Pah.«

Caroline bemühte sich, ein spontanes Lachen zu unterdrücken, aber es stieg ihr in die Nase und machte sich in einem unpassenden Prusten Luft. »Aber was hat Sie dann hierher geführt?«, fragte sie, da es offenbar nicht die Versprechungen verjüngender Pflanzenwickel oder der energiespendenden Aromatherapie gewesen waren.

»*Die* wollten mich hier haben«, erwiderte Phyllis Talmadge rätselhaft. »Das Zentrum ist bedroht. Es kann nicht standhalten.« Wie ein kleiner weiblicher Panzer, der eine Mission zu erfüllen hat, bewegte sie sich mit diesem leicht abgewandelten Yeats-Zitat auf den Lippen vorwärts.

Caroline verlangsamte ihren Schritt und ließ die anderen vor, damit sie besser genießen konnte, wie das Licht auf dem Wasser spielte und der Wind, der durch die trockenen Blätter strich, ihr heimliche Versprechen zuflüsterte.

»Hören Sie das auch?«

Sanft wie der leichte Herbstwind, doch gleichzeitig schneidend wie die ersten bitterkalten Wintertage drang die Stimme an Carolines Ohr. Sie scheute, wie man es sonst nur von erschreckten Fohlen kennt, und prallte gegen den Mann, der so dicht hinter ihr stand wie ein Liebhaber. Völlig geräuschlos war er aufgetaucht und es ärgerte sie, dass sie seine Anwesenheit nicht gespürt hatte. Entweder war ihre instinktive Wahrnehmung völlig verkümmert oder dieser Mann war mit der Nacht so vertraut wie Graf Dracula.

»Keine Panik!« Er hielt sie an den Schultern fest, weil sie über den Saum ihres Abendkleides gestolpert war. Er war groß, mindestens einen Meter fünfundneunzig, und von schmaler, aber kraftvoller Gestalt. Das Haar fiel ihm in wilder Mähne bis über die Schultern und durch die leuchtend grünen Strähnen wirkte es wie im Wasser wallender Seetang. King David, der Rocker. Was hatte sie noch gleich im *Rolling Stone* gelesen? Ach ja, dass er die Tollwut bekommen hatte, weil er 1979 während eines Konzerts in Detroit lebenden Fledermäusen die Köpfe abgebissen hatte.

»Keine Panik«, wiederholte er lächelnd. Von diesem Lächeln ging eine elektrisierende Wirkung aus: Die tätowierten Blitzstrahlen in seinen Augenwinkeln zogen sich zusammen und dehnten sich und seine leuchtend weißen Zähne blitzten auf. Dieser Mann steckte voller überschäumender animalischer Anziehungskraft. Einen Augenblick lang fürchtete Caroline, sie würde wie die Heldin eines Groschenromans in Ohnmacht fallen. Kein Wunder, dass er selbst nach dreißig Jahren noch ganze Stadien bis zum Bersten mit kreischenden Fans füllte.

Ganz vorsichtig, als sei er sich seiner Wirkung auf das schwache Geschlecht seit langem bewusst, ließ er ihre Arme los und sah Caroline prüfend an, um sich zu vergewissern, dass sie sich auch ohne Hilfe auf den Beinen halten konnte.

»Was soll ich gehört haben?«, fuhr sie ihn als Antwort auf seine vorhin gestellte Frage an. Auf Demütigungen reagierte sie in der Regel mit Feindseligkeit.

»Die Musik«, entgegnete er sanft. »Sie sind doch Musikerin. Sie müssen das doch hören.«

Der Wind in den Blättern, das leise Flüstern des trockenen Laubs, das auf dem gepflasterten Weg raschelte – die

Musik, der sie gelauscht hatte, als er aus dem Nichts aufgetaucht war. »Woher wissen Sie das?«, fragte sie ihn in plötzlicher Sorge, dieser Fremde könnte all ihre Geheimnisse kennen.

Mit beiden Händen griff er nach ihrer Linken, fuhr mit dem Daumen über ihre Fingerspitzen und sagte: »Schwielen. Violine?«

»Cello.« Sein Griff wirkte lähmend. Caroline zwang sich dennoch, mit deutlicher Entrüstung ihre Hand wegzuziehen, doch es gelang ihr nicht.

Dann ließ er sie los und sie fühlte sich erleichtert, zugleich aber auch verwirrt und lächerlich. Ein Windstoß blies King David das Haar ins Gesicht und entblößte im nächsten Augenblick wieder seine scharf geschnittenen Züge – als schließe sich ein dunkler Vorhang vor einer Szene und öffne sich vor einer neuen. Die in seine Haut geätzten Blitze zuckten, die Augen schlossen sich zu schmalen Schlitzen und er sagte: »Sie wissen doch, Musiker sind wahnsinnig.«

Caroline war klar, dass er nicht nur von sich sprach, sondern auch sie meinte.

»Cellisten nicht«, gab sie zurück. »Wir sind keine Selbstdarsteller.«

Sein Lachen zog sie in seinen Bann. Dass sie bei einem Mann, der alt genug war, ihr Vater zu sein, feuchte Hände bekam, ärgerte sie, und sie machte sich auf den Weg zu ihrem Cottage. Er beherrscht das wirklich gut, dachte sie. Das Spielchen hat er schon gespielt, bevor ich überhaupt auf der Welt war.

Obwohl sie King nicht dazu aufgefordert hatte, begleitete er sie.

»Weshalb sind Sie hier im Phoenix Spa?« Mit der banalsten Frage, die ihr einfiel, wollte sie diesen Abend, der sich langsam höchst merkwürdig entwickelte, wieder zurück in normale Bahnen lenken.

»Aus demselben Grunde wie Sie«, erwiderte er mit dieser eisigen und zugleich honigsüßen Stimme.

»Und der wäre?« Entgegen aller Vernunft hatte Caroline Angst, wie die Antwort wohl lauten könnte.

»Ich bin auf der Suche nach etwas, das einst mir gehörte.«

Caroline beschleunigte ihren Schritt, doch er ließ sich nicht abschütteln. Bei seinen langen Beinen fiel es ihm nicht schwer, mit ihr Schritt zu halten.

»Sie brauchen mich nicht bis vor die Tür zu begleiten.« Caroline war sich wohl bewusst, dass ihre Stimme verzweifelt klang, konnte aber nichts dagegen tun.

Er lächelte wieder und sie wünschte, er würde damit aufhören. »Ich wohne gleich da drüben«, erklärte er und deutete auf das Cottage direkt neben dem, das Caroline mit ihrer Mutter teilte. »Ich gehe jetzt schlafen.«

»Oh.«

»Genießen Sie die Musik.« Mit der Leichtigkeit eines vorbeisegelnden Blattes berührte er ihre Wange und ging weiter.

Plötzlich wurde Caroline bewusst, dass sie immer noch an derselben Stelle stand, wo er sie verlassen hatte, und ihm nachsah. Kopfschüttelnd murmelte sie: »Ich muss Douglas anrufen.« Erst als sie schon den Weg hochgegangen war und die Tür aufgeschlossen hatte, fiel ihr wieder ein, dass die Cottages im Phoenix Spa gar kein Telefon hatten. Sogar ihre Handys sollten die Gäste am Empfang zur Aufbewahrung abgeben. Das Gleiche galt auch für Laptops.

Als Caroline eintrat, war sie immer noch ganz konfus und fühlte sich hilflos und verloren. Die Cottages hatten zwei Schlafzimmer, eines unten und eines oben auf der Empore, die man über eine Wendeltreppe aus blank poliertem, tückisch glattem Hartholz erreichte. Von der Empore aus überblickte man den Wohnbereich mit dem kleinen Kamin und hatte eine großartige Aussicht auf den See.

Nur eine einzige Lampe brannte, in deren Schein Hilda in einem alten, zu neuem Glanz aufpolierten William-Morris-Sessel saß. Sie trug noch das Samtkleid und auch ihr Haar lag noch wie frisch frisiert. Mit ihrer Haltung – die Hände auf den Sessellehnen, die Knie zusammen, die Füße flach auf dem Boden – sah sie aus wie eine Miniaturmonarchin. Beim Betreten des Zimmers erwartete Caroline beinahe den knappen Befehl: »Kopf ab!«

Da sie sich erst einmal Klarheit über ihre Gefühle verschaffen musste, versuchte sie, sich an ihrer Mutter vorbeizuschleichen und über die Wendeltreppe ins Bett zu fliehen, aber ein feuchter Schimmer auf der Wange ihrer Mutter hielt sie zurück. Hilda weinte.

Vergeblich versuchte Caroline sich daran zu erinnern, wann sie ihre Mutter das letzte Mal hatte weinen sehen. Vielleicht noch nie. Auch wenn die Tränen sie erschreckten und peinlich berührten, konnte Caroline sie doch nicht einfach ignorieren. Sie streifte die Schuhe von den Füßen, tappte über den dicken weißen Teppichboden und setzte sich auf den Hocker neben den Sessel ihrer Mutter. Keine von ihnen sprach. Caroline wollte gern die Hand ihrer Mutter in ihre nehmen und ihr ein klein wenig Trost und Liebe geben, wusste aber nicht wie.

»Ich bin Hamlin keine gute Frau gewesen«, begann Hilda, während ihr die Tränen übers Gesicht liefen.

»Aber du ...«

»Nein«, sagte Hilda ruhig, »wirklich nicht. Vielleicht

ganz zu Beginn, aber dann ist irgendwas anders geworden. Ich bin anders geworden. Ich dachte, ich müsste mehr als nur Ehefrau und Mutter sein, und letztendlich war ich viel weniger.«

»Ich habe deinen Vater geliebt.« Mit diesen Worten sah sie Caroline zum ersten Mal an. In ihrem Blick lag der verzweifelte Wunsch, Caroline möge ihr glauben. Also glaubte sie ihr.

»Ich war so wütend in all den Wochen und Monaten, als er starb. Er hatte mir nie das gegeben, was ich brauchte, und dann verließ er mich ganz. Einfach so. Er wirkte so müde und ich konnte einfach nicht gut zu ihm sein.«

Die Tränen flossen schneller, aber Hilda machte keine Anstalten, sie wegzuwischen, und Caroline widerstand der Versuchung, schnell ein Päckchen Papiertaschentücher zu holen. Ihre Mutter musste sich einmal richtig ausweinen.

»Ich werde ihn vermissen«, sagte sie schlicht. »Und ich habe es versäumt, ihm die Frau zu sein, die ich hätte sein können. Aber jetzt ist es zu spät.« Hilda verschluckte einen erstickten Seufzer und fügte hinzu: »Auch dir bin ich keine gute Mutter gewesen, mein Schatz.«

Das in den letzten Jahren so selten benutzte Kosewort traf Carolines Herz wie eine Brandfackel und ließ das Eis schmelzen, das sich dort aufgestaut hatte. Sie nahm die Hand ihrer Mutter und hielt sie fest. Sonderbar fühlte es sich an, aber richtig.

Hilda hatte immer alles nach ihren Wünschen gedeichselt, aber vielleicht war das für sie die einzige Möglichkeit gewesen, zu überleben. Ihre Großmutter, Hildas Mutter, hatte Caroline als Kind insgesamt vielleicht drei Mal gesehen. Sie hatte diese Frau als sehr streng in Erinnerung, verschanzt hinter einer Religion, die Gott als Schlachtruf und die Bibel als Keule einsetzte. Vielleicht war Hildas Auftritt gar keine Schauspielerei. Mit neunzehn hatte sie Hamlin geheiratet. Fast vier Jahrzehnte lang hatten sie im selben Bett geschlafen, sich um dieselben Rechnungen gesorgt und – jeder auf seine Art – ihr Leben um ihr einziges Kind herum aufgebaut.

Als Caroline ihrer Mutter nun prüfend ins Gesicht sah, als blicke sie auf all die vergangenen Jahre zurück, kam es ihr in den Sinn, dass Hilda Hamlin womöglich wirklich geliebt hatte, so weit sie eben dazu imstande gewesen war, und dass sie vielleicht auch sie selbst immer noch liebte. Eine Woge des Mitleids trieb Caroline Tränen in die Augen.

Vielleicht würde sich für Mutter und Tochter hier und jetzt Phoenix aus der Asche erheben und ein neues Leben beginnen.

2

Caroline wachte auf. Sie hatte von Pizza geträumt und spürte immer noch den intensiven Duft nach Gewürzen, Tomatensauce und gebackenem Käse in der Nase.

Die Enttäuschung war groß, als sie sich plötzlich in dem riesigen Bett im Dunkeln und ohne das leckere Essen wiederfand. Nur die Treibhausrosen in der Kristallvase auf der Kommode verströmten einen zarten, lieblich süßen Duft.

Nur leider konnte man diese verflixten Rosen nicht essen.

Caroline drehte sich auf die andere Seite und bemühte sich, wieder einzuschlafen, aber der dämonische Hunger nagte gierig an ihren Eingeweiden. Zum Glück brauchte sie ja nur bis zum Frühstück zu warten, um ihn zu stillen, und sicher war es bald so weit. Mit einem Auge spähte sie zum Wecker und stöhnte. Erst zwei Uhr morgens, wie war das nur möglich?

Caroline rollte sich auf den Rücken und starrte an die Decke. Sie musste unbedingt an etwas anderes denken – ganz gleich, woran. Bisher hatte das Essen noch nie eine so große Rolle in ihrem Leben gespielt; allerdings hatte sie auch immer genug in Reichweite gehabt. Im Augenblick war aber rein gar nichts greifbar und da sah plötzlich alles ganz anders aus.

Und war es denn etwa eine Sünde, sich nach einem Cracker zu sehnen?

Kommt gar nicht in Frage! Schließlich befolgte sie hier ein festes Programm. Ein paar Vorschriften hinsichlich Ernährung und Gesundheit würden ihr nur gut tun, denn sie nahm das alles als viel zu selbstverständlich hin. Auch ihrer Mutter, ja mehr noch, der Beziehung zwischen Mutter und Tochter würde der Aufenthalt hier sicher nützen.

Vielleicht würde sich ja zwischen ihnen bis zu ihrer Rückkehr nach Hause tatsächlich noch ein besseres Verhältnis entwickeln.

Die tiefe Trauer ihrer Mutter war echt – das hatte Caroline nicht erwartet. Sie musste zugeben, dass sie sich geirrt hatte. Sie hatte ihrer Mutter Unrecht getan, vielleicht auch ihrem Vater: Mehr als fünfunddreißig Jahre Ehe ... das wollte schon etwas heißen, und für Außenstehende – sogar für ein aus dieser Verbindung hervorgegangenes Kind – war es oft nur schwer nachvollziehbar, was sich innerhalb solch einer intimen Beziehung abspielte.

Caroline nahm sich vor, mehr Rücksicht auf die Gefühle ihrer Mutter zu nehmen und mit ihren lästigen Angewohnheiten mehr Geduld aufzubringen. Durch die Pflanzenpackungen und Schlammbäder würden sie wieder zueinander finden.

Sie wollte eine bessere Tochter, eine bessere Ehefrau und überhaupt ein besserer Mensch werden – wenn sie nur jetzt ein verdammtes Sandwich bekommen könnte!

Mit einem leisen Fluch auf den Lippen schaltete sie das Licht an und stieg aus dem Bett. Nachdem das verzweifelte Durchwühlen ihrer Handtasche, ihrer Reisetaschen und sämtlicher Jackentaschen lediglich eine halbe Rolle Pfefferminz und ein hart gewordenes, altes Karamellbonbon zu Tage gefördert hatte, ließ sie sich in einen Sessel fallen und starrte finster die Wände an.

Das Zimmer war in zarten Pastelltönen gehalten, die bis ins kleinste Detail aufeinander abgestimmt waren, und mit wunderschönen, matt schimmernden Holzmöbeln ausgestattet. Original-Aquarelle mit Motiven von Bergen und Tälern verliehen ihm zusätzlichen Charme. Trotzdem hätte Caroline es ohne zu zögern gegen einen Zementbunker von zwei mal zwei Metern eingetauscht, wenn man ihr dafür eine anständige Mahlzeit geboten hätte.

Aber sie hatte keine Wahl, sie musste da durch. Schließlich konnte sie sich schlecht nach draußen schleichen und eine Stippvisite in der Küche machen.

Aber warum eigentlich nicht?

Natürlich ging das nicht. Es wäre unverschämt und verstieße gegen die geltenden Regeln. Und die hatte sie bislang noch immer befolgt.

Ja, immer, dachte sie. Immer tat sie, was man ihr sagte, stets befolgte sie die Richtlinien und benahm sich so, wie man es von ihr erwartete. Das einzige Mal, als sie sich rein nach ihrem innigsten Wunsch gerichtet und sich ganz von ihren Gefühlen hatte leiten lassen, war sie bei Douglas gelandet.

Und das war gut ausgegangen.

Allerdings ließ sich ein mitternächtlicher Imbiss wohl kaum mit einer Ehe vergleichen.

Ein neues Leben, kam ihr der Wahlspruch des Spa

wieder in den Sinn, und sie stand auf. Also gut, sie würde das ernst nehmen, ja, sie würde es sogar wörtlich nehmen. Dass Caroline Blessing ihr neues Leben selbst in die Hand nahm, wurde auch langsam Zeit. Und wenn das hieße, sich um zwei Uhr in der Früh einen Hähnchenschenkel zu stibitzen, dann sei's drum!

Caroline warf sich den dicken, weich fallenden hellgrünen Bademantel über, den das Spa seinen Gästen kostenlos zur Verfügung stellte, und band sich wie eine Kriegerin, die sich für den Kampf rüstet, den Gürtel zu. Mit klopfendem Herzen verließ sie auf Zehenspitzen das Zimmer und stieg vorsichtig die Wendeltreppe zum Wohnbereich hinab. Sie spürte, wie die Vorboten einer Panikattacke klammheimlich mit scharfen Krallen an ihrem Mut kratzten.

Geh ins Bett zurück und schalte das Licht aus. Sei ein braves Mädchen.

Bleib in Sicherheit.

Beinahe wäre sie der inneren Stimme gefolgt. Unten an der Treppe blieb sie stehen, lauschte ihrem schweren Atem und spürte, wie ihr die Angst die Kehle zuschnürte. Aber jetzt trieb sie nicht nur der Hunger voran, sondern sie wollte sich selbst beweisen, dass sie die Sache durchstehen und ruhig auch mal etwas Verrücktes riskieren konnte – und dass sie auch Spaß haben durfte.

Gleich beim ersten Schritt nach draußen, als ihr die klare, frische Luft entgegenschlug, wurde sie dafür belohnt. Der Duft des Sees und der Wälder drang ihr in die Nase und der ruhige Atem der Nacht ans Ohr. Der Himmel über ihr war glasklar und mit unzähligen Sternen bedeckt.

Caroline war allein, herrlich allein, und fühlte sich so richtig lebendig. Eine Weile blieb sie reglos stehen und schloss die Augen, um dieses prickelnde Gefühl ganz auszukosten. Sie spürte, wie ihr der leichte Wind übers Gesicht und durchs Haar strich.

Hätte nicht plötzlich ihr Magen laut geknurrt, wäre sie wohl damit zufrieden gewesen. So aber zuckte sie zusammen, drückte sich die Hand auf den Magen und sah sich mit schlechtem Gewissen hastig um. Offenbar hatte das Geräusch niemanden der anderen Gäste gestört, auch wenn es ihr selbst so laut vorgekommen war.

Im Cottage nebenan sah sie noch Licht. Entweder litt King David unter Schlafstörungen, dachte sie, oder er fürchtete sich im Dunkeln. Bei dem Gedanken, er könnte noch wach sein und sie beim Blick aus dem Fenster entdecken, eilte sie rasch den Pfad hinab.

Caroline nahm denselben Weg, den sie vom Moonlight Walk her kannte. In ihr regte sich der Wunsch, einen Umweg zu machen und am See entlangzuschlendern, um wenigstens eine Zeit lang in diesem aufregenden Gefühl von Freiheit zu schwelgen.

Als sie zum See hinüberblickte, fielen ihr plötzlich zwei Gestalten am anderen Ufer auf, von denen die eine genau wie sie einen Spa-Bademantel trug und so schrecklich dünn aussah, dass es sich wohl nur um Ondine handeln konnte.

Übers Wasser drang ein leises Geräusch zu ihr; ob Lachen oder Weinen, erkannte sie nicht, jedenfalls war es eine weibliche Stimme. Auch war sie nicht sicher, wer die zweite Person war, ja nicht einmal, ob es sich um einen Mann oder eine Frau handelte. Sie hielt die dunkle Gestalt jedoch eher für einen Mann. Plötzlich kam ihr in den Sinn, wenn sie noch länger hier stehen bliebe und sich bemühte, die beiden zu erkennen, könnten die beiden sich umdrehen und sie entdecken.

Ihr Ziel war schließlich die Küche; sie wollte sich dort nur genug stibitzen, um bis zum Frühstück durchzuhalten, und dann wieder unbemerkt in ihr Zimmer schleichen.

Also ging sie weiter.

Die meisten Cottages am Weg waren dunkel, doch brannte hier und da ein vereinzeltes Licht. Hatte sie eigentlich ihr Licht am Bett angelassen? Sie glaubte, ja. Womöglich würde sie in der Küche auf all die anderen Gäste treffen, die mit gierigen Blicken die Schränke plünderten.

Diese Vorstellung amüsierte Caroline so sehr, dass sie leise vor sich hin kicherte, als sie am Badehaus vorbeikam. Morgen würde sie von sämtlichen Kureinrichtungen hier ausgiebig Gebrauch machen, zuerst lange schwimmen und danach im Whirlpool dösen. Und auch dieses faszinierende und so schön dekadente Schlammbad würde sie ausprobieren.

Vermutlich hielt Claudia es so fest unter Verschluss, damit die Gäste nicht in Versuchung kamen, sich auch nach Feierabend noch in die Wannen zu legen.

Caroline stellte sich vor, wie wunderbar und aufregend das sein müsste. Falls sie heute Nacht mit ihrem Einbruch Erfolg hätte, würde sie vielleicht bei nächster Gelegenheit ihr Glück im Badehaus versuchen.

Langsam wurde sie richtig übermütig.

An der Tür zur großen Eingangshalle angelangt, blieb sie jedoch wie angewurzelt stehen. Was würde passieren, fragte sie sich amüsiert, falls ihr Versuch, die Türen zu öffnen, eine Alarmanlage auslöste? Was wäre, wenn plötzlich Sirenen losheulten, das Licht anginge und aus der dunklen Nacht Angestellte mit Gewehren auf sie zustürzten? Vielleicht noch begleitet von wütenden Hunden!

Aber nun war sie schon einmal so weit gegangen, dachte sie und wischte sich die feuchten Handflächen am Bademantel ab, jetzt würde sie nicht mehr mit leeren Händen und knurrendem Magen umkehren.

Caroline hielt den Atem an, straffte die Schultern und zog die Tür auf.

Kein Ton.

Beim Hineinschleichen dachte sie, natürlich konnte sie auch ein lautloses Alarmsystem ausgelöst haben. Vielleicht schwärmten gerade im Moment die Polizeibeamten zweier Bundesstaaten aus und würden sie gleich mit einer Schüssel voll roter Bandnudeln in den zitternden Händen verhaften. Für die Medien wäre das ein gefundenes Fressen.

Gattin eines Kongressabgeordneten bei Raubzug in Küche verhaftet!

Die Abendnachrichten würden Bilder bringen, wie sie in Handschellen, mit Spritzern von fettarmer Sauce am Kinn, abgeführt wurde.

Aber wenigstens ihr Magen wäre besänftigt. Caroline musste lächeln.

Auf Zehenspitzen schlich sie durch den Speisesaal hin zur Pendeltür, durch die beim Abendessen die Kellner und Serviererinnen geschlüpft waren. Caroline nahm all ihren Mut zusammen, tastete nach dem Lichtschalter und knipste die Deckenbeleuchtung an. Sie musste blinzeln.

Alles erstrahlte in gleißendem Weiß und Silber, vor ihr erstreckten sich meterlange leuchtend weiße Küchentheken und ein blitzendes Meer aus Chrom. Sofort stürmte sie auf den riesigen Kühlschrank zu, riss die Tür auf und musste vor Freude beinahe weinen.

Es war zwar nur Reformkost, aber immerhin etwas zu essen, und sogar reichlich. Sie schnappte sich eine Rebe praller grüner Weintrauben, griff sich ein Stück eines milchfreien Produktes, das sich als Käse ausgab, und einen Becher fettarmen Joghurt. Während sie alles auf der Arbeitsfläche deponierte, steckte sie sich Trauben in den Mund und durchsuchte die Schränke.

Sie fand fettfreie Cracker und Vollkorn-Stangen, von denen sie ein paar in die Taschen ihres Bademantels stopfte, denn sie hatte vor, sich in ihrem Zimmer einen Notvorrat anzulegen.

Gut eine Viertelstunde später stieß sie einen zufriedenen Seufzer aus; endlich war das bohrende Hungergefühl in ihrem Magen gestillt. Hemmungslos wählte sie noch einige länger haltbare Lebensmittel aus, deren Gewicht ihre Taschen nach unten zog. Als sie genug gehamstert hatte, wischte sie über die Arbeitsplatte, spülte die benutzten Gegenstände ab und stellte sie sorgfältig genau dahin zurück, wo sie sie hergenommen hatte. Selbst den letzten Krümel spürte sie noch auf und verbarg jeden Beweis ihres Einbruchs tief im Abfall.

Von der Tür aus warf sie einen letzten prüfenden Blick in die Küche. Das perfekte Verbrechen, entschied sie. Vielleicht hatte sie ja für leichten Diebstahl ein besonderes Talent. Dann knipste sie das Licht aus, schaltete es aber sofort wieder ein und wischte mit dem Ärmel ihres Bademantels über den Schalter. Warum sollte sie Fingerabdrücke hinterlassen?

Wieder im Freien, fühlte sie sich geradezu euphorisch, denn nicht ein einziges Mal während ihrer Aktion war sie von panischer Angst überfallen worden. Die ganze Zeit hindurch hatte sie einen kühlen Kopf bewahrt, war gezielt, geschickt und durchaus erfolgreich vorgegangen.

Ein voller Magen und prall gefüllte Taschen waren der Beweis.

Caroline war so stolz über ihren Triumph, dass sie die Stimmen erst wahrnahm, als es schon fast zu spät war. Auf der Stelle blieb sie wie angewurzelt stehen und spürte, wie die Panik in ihr ausbrach. Ihr Selbsterhaltungstrieb war jedoch stärker als erwartet und riss sie aus ihrer Erstarrung. Sie sprang mit einem Satz ins Gebüsch und duckte sich hinter die frisch gestutzte Hecke.

»Glaubst du, das macht mir was aus?«

Als Caroline Claudias Stimme erkannte, machte sie sich noch kleiner. Die Vorstellung, man könnte sie mit prall gefüllten Taschen voll stibitzter Lebensmittel hinter die Kriecheibensträucher gekauert schnappen, reizte sie zum Lachen. Sofort hielt sie sich die Hand vor den Mund.

»Glaubst du denn im Ernst, das würde mein Verhalten ändern?« Es folgte ein messerscharfes Lachen, das einem durch Mark und Bein ging. Caroline dagegen war das Lachen vergangen. Sie hielt den Atem an und wünschte, Claudia möge mitsamt ihrer Begleitung verschwinden.

Ob das vorhin da unten am See mit Ondine etwa Claudia gewesen war? Was zum Kuckuck machten die beiden um kurz vor drei Uhr nachts hier draußen? Genau dasselbe könnte Claudia sie natürlich auch fragen, falls man sie hier zwischen den immergrünen Nadelgehölzbüschen entdeckte.

»Ich habe dir alles gegeben, was ich konnte, so lange es mir möglich war.« Die zweite Stimme war lediglich ein raues Flüstern, dem man deutliche Erregung anhörte.

Caroline bemühte sich, die Stimme zu erkennen, war sich aber nicht sicher, ob es sich um einen Mann oder eine Frau handelte. Neugierig versuchte sie, eine etwas bessere Stellung einzunehmen, aber schon bei der kleinsten

Bewegung begannen die Sträucher – und auch das Diebesgut in ihren Taschen – zu rascheln.

»Du machst weiter, und zwar so lange, wie ich es dir sage.« Claudia gab sich nicht die geringste Mühe, ihre Stimme zu dämpfen. Laut und deutlich war sie zu hören und sie klang gehässig.»Du kannst dir sowieso nichts anderes erlauben, Darling. Das weißt du so gut wie ich. Also lass uns endlich mit den Spielchen aufhören.«

»Wenn du mich weiter so drängst ...«

»Was dann?«, fauchte Claudia. Nicht genug damit, dass sie ihr Gegenüber provoziert, dachte Caroline beunruhigt, sie macht sich auch noch einen boshaften Spaß daraus. »Denk lieber daran, wer hier was zu sagen hat. An unserer gegenseitigen Abmachung ändert sich nichts. Du solltest dich lieber entspannen. Wut und Stress wirken sich auf den Körper nachteilig aus und spiegeln sich sofort im Gesicht wider. Dagegen hilft ein wenig Meditation und eine sanfte Aromatherapie-Massage. Die setze ich dir für morgen auf den Plan.«

»Du Miststück.« Es war nur ein leises Zischen. »Umbringen könnte ich dich.«

»Du wiederholst dich. Also wirklich.« Caroline hörte Claudias tiefen Seufzer, während die Schritte jetzt genau auf gleicher Höhe mit ihrem Versteck waren. »Nichts ist langweiliger, als immer wieder die gleiche Leier zu hören. Ich habe zu tun. Ciao, Darling. Schlaf gut.«

»Gib mir wenigstens länger Zeit.«

»Das habe ich bereits getan.« Claudias Stimme wurde leiser, als sie auf dem gepflasterten Weg weiterging. »Die Zeit ist um.«

Caroline lauschte, wie die Schritte sich entfernten. Schmutzige Geschäfte, dachte sie, schmutzige Privataffären, die sie lieber nicht mit angehört hätte. Zwar hatte sie keine Ahnung, wovon Claudia sprach, aber es klang deutlich nach Erpressung. Mit leichtem Schauder fragte sie sich, ob es wirklich nur peinlich für sie gewesen wäre, falls Claudia oder ihre Begleitung sie bemerkt hätte.

Sie verharrte reglos und zählte langsam bis zwanzig. Dann erhob sie sich und atmete erleichtert auf, als sie weit und breit niemanden sah. Wahrscheinlich hatten die beiden den Weg zum Badehaus eingeschlagen.

Allerdings war das auch genau der Weg, der zu ihrem Cottage zurückführte. Sie würde einen Umweg machen müssen, damit sie an der Rückseite des Badehauses vorbeikam. Und dann müsste sie rasch zu ihrer Eingangstür hinüberhuschen.

Während Caroline den Weg im Auge behielt, bog sie eilig nach links in eines der gepflegten Gartenareale ein. Zwischen den Schatten flammten Chrysanthemen auf, roter Feuersalbei entfaltete seine Blütenpracht und ein intensiver Duft erfüllte die Nachtluft.

Es roch nach Blüten und noch nach etwas anderem … nach Tabak, dachte sie. Vor kurzem musste jemand hier entlang gegangen sein und geraucht haben.

Waren etwa nicht alle im Bett, wo sie hingehörten?

Mit einem Stoßgebet auf den Lippen, sie möge die richtige Richtung eingeschlagen haben, und wer auch immer in dieser Nacht sonst noch unterwegs war, möge einen anderen Weg gewählt haben, eilte sie den gewundenen Pfad entlang.

Caroline hörte, wie jemand eine Tür zuschlug. Es war ein trockener Knall – wie ein Gewehrschuss. Sie musste sich vornüber beugen und den Kopf zwischen die Knie nehmen, damit das Blut wieder zurückfloss.

Aufsteigende Panik kündigte sich durch ein würgendes Glucksen in ihrer Kehle an, doch Caroline versuchte es zu unterdrücken und sagte sich energisch, dass das jetzt nicht nur unangebracht, sondern auch gefährlich wäre. Aber als sie mit wehendem Haar floh und ihr der Bademantel fröhlich um die Beine schlackerte, musste sie doch laut lachen.

Wie ein majestätischer Schatten lag das Badehaus unter dem sternenübersäten Himmel. Nichts war von dort zu hören und niemand war zu sehen, als Caroline auf ihre Eingangstür zurannte. Sie schlüpfte ins Haus und spähte durch einen Spalt in der Tür noch einmal hinaus.

Bei King David brannte immer noch Licht. Seine Hütte sah aus wie ein Leuchtturm in der Dunkelheit. Bei ihr würde das Licht gleich ausgehen, dachte sie – sobald sie ihre Beute versteckt hätte.

Mit strahlender Miene stieg Caroline die Treppe zu ihrem Zimmer hoch.

Alles in allem war dies eine der aufregendsten Stunden ihres Lebens gewesen.

Wie ein Laserstrahl durchschnitt die Stimme ihrer Mutter Carolines Schlaf. Caroline tastete nach ihrer Bettdecke und zog sie sich über den Kopf, aber Hilda riss sie ihr wieder weg.

»Nichts da, du Faulpelz. Heute ist unser erster richtiger Tag hier im Spa. Den wollen wir doch nicht vergeuden und verschlafen.«

»Ich vergeude ihn nicht. Ich schwelge darin. Lass mich, Mom.«

»Aufstehen! Los, hoch mit dir. Wir machen einen Spaziergang. Ich habe uns für Stretching bei Sonnenaufgang eingetragen. Habe ich dir das etwa nicht gesagt?«

»Nein. Hättest du mir was davon gesagt, hätte ich dich bestimmt umgebracht.«

Hilda lachte laut auf – um diese Tageszeit Grund genug, jemanden umzubringen – und tätschelte Carolines Kopf. »Schließlich zahlt Douglas eine Menge Geld, damit wir uns hier alles leisten können, Caroline. Also werden wir uns anstrengen, dass er es nicht umsonst ausgegeben hat.«

Damit hatte ihre Mutter genau die richtige Waffe aus ihrem reichhaltigen Arsenal gewählt. Mit schweren Lidern setzte Caroline sich auf. Ihr nächtliches Abenteuer hatte sie um fast zwei Stunden Schlaf gebracht. Also war sie selbst schuld, wenn sie heute Morgen leicht benommen war.

Sie konzentrierte ihren Blick auf das Gesicht ihrer Mutter und neigte leicht den Kopf, um sie besser betrachten zu können. Obwohl Hilda bereits ihr Make-up aufgelegt und das Haar perfekt frisiert hatte, war der weiche Zug, den Caroline am vergangenen Abend auf ihrem Gesicht bemerkt hatte, daraus noch nicht gewichen. »Du siehst gut ausgeruht aus.«

»Bin ich auch. Ich glaube, das heulende Elend von gestern Abend hat mir wirklich gut getan. Ich bin ja so froh, dass du mitgekommen bist, mein Schatz. Ich … ach nein«, sagte sie und schüttelte heftig den Kopf, »nicht schon wieder. Heute keine Tränen! Wir sind hier an diesem wundervollen Ort und wir werden eine prächtige Zeit haben.«

Da Caroline fast so etwas wie Verzweiflung heraushörte, sprang sie rasch aus dem Bett. »Du hast vollkommen Recht. Wir lassen uns einölen, aufpolieren, verhätscheln und stretchen. Wenn wir dann nach Hause kommen, sind wir wieder wie neu.«

»Und außerdem schlanker. Caroline, wenn ich nicht bald was zu essen bekomme, sterbe ich vor Hunger.«

»Na, na …« Caroline bemühte sich, ernst zu bleiben, zog ihre Wäscheschublade auf und griff unter einen Stapel ordentlich zusammengelegter BHs und Slips. »Möchtest du einen Cracker?«

Hilda staunte und griff zwinkernd nach der Kostbarkeit, die ihre Tochter ihr anbot. »Wo hast du denn den her?«

»Frag nicht«, erwiderte Caroline und winkte ab. »Lass es dir einfach schmecken. Ich zieh mir nur schnell die Sportklamotten an und pack den Badeanzug ein. In fünf Minuten bin ich fertig zum Stretchen.« Ihr Haar band sie zu einem Pferdeschwanz zusammen. »Ich hätte Lust, mal wieder ausgiebig zu schwimmen – und ich würde auch zu gern einen Blick auf das viel gepriesene Schlammbad werfen.«

Caroline hielt Wort und kam nach fünf Minuten die Treppe herunter. Ihre Mutter war allerdings inzwischen in ihrem Zimmer verschwunden, weil sie sich nicht entscheiden konnte, welchen Badeanzug sie mitnehmen sollte.

»Gute Selbstdarstellung ist alles«, erklärte Hilda, nachdem sie den königsblauen Einteiler mit den roten Mohnblumen gewählt hatte. »Hier ist jeder was Besonderes, auch meine Tochter«, fügte sie hinzu und hängte sich bei Caroline ein. Hilda trug eine schicke, leuchtend pinkfarbene Designer-Freizeitkombination, Caroline dagegen einen verwaschenen, ausgebeulten grauen Jogginganzug. »Ich möchte einen guten Eindruck machen, mein Schatz. Also ganz im Ernst, hast du gestern Abend das Outfit von dieser Hellseherin beachtet? Einfach schrecklich! So möchte ich auf keinen Fall mal enden.«

»Das kann ich mir auch nicht vorstellen! Du siehst großartig aus, Mom. Du hast immer wunderbar ausgesehen.«

»Das war für mich auch eine Notwendigkeit. Und daran ist ja auch nichts auszusetzen, oder?«, fragte Hilda lachend und warf den Kopf in den Nacken. Im rötlichen Schein der Morgendämmerung wirkten die Berge wie leuchtende Edelsteine. Der neue Tag brach an. »Du bist immer von Natur aus schön gewesen. Du warst schon als Baby und als Kind schön, und das bist du auch heute noch als Frau, aber wirklich angewiesen auf deine Schönheit warst du nie – vielleicht wegen deiner Musik.«

»Ich bin mir nie schön vorgekommen.« Das hatte Caroline eigentlich gar nicht sagen wollen und wusste auch nicht, wie sie jetzt plötzlich darauf kam. Sie hätte das Thema am liebsten mit einem Schulterzucken abgetan, aber ihre Mutter drehte sich zu ihr um und nahm ihr Gesicht in beide Hände.

Bei dieser Geste wurde Hilda bewusst, dass sie ihrer Tochter und sich selbst derlei Zärtlichkeiten viel zu lange vorenthalten hatte. »Du bist wirklich schön, Caroline. Das müsstest du doch jedes Mal merken, wenn Douglas dich ansieht. Wenn nicht, dann ist dir auch nicht mehr zu helfen.«

»Ich liebe ihn wirklich sehr.«

»Ich weiß und es freut mich sehr für dich. Das hätte ich dir ruhig früher schon mal sagen sollen – wie so vieles. Wenn wir erst mal zurück sind in unserem alltäglichen Trott, habe ich das bestimmt längst wieder vergessen.«

»Du hast es mir ja jetzt gesagt.«

»Ich …« Hilda warf einen Blick zum Nachbarcottage hinüber. In diesem Moment steckte King David flüchtig den Kopf zur Tür heraus. Er trug eine Sonnenbrille, Jeans und eine schwarze Lederweste, unter der man seine nackte Brust sah.

Er wirkte nicht besonders ausgeruht.

Obwohl Hilda ihm zuwinkte, schlug er die Tür wieder zu.

»Merkwürdig.«

»Oh ja, hier gehen allerdings merkwürdige Dinge vor«, murmelte Caroline unterwegs. »Auch wenn die Leute hier noch so reich sind – das ist schon ein komischer Haufen.«

»Stell dir nur vor, wie toll es sein wird, wenn wir zu Hause den neuesten Klatsch berichten können.«

»Na, ich weiß nicht ... hey, sieh dir das an.« Mit der Schuhspitze stieß Caroline an eine leere Halbliterflasche Jack Daniel's, die neben dem Weg lag. »Ich kann mir nicht vorstellen, dass die hier auf der Speisekarte steht.«

»Wenn Claudia rauskriegt, dass jemand vom Personal trinkt, schmeißt sie denjenigen sofort raus.«

»Ich tippe eher auf einen der Gäste. Vielleicht ...«, fügte Caroline hinzu, als die Flasche wegrollte und darunter eine mit Lippenstift beschmierte Zigarettenkippe zum Vorschein kam, »... sind es sogar mehrere.«

»Sie kriegt trotzdem einen Anfall, glaub mir. Ich kenne sie gut. Wenn Claudia sagt: Alkohol, Tabak, Drogen und Handys verboten – dann meint sie es auch so. Claudia ist boshaft. Boshaft und kalt.«

»Das glaube ich dir sofort«, bestätigte Caroline in Gedanken versunken, denn ihr fielen Claudias spitze Bemerkungen wieder ein, die sie heute Nacht mit angehört hatte. »Du hast mir nie erzählt, wie du es geschafft hast, hier die zwei Plätze für uns zu bekommen.«

Leicht errötend wich Hilda Carolines Blick aus und starrte unverwandt auf den See. »Sagen wir, das ist mein kleines Geheimnis. Sieh mal, wen haben wir denn da?«

Dankbar für die Ablenkung deutete sie auf die fremde Gestalt am Ufer.

»Keine Ahnung.« Caroline schirmte die Augen mit der Hand vor der hellen Morgensonne ab und betrachtete den Rotschopf in Hose und Pulli. Ebenso wie King David trug auch diese Frau eine Sonnenbrille und hatte sich einen blassgrünen Schal um das zerzauste Haar gebunden.

»Mein Gott, Caroline, das ist ja Lauren Sullivan.« Hilda unterdrückte einen Aufschrei und grub Caroline die Fingernägel in den Arm. »*Die* Lauren Sullivan!«

»Ach was, das kann nicht sein. Solche Hollywood-Größen nehmen doch keinen derart langen Weg nach Virginia in Kauf – in ein so kleines Nest! In Kalifornien gibt es genug Spas.«

»Und ich sage dir, das ist Lauren Sullivan. Warum sollte sie denn nicht hierher kommen? Schließlich ist es eines der besten Spas überhaupt und sicher kann man sich hier besser zurückziehen als irgendwo in Kalifornien. Manchmal kann man gar nicht weit genug von zu Hause weg sein. Sieh sie dir doch nur im Profil an, das ist sie.«

Als die Frau den Kopf wandte, war eine Verwechslung ausgeschlossen: Das üppige feuerrote Haar unter dem hauchdünnen Schal, der breite Mund mit den vollen Lippen und das spitze Kinn – ihr Markenzeichen, das ihr das pfiffige Aussehen verlieh. »Du hast mal wieder Recht, Mom, aber es ist schon komisch, sie hier zu sehen statt auf der Kinoleinwand.«

»Sie sieht so romantisch aus«, seufzte Hilda schwärmerisch.

»Eher einsam«, widersprach Caroline. »Auf mich wirkt sie einsam und traurig. Mom, sie hat Blutergüsse im Gesicht. Die sieht man trotz der Sonnenbrille.«

»Sie hat sich bestimmt liften lassen«, flüsterte Hilda und ihrer Stimme war die diebische Freude über ihre Entdeckung deutlich anzuhören. »Das ist sicher auch der Grund, weshalb sie hier ist – um sich zu erholen und um sich zu verstecken. Deshalb haben wir sie gestern auch nicht beim Abendessen gesehen. Sie will bestimmt nicht, dass es rauskommt – das mit der Schönheitsoperation.«

»Aber sie ist doch noch jung und schön. Warum sollte sie ...«

»Komm, wir gehen hin und sprechen sie an. Wir spazieren einfach zum See runter.«

»O nein«, Caroline hielt ihre Mutter am Arm fest, »das werden wir nicht tun.«

»Aber, Schatz ...«

»Sie hat ein Recht auf ihre Privatsphäre.« Und die sollte auch gewahrt bleiben, dachte Caroline, während sie ihre Mutter den Weg entlangzerrte. Diese einsame Gestalt dort unten am Ufer hatte eine verborgene Saite in Caroline zum Klingen gebracht.

»Ich wollte sie ja auch nicht um ein Autogramm bitten«, beschwerte Hilda sich, »wenigstens nicht jetzt sofort.«

»Einen Filmstar so in aller Herrgottsfrühe anzusprechen macht keinen guten Eindruck. Dazu hast du später noch genug Gelegenheit. Dann fragst du sie einfach mit einem ungezwungenen Lächeln, wie es ihr hier gefällt.«

»Klingt gut, sehr gut.« Beeindruckt musterte Hilda ihre Tochter. »Wie bist du denn darauf gekommen?«

»Als Frau eines Politikers lernt man eine ganze Menge. Das Badehaus ist auf«, stellte sie erfreut fest. Die Tür, die gestern Abend noch dreifach verriegelt war, stand nun einen Spalt weit offen. »Komm, wir gehen mal rein.«

»Jetzt sofort?«

»Ich sterbe vor Neugier. Statt mit einer Horde gähnender Leute herumzustehen und Stretching-Übungen zu machen, würde ich viel lieber ein paar Runden schwimmen. Das macht bestimmt Spaß, wenn wir zwei allein im Becken herumplantschen.«

Da Caroline nur selten einen spontanen Vorschlag machte, einfach nur so zum Spaß, ließ Hilda sich von ihr mitreißen.

Der Springbrunnen war an. Er spie sein kristallklares Wasser hoch in die Luft und der Raum hallte wider von seinem Geplätscher. Die glänzenden Fliesen waren gesprenkelt von den ersten Sonnenstrahlen, die durch die Buntglasscheiben der Dachfenster fielen.

Im Ruhebereich standen frische Blumen auf niedrigen Tischchen, auf denen Hochglanzmagazine dekorativ ausgelegt waren. Die Kissen auf den dick gepolsterten Sofas und Clubsesseln waren frisch aufgeschüttelt.

Überall erwartete die Gäste der pure Luxus.

Über den gesamten Raum verteilt standen große Glasvitrinen mit dem umfangreichen Angebot der hauseigenen Produkte des Spa in der typischen silberfarbenen Verpackung. Zwischen den Schälchen lagen zur Dekoration getrocknete Kräuter, Blütenblätter und polierte Steine.

Ein Tempel zu Ehren des Luxus, dachte Caroline, als sie über die warmen Fliesen ging und eine weitere Tür öffnete. Dahinter lag ein Umkleideraum, ausgestattet mit Liege, großzügigem Schrank und dicken weißen Handtüchern. Auf einer kleinen Theke standen ein Spiegel und eine Auswahl hauseigener Produkte.

»Ich habe das Schwimmbecken gefunden«, verkündete Hilda.

Caroline ging zurück und trat zu ihrer Mutter an eine zweiflügelige Glastür, durch die man ein Schwimmbecken mit blauem Wasser sah, das sich unter einer hohen weißen Decke über die gesamte Länge des Raumes erstreckte. Farbige Mosaiken mit Szenen aus der klassischen Mythologie schmückten die Wände, auf denen antike Götter und Göttinnen in unbekümmerter Nacktheit herumtollten.

Am Beckenrand schritt ein Mann entlang – zweifelsohne aus Fleisch und Blut – und legte frische silberfarbene Kissen auf die Clubsessel. Seine einzige Bekleidung bestand aus einem winzigen neonblauen Stoffdreieck tief unten um die Lenden.

»Oho«, stieß Hilda aus. »Donnerwetter.«

Er war groß, muskulös und braun gebrannt und seine dichte schwarze Mähne reichte ihm fast bis auf die Schultern. Als er sich umdrehte und ihnen den Rücken zukehrte, stand Caroline mit offenem Mund da, denn hinten wurde das Dreieck lediglich von einer dünnen Schnur gehalten.

»Wir verschieben das Schwimmen wohl besser.«

»Und ich dachte gerade, was für eine tolle Idee von dir das doch war«, schnurrte Hilda.

»Da können wir jetzt nicht rein. Der ist ja praktisch ... er ist wirklich gut gebaut, was?«

Als hätte der Mann sie verstanden, drehte er sich um. Seine edlen Gesichtszüge hätten eine Münze zieren können und seine schwarzen Augen blickten unerschrocken. Mit einem schwachen Lächeln ließ er seinen Blick zu ihnen herüberschweifen.

»Komm, wir gehen wieder«, entschied Caroline peinlich berührt und nahm prompt den verkehrten Weg. Sie schlüpfte durch die falsche Tür und fand sich bei den viel gepriesenen Schlammbädern wieder.

Dort sah es genauso aus, wie Caroline es sich vorgestellt hatte. Während sie sich die Steinwannen mit dem schwarzen Schlamm ansah, hatte sie Gelegenheit, sich wieder zu fassen. Es roch ... klebrig, meinte sie, klebrig, schwer und geheimnisvoll.

Insgesamt waren es vier Wannen, von denen jede auf ihrem eigenen Sockel in einer der vier Ecken stand, wo man eine dicke Glastür hinter sich schließen konnte, um vor fremden Blicken geschützt zu sein. Die Steinbottiche waren lang genug, um einem ausgewachsenen Menschen Platz zu bieten.

Daneben standen hohe Tischchen und auf glitzernden Regalen aus Glas und Chrom befanden sich weitere hauseigene Produkte. Caroline nahm an, dass sie bei der Behandlung benutzt wurden.

Im Hintergrund spielte leise Musik, irgendetwas mit Streichern und Flöten. Die schummrige Beleuchtung verlieh dem Raum einen leichten Honigton. Der beruhigende, entspannende Schimmer verstärkte offenbar noch die hier gebotene sinnliche Erfahrung, nahm Caroline an. In der Mitte des Raumes sprudelte ein weiterer Springbrunnen, der einen bezaubernden Kontrapunkt zur Hintergrundmusik setzte. Dieses Zusammenspiel aus warmem, glitschigem Schlamm, Duft, Musik, sanfter Beleuchtung und dem entspannenden Plätschern der auf die Wasseroberfläche prasselnden Tropfen – oh ja, das würde sie sehr gern ausprobieren.

Caroline ging zu einer der Wannen und steckte den Finger hinein. »Da drinnen fühlt man sich sicher wie Kleopatra«, sagte sie träumerisch. »Aber wenn man erst mal drinnen ist, wie kommt man da wieder raus? Und wie kriegt man den Schlamm wieder ab?«

Neugierig ging sie um die Wanne herum und entdeckte, dass auf der anderen Seite steinerne Stufen eingehauen waren. »Damit wäre das Problem, wie man rein- und rauskommt, wohl gelöst. Irgendwo sind bestimmt Duschen oder Waschräume, wo man sich abschrubben kann.«

»Wir kümmern uns am besten gleich darum, dass wir als Erste hier reinkönnen«, schlug Hilda vor. »Außerdem will ich eine Paraffin-Behandlung und eine porentiefe Gesichtsreinigung, nein, besser noch die Collagen-Gesichtsbehandlung. Ach was, ich will einfach alles.«

»Hier hat wohl jemand vergessen, sauber zu machen«, bemerkte Caroline nebenbei, als sie zu einer der anderen Wannen schlenderte. An den Außenseiten der Wanne liefen schmale, dunkle Rinnsale herunter und sammelten sich auf dem ansonsten blitzblanken Boden zu kleinen Schlammpfützen.

»Wenn Claudia das sieht, wird es jemand um Kopf und Kragen bringen. Falls wir doch noch an der Stretching-Gruppe teilnehmen wollen, sollten wir uns langsam auf den Weg machen – es sei denn, du hast es dir anders überlegt und wir gehen bei diesem Adonis ein paar Runden schwimmen. Es ist wirklich nichts dabei, Caroline, wenn man sich mal ein männliches Prachtexemplar ansieht – nicht mal, wenn man schon verheiratet ist.«

In Carolines Kopf brach plötzlich ein Dröhnen aus und die Worte ihrer Mutter verschwammen in wildem Durcheinander. Entsetzt starrte Caroline auf die Wanne und auf die schlammverschmierte Hand, die über den Rand baumelte.

An einem der Finger steckte ein Ring, ein mit trockenem Schlamm verkrusteter eckiger Diamantring.

Caroline stieß einen stummen Schrei aus, der lang und laut in ihrem Kopf nachhallte. Im Hintergrund hörte sie die Stimme ihrer Mutter, die weiter fröhlich drauflos plapperte, lauter Unsinn und dummes Zeug. Caroline stolperte vor und steckte die Arme tief in die Wanne, wo sie etwas Kaltes berührte.

»Komm, hilf mir. Mein Gott, Mom, hilf doch mit!« Die schlüpfrige Last glitt ihr aus den Händen. Keuchend mühte sie sich, fester zuzupacken, während Hilda herbeieilte.

»Aber Schatz, was in aller Welt tust ...«

Aus der schlammigen Masse kam ein Kopf zum Vorschein, dann das Gesicht – mit seiner schwärzlichen Patina grotesk aussehend wie ein mittelalterlicher Wasserspeier.

Hilda schrie so laut auf, dass sich ihre Schreie an den Wänden brachen und wie ein Echo von Boden und Decke widerhallten, während Caroline den glitschigen Körper zu halten versuchte.

»Hol Hilfe!«, befahl Caroline. Langsam wurde ihr schwarz vor den Augen, doch sie kämpfte verbissen dagegen an. »Beeil dich. Mach schnell!«

»Das ist ... Das ist doch ...«

»Ich weiß.« Carolines Arme zitterten vor Furcht und Anstrengung. »Bitte, Mom, beeil dich.«

Als Hilda schreiend davonlief, nahm Caroline all ihren Mut zusammen und sah voller Entsetzen in Claudia de Vries' schlammbeschmiertes totes Antlitz.

3

Die Hilfe kam in Gestalt eines halb Nackten. »Oh!«, stieß Caroline aus, als ihre Mutter den Mann mit dem türkisfarbenen String-Tanga mitbrachte. Als Caroline nun so plötzlich mit seinem spärlichen neonblauen Läppchen konfrontiert war, rutschte ihr Claudias glitschiger Körper beinahe aus den Händen. Sie errötete, als wolle er sie zum Tanz auffordern, statt ihr bei dieser grässlichen Aufgabe zu helfen. »Fassen Sie mit an! Ich kann sie nicht länger fest halten«, stöhnte sie.

Auf der Stelle bückte er sich und schob seine Arme unter die Carolines, so dass sie beide mit der Leiche einen schrecklichen Augenblick lang in schlüpfriger Umarmung vereint waren.

»Kennen Sie sich mit Wiederbelebungsmaßnahmen aus?«, fragte Caroline und ihre Stimme klang schrill.

Mit einem Arm umfasste dieser Adonis Claudias Oberkörper und stützte ihn von unten mit dem Knie ab. Dann beugte er sein prachtvolles Haupt über das schlammverschmierte Gesicht und horchte eine Weile, als warte er darauf, dass Claudia etwas sagen möge. Caroline hielt den Atem an, während er mit zwei Fingern den Hals der

Spa-Besitzerin befühlte und ernst den Kopf schüttelte. »Sie können jetzt loslassen«, flüsterte er. Caroline kam sein Akzent etwas ungewöhnlich vor.

Sie zog die Arme weg und wich so weit zurück, dass sie sich an die Wand lehnen konnte. Auch wenn sie fast ihr Leben lang ein Cello zwischen den Beinen gehalten hatte, so war sie doch mit dem Gewicht einer Leiche weit überfordert. Ihre Arme zitterten vor Erschöpfung und sie bekam auch so weiche Knie, dass sie meinte, sie müsse sich vor Schwäche auf den Boden kauern und den Kopf zwischen die Knie klemmen, um nicht ohnmächtig zu werden. Beruhige dich!, sagte sie sich. Wenn sie vor tausend Klassik-Fans eine Beethoven-Symphonie spielen, vor dreihundert jubelnden Menschen auf einer politischen Veranstaltung ihrem Mann zulächeln und sogar aus einer fremden Küche etwas zu essen stehlen konnte – dann konnte sie sich doch wohl auch in dieser Situation zusammenreißen.

Ach, Douglas!

Bei dem Gedanken an ihren Mann begann ihr Herz zu klopfen, zum einen, weil sie sich in diesem kritischen Augenblick nach seiner beruhigenden Gegenwart sehnte, zum anderen aber auch aus Furcht vor den Schlagzeilen in der morgigen Boulevardpresse: *Gattin eines Kongressabgeordneten zieht Leiche aus dem Schlamm!*

Caroline schalt sich für ihre Ich-Bezogenheit, starrte wie betäubt auf das Geschehen und sah zu, wie die Leiche aus der klebrigen Umarmung des Schlammbads gezogen wurde.

Die Knie gebeugt, die Füße an der Wand abgestützt, zog und zerrte Adonis an dem leblosen Körper. Als wäre er ein Gewichtheber beim Wettkampf und Claudia sein Gewicht, befreite er sie ächzend und stöhnend mit einem einzigen kräftigen Ruck aus der klebrigen Masse. Jetzt baumelten nur noch ihre Füße mit den Schuhen im Schlamm. Mit einem kraftvollen Schritt rückwärts bekam er ihren Körper gänzlich frei, aber die Schuhe blieben stecken. Bevor sie wieder versanken, schnellte Caroline vor und packte sie. Ihre Knie gaben nach und einen schrecklichen Moment lang hatte sie Angst, kopfüber in das »offene Grab« zu stürzen.

»Hast du sie?«, krächzte ihre Mutter, als Caroline die Schuhe gerettet hatte.

Mit einem Seitenblick auf Hilda staunte Caroline, dass es ihrer Mutter praktisch immer wieder gelang, jedes erschütternde Ereignis ins Banale zu ziehen. Keine Spur mehr von der neu entdeckten Empfindsamkeit, die sie noch heute Morgen an ihrer Mutter bemerkt zu haben glaubte. Caroline hätte es wissen müssen, statt ihre Hoffnungen so hoch zu schrauben. Sich einmal richtig auszuweinen machte aus ihrer Mutter noch keinen besseren Menschen. Man sagte, der wahre Charakter eines Menschen zeige sich in Extremsituationen. Na, wenn das hier keine Extremsituation war, was dann? Nur allzu deutlich kam hier aber wieder die alte Hilda zum Vorschein – so wie in einem Topf mit kochendem Wasser ein faules Ei immer wieder an der Oberfläche schwimmt.

Ich hab's gewusst. Das konnte nicht von Dauer sein, dachte Caroline. Es wäre zu schön gewesen.

Sie stellte die Schuhe neben die Wanne.

»Die kann man bestimmt noch gebrauchen«, äußerte ihre Mutter mit Kennermiene, »auch wenn man sie vermutlich mit neuem Stoff überziehen lassen muss.«

Caroline drehte sich wieder zu dem jungen Mann um und sah, dass er die Leiche immer noch an die Brust gedrückt hielt und offenbar nicht so recht wusste, wohin damit. Die reglose Umarmung machte den Eindruck, als tanzten die beiden einen makabren Tango, bei dem sie sekundenlang wie erstarrt in ihrer Bewegung innehielten. Carolines wilde Phantasie zwang ihr das Bild auf, der Mann müsse jeden Augenblick den weiblichen Körper in seinen Armen herumwirbeln, seine braun gebrannte Wange an ihr schlammbedecktes Gesicht drücken und die zu einem lateinamerikanischen Rhythmus passende energische Schrittfolge ausführen.

»Legen Sie sie da auf den Boden«, befahl Hilda.

Mit ruhigen Bewegungen befolgte er ihre Anweisung.

»Caroline, dreh das Licht doch mal richtig an«, kommandierte ihre Mutter. Sobald die schummrige Beleuchtung zu vollem Glanz erstrahlte und die Szene grell erleuchtete – als handelte es sich hier um einen Operationssaal oder um ein Leichenschauhaus – erklärte Hilda bissig: »Ach du liebe Güte, sie hat ja immer noch dasselbe Kleid an.«

Die Bemerkung klang eher nach einer abschätzigen Beurteilung hinsichtlich Claudias Geschmack als nach einer Feststellung über den Zeitpunkt ihres Ablebens. Die Tatsache an sich bedeutete jedoch, dass die Spa-Besitzerin letzte Nacht nicht zu Bett gegangen war. Caroline schauderte, als ihr die Stimmen wieder einfielen – diese aufgebrachten Stimmen, die sie vor nur wenigen Stunden bei ihrem nächtlichen Abenteuer gehört hatte. Sie wünschte, sie wüsste, wem Claudias höhnische Bemerkungen auf dem mondhellen Weg unter den Bäumen gegolten hatten.

»Warum musste sie denn ausgerechnet im Abendkleid ein Schlammbad nehmen?«, fragte Hilda in einem herablassenden Tonfall, als hätte sie eben gesagt: »Warum trug sie zu einer Hochzeit am Vormittag ausgerechnet ein Cocktailkleid?«

Fassungslos sah Caroline ihre Mutter an und hob den Blick zu diesem Adonis, der sich den Schlamm von den Armen schlackerte, dass es nur so spritzte. Ein Klacks landete auf Claudias regloser Brust, ein anderer traf Carolines Wange und brannte ihr so stark auf der Haut, dass sie zusammenzuckte. Er hatte nur um Haaresbreite ihr Auge verfehlt.

Sahen die beiden denn nicht, was sie sah?

Erkannten sie nicht diese offensichtliche, furchtbare Wahrheit?

Plötzlich durchfuhr Caroline eine Eiseskälte und sie begann noch stärker zu zittern. Womöglich war sie Zeugin des letzten Streits zwischen Claudia de Vries und ... ihrem Mörder geworden. Caroline war überzeugt, dass es sich hier nicht um einen natürlichen Tod handelte. Claudias pfirsichfarbenes Chiffonkleid klebte an ihrem Körper. Der zauberhafte, hauchdünne Patchwork-Schal aber sprach eindeutig für Mord: Stramm wie eine zum Zerreißen gespannte Cellosaite war er um Claudias Hals geschlungen und mit einem erstickenden Knoten versehen.

»Gehen Sie und holen Sie Raoul«, sagte Hilda gebieterisch zu dem schlammbespritzten Adonis.

Nachdem er ihr einen undefinierbaren Blick zugeworfen hatte, tat er, wie ihm geheißen. Hinter Carolines Rücken murmelte er: »Ihre Mutter führt sich auf, als wäre sie hier der Boss.« Ohne dass ihre Mutter es bemerkte, warf Caroline ihm einen entschuldigenden Blick zu. Sie musste zugeben, dass Hildas Ton selbst für ihre Verhältnisse auffallend herrisch war. Die ungewöhnliche Aussprache, die Caroline vorhin an dem jungen Mann bemerkt hatte, war britisches Englisch – aber nicht etwa irgendein Cockney, sondern eindeutig ein Oberschichtakzent. Wie um alles in der Welt passte diese Sprache nur zu den dunklen Augen, der wilden Mähne und zu dieser Badehose?

»Was war denn das?«, wollte Hilda wissen, als ein lautes Platschen im Nebenraum sie erschrocken zusammenzucken ließ. »Was macht der denn da?«

Mit weichen Knien ging Caroline zur Verbindungstür und öffnete sie.

Adonis war ins Schwimmbecken gesprungen, um sich abzuspülen.

Sie beobachtete, dass er schnell wie ein Hai und anmutig wie ein Delphin durch die Länge des Beckens glitt, als brauche er keinen festen Boden unter den Füßen und als sei das Wasser sein eigentliches Element. So viel Selbstsicherheit habe ich noch nie besessen, musste Caroline sich mit Bedauern eingestehen, nicht mal als Musikerin, geschweige denn als Tochter oder als Ehefrau ... oder überhaupt als Mensch.

»Was geht da draußen vor, Caroline?«, rief ihre Mutter ihr nach.

Ohne sich umzudrehen, antwortete sie: »Er spült sich den Schlamm ab.«

Als er mit einem einzigen kräftigen Satz, sein ganzes Gewicht nur auf eine Hand gestützt, aus dem Becken kam, glänzte sein Körper wieder frisch und sauber. Durch das türkisfarbene Wasser aber zog sich eine dunkle Spur. Unbekümmert schüttelte er sich gründlich wie ein Hund, wobei er dieses Mal nur Wassertropfen verspritzte. Caroline sah ihm nach, wie er durch die Eingangstür schritt und hinaus in die Morgensonne trat. Gemessenen Schrittes, ohne die geringsten Anzeichen von Eile, machte er sich auf, seine Mission zu erfüllen. Auch wirkte er nicht im Mindesten befangen wegen seiner Nacktheit, sondern überquerte das Gelände mit anmutigen Bewegungen, so als befände er sich am Beckenrand, um an der Oberfläche treibenden Unrat aus dem Wasser zu fischen.

Selbst wenn er sich beeilte, dachte Caroline entschuldigend, könnte er Claudia doch nicht wieder lebendig machen. Bei der Vorstellung, was Claudias Ehemann schon allzu bald erfahren und erdulden musste, schnürte sich Carolines Herz vor Mitleid zusammen. Wenn Douglas tot wäre – Gott bewahre –, dann würde sie sich wünschen, dieser Adonis möge sich unterwegs unendlich viel Zeit nehmen, damit sie sich noch möglichst lange in dem Glauben wiegen könnte, ihr Mann lebe noch.

»Caroline!«

»Einen Moment noch, Mutter«, bat sie und blieb an der Tür stehen.

Geh langsam, schickte sie in Gedanken dem gut aussehenden jungen Mann, dessen Namen sie nicht kannte, hinterher. Raoul wird die schreckliche Wahrheit noch früh genug erfahren. Lass ihm noch ein wenig Zeit, bevor du ihm die Nachricht überbringst, die seine Welt völlig aus der Bahn werfen wird.

Plötzlich fiel ihr auf, dass Adonis sich mit keinem Wort über den Tod seiner Arbeitgeberin geäußert hatte. Er hatte nicht einmal irgendeine Frage gestellt, wie »Was ist passiert?« oder »Ist sie tot?« Vermutlich hatte er die Lage auf den ersten Blick erfasst. Er hatte lediglich ihrer beider Anweisungen befolgt; schweigend und gründlich hatte er erledigt, was getan werden musste. Nachdem Caroline eine Weile darüber nachgedacht hatte, kam sie zu dem Schluss, dass es wahrscheinlich das Beste war, seinem Beispiel zu folgen.

Sie brauchte noch einen Augenblick, um sich zu beruhigen.

Dann wandte sie sich wieder den Schlammbädern, ihrer Mutter und der Leiche von Claudia de Vries zu.

»Was machst du da, Mutter?«

Hilda hockte neben der Leiche ihrer ehemaligen Zimmergenossin vom College und sah zu Caroline hoch. »Ach nichts, ich wollte sie mir nur mal genauer ansehen. Vermutlich wurde sie ermordet, meinst du nicht?«

Also hatte ihre Mutter doch die Wahrheit erkannt.

»Du erstaunst mich, Mom. Wie kannst du dabei nur so ruhig bleiben?«

»Hysterische Anfälle bringen uns jetzt auch nicht weiter, oder?«

»Nein, aber ...« Caroline behielt ihre Gedanken lieber für sich. Als ihr Vater starb, hatten Hildas hysterische Anfälle schließlich auch nichts bewirkt. »Aber was machst du denn da, Mutter?«

»Ich muss mich nur mal von etwas überzeugen.«

Alles um Caroline herum wirkte völlig irreal: Im Hintergrund hörte man die Flötenklänge keltischer Folkloremusik und in der Mitte des Raums sprudelte immer noch der Springbrunnen. Das konnte einfach nicht die Realität sein. Das war kein Beauty Spa mit einer Leiche und dort auf dem Boden hockte auch nicht wirklich ihre Mutter über eine Tote gebeugt und drehte ihren Kopf abwechselnd nach rechts und nach links, als begutachte sie einen Truthahn für den Weihnachtsbraten.

»Fass bloß nichts an, Mutter. Erst muss die Polizei ...«

»Warum denn nicht?«, entgegnete Hilda. »Du und dieser Herkules, ihr habt sie doch sowieso schon von allen Seiten begrabscht. Ich wollte nur mal sehen, ob ich mit meinem Verdacht Recht hatte.«

»Was für einen Verdacht hattest du denn?« Carolines Herz schlug wieder schneller. War ihre Mutter etwa imstande, ein Verbrechen aufzuklären, noch bevor die Polizei überhaupt eingetroffen war?

Mit einem triumphierenden Lächeln richtete Hilda sich auf. »Also doch, sie hat sich tatsächlich liften lassen. Hab ich's mir doch gedacht.«

Caroline musste sich erst mal setzen.

»Warum kommt denn niemand?«, fragte Hilda ärgerlich, denn sie hatten das Gefühl, als wären sie schon eine Ewigkeit allein mit Claudia de Vries' Leiche. Nachdem Hilda die ganze Zeit über in Gedanken versunken dagesessen hatte, wandte sie sich schließlich mit einem missbilligenden Stirnrunzeln an ihre Tochter: »Du bist ja von oben bis unten verschmiert, Caroline. Und wenn nun jemand Fotos schießt, die in der Presse abgedruckt werden? Was macht das für einen Eindruck, wenn man Douglas' Frau in diesem Zustand sieht? Wasch dir wenigstens den Dreck ab.«

Caroline sah an sich herab und bemerkte, dass ihre Arme und ihre Kleidung dick mit feuchtem Schlamm überzogen waren. Sie war immer noch wie betäubt von den Ereignissen und hatte bislang noch keinen Gedanken an ihr Aussehen verschwendet. Auch wenn sie Hilda noch so ungern gehorchte, konnte sie plötzlich den Schlamm keine Sekunde länger an sich ertragen. Sobald sie ein Waschbecken entdeckte, drehte sie eilig den Hahn auf und spülte so viel wie möglich ab. Sie überlegte, ob sie ihre Sachen gegen einen der am Haken hängenden Frottee-Bademäntel tauschen sollte, verwarf diesen Gedanken aber sofort wieder. Der Polizei wollte sie lieber nicht in einem so unpassenden Kleidungsstück gegenübertreten. Also schrubbte sie Gesicht, Hals und Arme, bis sie brannten und das im Ausguss abfließende Wasser klar blieb.

Ihre Mutter hatte nicht mal einen einzigen Spritzer Schlamm abbekommen, stellte sie fest.

Kaum hatte Caroline sich wieder in den Clubsessel gesetzt, tauchten plötzlich in wilder Panik und blankem Entsetzen über die Nachricht alle gleichzeitig auf.

Vorne weg als Erster kam Claudias Ehemann, Raoul de Vries, gefolgt von einigen Gästen.

»Claudia!«, schrie er auf, als er die Leiche seiner Frau sah.

Allerdings trat er nicht näher, sondern zog sich in einer Weise zurück, die auf Caroline beinahe abergläubisch wirkte. Sie fand, er sah aus, als hätte er Angst, der Tod könnte ansteckend sein.

Dann stieß er entsetzt aus: »Wie konnte das nur passieren?« Argwöhnisch wanderte sein Blick von Caroline zu Hilda.

»Wir wissen es nicht, Raoul«, erklärte ihm Caroline voller Mitleid und erhob sich aus Achtung vor dem Witwer und in Anbetracht der besonderen Situation. »Als wir hereinkamen, fanden wir die Leiche Ihrer Frau dort drüben in der Wanne und zogen sie heraus.« Caroline wollte ihm schonend beibringen, dass seine Frau allem Anschein nach ermordet worden war. Aber sie hielt inne, denn plötzlich fehlte es ihr an Selbstsicherheit, das vor so vielen Leuten auszusprechen.

Dicht hinter Claudias Ehemann stand Phyllis Talmadge und schüttelte unglücklich und schicksalsergeben den Kopf, als wäre nur eingetreten, was sie ohnehin schon befürchtet hatte. Als sie Carolines Blick auffing, flüsterte sie: »Habe ich das nicht gleich gesagt?«

Auch King David war mitgekommen und ließ, an einen Türpfosten gelehnt, Caroline nicht aus den Augen. Ein Grund mehr, weshalb sie aus dem Konzept geraten war. Sie warf ihm einen kurzen Blick zu und stellte fest, dass er heute Morgen älter aussah. Die Falten hatten sich tiefer in sein genusssüchtiges Gesicht eingegraben und er hatte noch dickere Tränensäcke unter den Augen, so als hätte er die ganze Nacht nicht geschlafen. Trotz alledem ging von ihm eine so starke Anziehungskraft aus, dass Caroline sich hütete, ihn noch mal anzusehen. Doch spürte sie weiter seinen intensiven Blick auf sich ruhen.

Draußen rief plötzlich eine laute Männerstimme: »Ondine, nicht, geh nicht da rein!«

Doch schon stürzte das junge Model durch die offene Tür und wagte sich viel weiter vor als alle anderen. Kaum hatte sie aber die Leiche erblickt, hielt sie den Atem an und rannte schreiend wie ein kleines Mädchen zur Tür. Der Mann, den sie Caroline als ihren Manager gezeigt hatte, legte den Arm um ihre Schultern und führte sie wieder nach draußen. »Wann wirst du endlich auf mich hören«, tadelte er sie.

Caroline riskierte einen kurzen Blick auf King David.

Er schenkte ihr ein schwaches Lächeln und zwinkerte ihr zu.

Unter diesen Umständen wirkte das völlig unangebracht, um nicht zu sagen ungehörig.

Sofort wandte Caroline ihren Blick ab und achtete nun streng darauf, ihn nicht mehr anzusehen – diesen erwachsenen Mann, der sich selbst King nannte, aber offenbar immer noch als frecher Bengel gelten wollte.

Caroline fiel auf, dass Hilda sich jeglicher Äußerung enthielt.

Vielen Dank, Mom, dachte sie mit einem Blick auf den einsamen Witwer.

In diesem Moment huschte Lauren Sullivan hinter King David herein und blieb genau hinter Phyllis Talmadge stehen. Ihre großen Augen in dem mit Blutergüssen übersäten Gesicht wirkten erschrocken wie die eines waidwunden Rehs und ihr berühmtes kleines Kinn bebte, als wolle sie jeden Augenblick anfangen zu weinen. Sie wirkte so still und zurückhaltend wie eine Zofe, die gekommen war, um den anderen Berühmtheiten aufzuwarten, ging es Caroline durch den Kopf. Und doch war sie vermutlich die Berühmteste von allen, aber auch diejenige, die offenbar am wenigsten Aufmerksamkeit erregen wollte.

Doch ob sie es nun wollte oder nicht, King David war bereits auf sie aufmerksam geworden.

Zufällig fing Caroline ihren Blick auf und war verblüfft, dass der schöne, wohlgeformte Mund sich zu einem kleinen, freundlichen Lächeln verzog. Einen flüchtigen Augenblick lang kam es Caroline so vor, als verbinde die beiden das Mitgefühl, das diese wunderschöne, scheue Frau allein durch ihre Anwesenheit ausstrahlte. Doch schon war dieses atemberaubende Lächeln wieder verschwunden und Lauren Sullivan trat hinter die anderen zurück, um sich den Blicken aller, auch Carolines, zu entziehen.

Caroline trat näher zu Raoul, denn ihre Worte waren nur für ihn allein bestimmt. »Ich glaube, Sie sollten die Polizei rufen«, schlug sie in ruhigem Ton vor.

Seine Antwort dagegen war alles andere als leise. »Die Polizei? Auf gar keinen Fall. Wieso sollte ich? Claudia würde mich umbringen. Stellen Sie sich nur den Presserummel vor ...« Er drehte sich leicht um und klatschte einmal in die Hände. »Ich wünsche, dass jetzt alle gehen. Das ist eine Privatsache. Ich bin Ihnen für Ihre Anteilnahme zutiefst verbunden, aber es handelt sich hier um eine Familienangelegenheit. Wenn Sie jetzt bitte den Raum verlassen würden, ich kümmere mich schon um alles ...«

Da endlich trat Hilda vor und ergriff das Wort: »Nein, Raoul, *ich* werde mich darum kümmern.«

Er wandte ihr sein gut geschnittenes, aristokratisches Gesicht zu und sah sie überrascht, herablassend und sogar leicht amüsiert an. Sein Schmerz war offenbar einem forschen Auftreten gewichen, bemerkte Caroline.

»Sie wollen sich darum kümmern?«, fragte er Hilda mit verletzender Höflichkeit. »Habe ich richtig gehört? Vielen Dank, Hilda, das ist sicher sehr nett gemeint, aber Ihre Hilfe ist wirklich nicht erforderlich. Ich mag wohl außer mir sein« – danach sah er allerdings nicht aus, dachte Caroline – »aber Claudia war schließlich meine Frau, und jetzt bin ich der Besitzer dieses Spa, und ...«

»Nein, Raoul, das sind Sie nicht«, verkündete Hilda in demselben lauten, herrischen Ton. Mit großem Interesse verfolgten die berühmten Gäste im Hintergrund die Szene, die sich ihnen bot. Hilda warf ihrer erstaunten Tochter einen vielsagenden Blick zu und fuhr dann fort: »Sie sind nicht der Besitzer dieses Spa, zumindest halten Sie nicht die Anteilsmehrheit – ich hingegen schon. Ich bedaure Ihren Verlust, Raoul, denn ich weiß, was es bedeutet, einen Ehepartner zu verlieren. Aber leider muss ich Ihnen mitteilen, dass Sie weit mehr verloren haben, als Ihnen derzeit bewusst ist. Ich bin die neue Besitzerin dieses Unternehmens und von diesem Augenblick an werde ich mich um alles kümmern.«

»Aber Mutter!« Während der Adonis in der knappen

Badehose, der jetzt offenbar für ihre Mutter arbeitete, den wütenden Raoul de Vries hinausbeförderte, zog Caroline Hilda rasch beiseite. »Ist das wahr, Mom?«

»Nein, das habe ich mir alles nur ausgedacht«, antwortete ihre Mutter sarkastisch.

»Du musst mir alles erzählen, nicht nur das, was du den anderen gesagt hast.«

»Na gut, komm hier rüber, wo er uns nicht hören kann.« Hilda warf ihrem Angestellten einen majestätischen Blick zu und rief: »Wie heißen Sie überhaupt?«

»Emilio.«

»Emilio, und wie weiter?«

»Emilio Constanza, Madam.«

Bei der Aussprache hätte Caroline sich nicht gewundert, wenn er Winston, Basil oder Frederick als Namen angegeben hätte, irgendetwas so typisch Britisches wie die Doppeldeckerbusse.

Ihre Mutter – die jahrelang ihre Fähigkeit, Befehle zu erteilen, an Caroline und ihrem Vater erprobt und verfeinert hatte – zeigte bereits großes Geschick darin, die Sache in die Hand zu nehmen und Anweisungen zu erteilen. Dies war der einzige Aspekt an dem unglaublichen Verlauf der Ereignisse, der Caroline nicht im Geringsten erstaunte, denn sie hatte schon immer vermutet, in ihrem früheren Leben sei ihre Mutter Napoleon gewesen.

King David wurde von Hilda beauftragt, sofort die Polizei zu verständigen – eine Aufgabe, die er anscheinend mit Wonne und hämischem Vergnügen übernahm. »Das ist gut für die Publicity«, murmelte er und schlenderte davon, um den Auftrag auszuführen.

»Wir alle werden immer noch von dunklen Mächten bedroht«, erklärte Phyllis Talmadge.

»Kümmern Sie sich um Ihre eigenen Angelegenheiten«, wies Hilda sie zurecht.

Entrüstet und eingeschnappt machte sich die Hellseherin davon.

Dann scheuchte Hilda auch Christopher Lund und Ondine aus dem Gebäude.

Der Produzent Howard Fondulac, den Caroline als Alkoholiker einschätzte, war als Einziger nicht erschienen. Damit war er auch der einzige Gast, den ihre Mutter bislang noch nicht herumkommandiert oder beleidigt hatte.

Nur Emilio war jetzt noch bei ihnen. Von Hilda angewiesen, niemanden außer der Polizei hereinzulassen, stand er mit dem Rücken zur Tür.

Caroline war fest entschlossen, von dieser unberechenbaren Frau – die immerhin ihre eigene Mutter war – Antworten auf ihre Fragen zu erhalten. Zwar hatte sie bereits gehört, wie Hilda zu Raoul gesagt hatte, sie besitze die Mehrheit der Spa-Aktien, weitere Einzelheiten hatte Hilda jedoch noch nicht genannt. »Aber wie ist das nur möglich, Mutter, und warum?«

Mit einem zufriedenen und überheblichen Lächeln antwortete Hilda: »Claudia und Raoul dachten immer, ihr Wohltäter – ihr Hauptaktionär – wäre ein wohlhabender Anwalt in Atlanta.«

Von der Tür her beobachtete Emilio sie mit unverhülltem Interesse.

»Und das stimmte nicht – das warst du mit Dad?«

»Dein Vater nicht, mein Schatz, nur ich. Schon lange habe ich mit dem Geld, das mir dein Vater auf meine Bitten hin gab, kleine Geheiminvestitionen getätigt.«

Natürlich, dachte Caroline, um des lieben Friedens Willen hatte Hamlin Finch seiner Frau alles gegeben, was sie wollte – nur damit sie glücklich und zufrieden war.

»Aber warum hast du das geheim gehalten, Mutter? Warum wusste denn niemand etwas davon? Claudia war doch deine ehemalige Zimmerkameradin. Warum in aller Welt hast du ihr nichts davon gesagt?«

»Ich habe zwar damals das Zimmer mit Claudia geteilt, aber wir waren nie miteinander befreundet.«

Mit einem Blick auf ihren »Wächter« zog Hilda Caroline weiter nach hinten, außer Hörweite des Lauschers. Dann versetzte sie ihr mit nur wenigen knappen Sätzen den größten Schock ihres Lebens. »Hast du dich nie gefragt, warum ich nur ein Jahr lang auf dem Brown-College geblieben bin?«

»Eigentlich nicht, ich …«

»Du dachtest, ich wäre vorzeitig abgegangen, um deinen Vater zu heiraten, nicht? Im Großen und Ganzen stimmt es ja auch, aber das geschah erst später. Der eigentliche Grund war: Ich bekam ein Baby.«

Caroline hielt den Atem an und der Mann an der Tür betrachtete sie neugierig, obwohl er das Gespräch mit Sicherheit nicht belauschen konnte.

»Meine Eltern wussten davon und auch meine Zimmerkameradin, aber sonst niemand – nicht mal der Vater des Kindes. Ich habe es direkt nach der Geburt zur Adoption freigegeben …«

»Oh, Mom«, flüsterte Caroline und der Schock wich dem Mitleid. Doch plötzlich rief sie erstaunt aus: »Dann habe ich also eine Schwester? Oder einen Bruder?«

»Eins von beidem«, erwiderte ihre Mutter mit leichtem Sarkasmus, hinter dem sie wohl, wie Caroline annahm, ihre wahren Gefühle verbarg. Wenigstens hoffte sie das, denn der Gedanke, ihre Mutter könnte dermaßen kalt und lieblos sein, erschreckte sie. »Ich wollte damals gar nicht wissen, ob es ein Junge oder ein Mädchen war. Ich habe veranlasst, dass man das Kind, ohne es mir zu sagen, sofort mitnahm. Anschließend kam es mir ganz gelegen, dass mir dein Vater den Hof machte und mich heiratete, weil ich Angst hatte, wieder aufs College zurückzugehen.«

»Aber warum denn?«

Hilda warf einen Blick auf die schlammbedeckte Leiche auf dem Fliesenboden. »Weil sie damals sagte, sie würde jedem erzählen, was ich getan hatte. Sie hasste mich, sie war eifersüchtig auf mich und wollte nicht, dass ich wieder zurückkam. Ja, und ich hatte Angst, sie würde irgendwann mein Geheimnis preisgeben. Jahre später rief sie dann eines Tages bei mir an und drohte, sie würde deinem Vater von dem Baby erzählen, wenn ich ihr nicht genug Geld gäbe, dieses Spa zu eröffnen.«

»Oh, Mom!«, rief Caroline und wollte ihre Mutter mitfühlend in den Arm nehmen, aber Hilda schob sie energisch zurück. Trotzdem flüsterte Caroline: »Das tut mir so Leid.«

»Mach dir nichts draus. Wichtig ist nur, dass ich diesem schrecklichen Weibstück Rache geschworen habe. Ich fing an, über einen Anwalt ihre Aktien aufzukaufen, und sie hat es nie erfahren. Zwanzig Jahre hat es gedauert, aber in diesem Jahr habe ich es endlich geschafft und halte die Mehrheit. Und jetzt beabsichtige ich, dieses Spa nach meinen Vorstellungen zu führen.« Hilda hatte ein kühles Lächeln auf den Lippen. »Das ist die beste Rache, Caroline.«

Die Besitzerin des Phoenix Spa war tot.

Die neue Besitzerin war ihre eigene Mutter.

Aber trotz ihres augenblicklichen Schocks war Caroline davon überzeugt, dass ihre Mutter nicht Recht hatte:

Rache war hier nicht das Wichtigste, nie und nimmer. Das Wichtigste war, dass vor all den Jahren ein Baby zur Welt gekommen und gleich nach der Geburt in einer anderen Familie verschwunden war. Sie hat noch ein Kind! Und ich habe eine Schwester oder einen Bruder.

Caroline wurde es ganz warm ums Herz und der Gedanke rührte sie fast zu Tränen. Sogleich erkannte sie jedoch, dass ihre Mutter es nicht gerne sähe, wenn sie ihren Gefühlen freien Lauf ließe oder gar Sentimentalität zur Schau stellte. Und plötzlich schoss ihr ein ganz und gar unsentimentaler Gedanke durch den Kopf – wie ein kalter Wind, der die Wärme in ihrem Herzen zu Eis erstarren ließ.

Wenn die Polizei nach einem Motiv für den Mord suchte – ihre Mutter hatte gewiss eines.

4

Detective Vince Toscana blickte in die Runde und sah einen Haufen Leute, die für ein Beauty Spa eigentlich viel zu schön waren. Vollgespritzt mit Schlamm standen sie in diesem Badehaus, das mehr Marmor aufzubieten hatte als der Vatikan. Und das Tollste war, sie hatten noch jede Menge Geld dafür bezahlt, sich mit Schlamm vollspritzen zu lassen. Das war Vince einfach zu hoch. Wenn einen zu Hause in Philadelphia so ein Armleuchter mit Schlamm bespritzen würde, dann würde man ihm höchstens die Fresse polieren – von wegen auch noch dafür bezahlen! Wollte man nicht sein Gesicht verlieren, blieb einem gar nichts anderes übrig, und danach würde es beiden Seiten gleich viel besser gehen. Diese Lektion, wie überhaupt alles, was im Leben wichtig war, hatte Vince von den Jungs an der Ecke gelernt.

Wie so oft wünschte Vince sich wieder einmal, er wäre nie aus der Stadt weggezogen. Innerlich stieß er einen tiefen Seufzer aus, denn er gehörte einfach nicht hierher nach Virginia. Hier gab's nicht genug Graffiti; Wildfremde grüßten ihn auf der Straße und ständig sagten die Leute »bitte« und »danke«, als käme es sonst aus der

Mode. Und jetzt auch noch diese Schlammleute – die hatten ihm gerade noch gefehlt. Obwohl Vince stramm auf die sechzig zuging und ihm nur noch zwei Jahre bis zur Pensionierung fehlten und obwohl er vorher nie weiter südlich gelebt hatte als in den Ziegelhäusern der South Street, hatte er sich seiner Frau Mary Elizabeth zuliebe hierher versetzen lassen, weil sie aus dieser Gegend stammte.

Zwar gefiel ihm sein schickes neues Haus mit dem feudalen Rasen im Vorgarten recht gut, aber oft kam er sich vor wie der einzige Italiener in der Konföderation. Tagsüber sehnte er sich nach einem dampfenden, mit Käse überbackenen Steak und nach einer steigenden Kriminalitätsrate und nachts träumte er unentwegt vom fröhlichen Gehupe im Stau und vom Heulen der Polizeisirenen. Wenn ihn in seinem immer wiederkehrenden Traum ein Taxifahrer schnitt und dann auch noch fürchterlich über ihn fluchte, wachte er morgens jedes Mal so richtig erholt auf. Toscana hatte Heimweh.

Aber jetzt musste er seinen Job tun und den liebte er fast genauso wie seine Frau. Er warf sich die Krawatte über die Schulter, zog die khakifarbenen Hosenbeine hoch und ließ sich neben Claudia de Vries' schlammbedeckter Leiche sachte auf sein gesundes Knie nieder. Im Dienst unterdrückte er jeden Anflug von Mitleid und taxierte mit kritischem Blick die Tote, die zu Lebzeiten vermutlich eine bezaubernde Frau gewesen war. Der Gerichtsmediziner würde sicher die genaue Todeszeit feststellen können. Die bleiche Hautfarbe und die gespannten Gesichtsmuskeln verrieten Vince jedoch, dass die Leichenstarre bereits eingesetzt hatte, der Prozess aber noch nicht abgeschlossen war – folglich musste der Mord gestern am späten Abend verübt worden sein. Außerdem trug die Lady ein schickes Cocktailkleid, so eins, wie er es schon mal an seiner Frau gesehen hatte, wenn sie abends ausgingen. Plötzlich fiel ihm etwas auf. An der Stelle, wo die Hand mit den perfekt lackierten Nägeln ruhte, lag unter dem hauchdünnen Kleid etwas Formloses, Schattenhaftes verborgen.

Vince holte seinen Kuli aus der Brusttasche und schob den feinen Stoff vorsichtig weit genug beiseite, dass der Gegenstand, den die Frau mit ihrem starren Griff umklammert hielt, zum Vorschein kam. Was zum Teufel war das nur? Vince beugte sich weiter vor. Die Leiche hielt ein Kleidungsstück fest, das ganz nach einer knappen Badehose aussah. Vince achtete nicht auf das erstaunte Gemurmel der Schlammleute im Hintergrund und untersuchte das Objekt mit seinem Kuli.

Bevor Vince es der Leiche nicht aus der Hand löste, konnte er nicht mit Sicherheit sagen, ob es sich um eine Badehose oder um ein Bikinihöschen handelte; jedenfalls bestand es aus weißem Jersey mit einem leuchtend gelben Muster. Solange nicht alles an Ort und Stelle fotografiert worden war, wollte Vince nichts anrühren. Also versuchte er, besagtes Objekt von der anderen Seite aus genauer in Augenschein zu nehmen. Zwischen Daumen und Zeigefinger der erstarrten Hand bauschte sich der Stoff und ließ ein großflächiges Muster erkennen, exotische goldgelbe Blüten – ein Hawaii-Muster.

»Das war ihr itsy-bitsy, teenie-weenie Honolulu-Strandbikini«, sagte Vince ziemlich laut, weil er unwillkürlich an diesen Oldie denken musste. Da seine Gedanken mit der Leiche beschäftigt waren, schenkte er dem lauter werdenden Gemurmel im Hintergrund nicht die geringste Beachtung.

Ob das etwas zu bedeuten hatte? Vielleicht war es sogar ein Hinweis? Hatte die gelbe Farbe eine Bedeutung? Hatte die Tote es gar dem Mörder entrissen? Oder hatte es Streit gegeben und ihr jemand das Höschen als Beweis für eine Affäre gezeigt? Womöglich war sie von ihrem Mörder beim Wäschewaschen überrascht worden. Aber ausgerechnet Badesachen? Vince spürte, wie die Schlammleute ihm über die Schulter spähten, um von seiner Entdeckung etwas mitzubekommen. »Treten Sie bitte zurück«, forderte er die Leute auf und winkte sie so höflich wie möglich nach hinten, damit die Spuren am Fundort der Leiche nicht noch weiter zerstört würden. Eine der Anwesenden machte mit einem vornehmen Räuspern auf sich aufmerksam.

»Wir können dann ja wohl gehen, nehme ich an«, sagte eine weibliche Stimme. Vince spähte über den Rand seiner Brille mit den geteilten Gläsern auf eine Frau, die sich als Hilda Finch vorgestellt hatte und für ihr Alter noch ganz passabel aussah, obwohl sie für seinen Geschmack bestimmt zu hohe Ansprüche stellte. Neben ihr stand ihre Tochter Caroline, die trotz ihrer schlammverschmierten Kleidung und ihres entsetzten Gesichtsausdrucks sehr hübsch war. Als sie die Badehose bemerkte, machte sie ein verdutztes Gesicht, so als sei ihr diese vorher gar nicht aufgefallen oder als sei sie noch zu jung, um den Song zu kennen. Vince wollte es sich jedenfalls merken.

»Sie müssen nicht hier drinnen bleiben, Mrs Finch«, antwortete er, »aber warten Sie doch bitte mit den anderen im Vorraum. Ich würde Ihnen gern noch ein paar Fragen stellen, zum Beispiel: Kommt Ihnen die Badehose in der Hand der Leiche bekannt vor?«

»Mir Fragen stellen?« Hilda rümpfte die Nase und sah ihn von oben herab an. »Detective, wir haben von der ganzen Sache nicht die leiseste Ahnung. Caroline und ich haben lediglich die Leiche gefunden, aber mehr haben wir damit auch nicht zu tun.«

»Verstehe, aber für unsere Untersuchung benötigen wir eine offizielle Aussage.« Mühsam kam Vince wieder auf die Beine. Hier unten im Süden schmerzte sein Knie noch mehr. Die viele frische Luft – und ein ganzes Jahr hatte keiner mehr auf ihn geschossen. Seiner Aufmerksamkeit war es durchaus nicht entgangen, dass Mrs Finch seine Frage nach der Badehose nicht beantwortet hatte. So viel also zum Thema Hilfsbereitschaft der Leute hier unten im Süden. »In unserem Ressort möchte man seine Arbeit gern gründlich erledigen, Mrs Finch.«

»Das ist nicht mein Problem, Detective.«

»Sehen Sie, das meine ich damit.« Vince ignorierte ihre Reaktion und deutete zur Tür, durch die soeben eine ganze Armee Spurensicherungsleute in blauen Overalls und weißen Überschuhen eintrat, jeder mit einem Metallkoffer in der Hand, der die Ausrüstung zur Verbrechensaufklärung enthielt. Ihr Eintreffen in diesem Moment war rein zufällig, aber Vince wollte Hilda Finch eine Tatort-Lektion für Anfänger erteilen. Er wollte ihr klar machen, dass sie nicht einfach verschwinden konnte, denn sie war eindeutig eine Tatverdächtige. »Unsere Leute sammeln am Tatort alle Beweisstücke, die uns später Hinweise auf den Täter geben. Auch Ihre Aussage kann uns helfen, Mrs Finch. Wir wären Ihnen wirklich sehr dankbar für Ihre Mithilfe.«

»Detective, es kann doch wohl nicht Ihr Ernst sein, dass Sie mich hier fest halten wollen. Wissen Sie denn nicht, wer ich bin?« Hilda Finch fixierte Vince mit einem kalten Blick. »Ich bin die Besitzerin dieses Spa und meine Tochter Caroline ist die Gattin einer bedeutenden Persönlichkeit: eines Kongressabgeordneten der Vereinigten Staaten.«

Vince nickte sachlich. »Da Sie beide die Leiche entdeckt haben, macht Sie das in meinen Augen ebenfalls zu bedeutenden Persönlichkeiten. Ich muss mit Ihnen über die näheren Umstände dieses Todesfalls sprechen.«

Caroline stand mit verblüffter Miene neben ihrer Mutter. »Bist du denn nicht neugierig?«, fragte sie. »Ich meine, willst du nicht wissen, wie Claudia ermordet wurde?«

Während Vince von einer zur anderen sah und auf die Antwort wartete, bemühte er sich, einen möglichst gleichgültigen Eindruck zu machen, was in Gegenwart so vornehmer Leute gar nicht so einfach war. Vor allem war Vince in Wirklichkeit alles andere als ein gleichgültiger Mensch. Gleichgültigkeit hieße, dass letztlich nichts von Bedeutung wäre; für einen Detective hingegen war alles von Bedeutung.

Hilda Finch hatte sich sogleich wieder in der Gewalt und behauptete mit unschuldigem Augenaufschlag: »Natürlich bin ich neugierig, aber nicht krankhaft neugierig. Ich lehne es ab, hier zu stehen wie ein Idiot, der ein Unfallauto angafft. Mr Toscana wird uns schon berichten, was wir wissen müssen – da bin ich ganz s-icher.« Sie warf einen Blick auf ihre juwelenbesetzte Rolex. »Außerdem habe ich in einer Viertelstunde eine Verabredung. Wir können uns ja danach noch unterhalten.« Damit schickte sie sich an zu gehen und Caroline blickte ihr verwundert nach. Selbst wenn Vince nicht schon seit fünfundzwanzig Jahren im Geschäft gewesen wäre, hätte er auf Anhieb erkannt, dass die Tochter vorher noch nichts von dieser Verabredung gewusst hatte.

»Sie haben eine Verabredung, Mrs Finch?«, fragte Vince. »Kein Problem, ich komme Ihnen gern entgegen. Normalerweise würde ich zwar zuerst den Tatort untersuchen und dann die Zeugen vernehmen, aber wir können auch jetzt gleich miteinander reden. Danach können Sie direkt zu Ihrer Verabredung gehen.«

Hilda warf die schmalen, aber perfekt geschminkten Lippen auf. »Detective, Sie können mich nicht aufhalten. Schließlich muss ich jetzt das Geschäft führen und der Erfolg hängt von den nächsten Stunden ab. Ich bin sicher, dass die Nachricht schon an die Öffentlichkeit gedrungen ist, und ich habe alle Hände voll zu tun, für einen reibungslosen Übergang zu sorgen.«

Vince beschloss, sie laufen zu lassen. Sollte sie ruhig gehen, verstecken konnte sie sich ja doch nicht. Dieser Ausspruch stammte von Joe Louis, dem Altmeister im Boxen – oder war er von Cooch gewesen, einem der Jungs aus seiner Straße? »Tun Sie, was Sie nicht lassen können, Mrs Finch. Falls ich Sie brauche, lasse ich Sie vorladen.«

»Schicken Sie die Vorladung an meinen Anwalt, Detective.« Gröber als nötig nahm Mrs Finch ihre Tochter bei der Hand. »Meine Tochter und ich gehen jetzt auf der Stelle.«

»Warum auch Ihre Tochter?« Vince warf Caroline einen fragenden Blick zu. Sie sah aus, als wäre sie durchaus zur Zusammenarbeit mit ihm bereit. »Sie hat doch mit Ihrer Verabredung nichts zu tun, und auch nicht mit der Leitung des Spas.« Vince wandte sich unmittelbar an die Tochter. »Oder?«

Caroline errötete leicht und räusperte sich. »Nein, aber ich glaube, meine Mutter hat Recht, Detective. Als Gattin eines Kongressabgeordneten sollte ich mich vielleicht lieber nicht mit Ihnen unterhalten, zumindest muss ich vorher erst mit meinem Mann sprechen. Seinetwegen muss ich im Hinblick auf die Presse Rücksicht nehmen.«

Das gefiel Vince nun ganz und gar nicht. Er war sich sicher, dass die Tochter etwas wusste. »Es handelt sich hier um Mord, Madam, und vielleicht verfügen Sie über Informationen, die mithelfen können, den Mörder seiner gerechten Strafe zuzuführen. Womöglich befindet sich der Mörder sogar noch mitten unter uns, hier im Spa.« Als die Schlammleute das hörten, schreckten sie empört auf. Vince ignorierte sie einfach, denn er fand einen Mord bei weitem empörender als seine Offenheit. »Sie wollen sich also nicht mit mir unterhalten, Caroline? Obwohl hier ein Mensch sein Leben lassen musste?«

»Ich kann nicht«, erwiderte sie und ihre Miene verriet deutlich ihren inneren Zwiespalt.

»Unter Umständen bringen Sie damit alle diese Menschen hier in Gefahr.«

»Ich weiß, aber ...«

»Vor allem schweben Sie selbst in großer Gefahr, falls Sie mir etwas zu sagen haben und es verschweigen, verstehen Sie?«

Caroline wirkte hin- und hergerissen, ihre Mutter dagegen schien offenbar fest entschlossen. »Ich hinterlasse Ihnen am Empfang den Namen unseres Anwalts«, sagte Mrs Finch, drehte sich um und zog ihre Tochter hinter sich her, als verließe sie mit einem kleinen Kind einen Streichelzoo.

Vince schaute den beiden nach. Hilda Finch machte ihm den Eindruck, als schere sie sich nicht im Geringsten um andere Menschen, nicht einmal um ihre eigene Tochter. Solche Leute waren die gefährlichsten.

Vince war es gelungen, einen geeigneten Platz für die Zeugenbefragung zu finden. Es handelte sich dabei um einen kleineren Konferenzraum. Zwar glaubte er nicht, dass die Befragung allzu viel bringen würde, aber so war nun mal das übliche Prozedere, und außerdem würde er einen Bericht schreiben müssen. Hier konnte er die Akteure sozusagen auf heimischem Rasen vernehmen, wo sie sich hoffentlich ungezwungener geben würden, denn der Raum war edler eingerichtet als das Ritz. Man wusste ja nie im Voraus, was noch so alles passieren würde. Der ganz in Weiß gehaltene Raum wurde von einem Tisch mit einer schwarzen Granitplatte beherrscht, rund wie ein schwarzes Loch mit schwarzen Ledersesseln drumherum. Sobald Vince sich in einen gesetzt hatte, waren die Schmerzen in seinem Knie verschwunden. Wie nannte man diese Sessel doch gleich wieder? Ach ja, ergonomisch. Vielleicht könnte er sich so einen mal zu Weihnachten wünschen, denn damit ging es seiner Ergonomie gleich viel besser.

Vince lehnte sich bequem zurück, als ein uniformierter Beamter den ersten der Schlammleute hereinführte. Zwar hatte er keine bestimmte Reihenfolge vorgesehen, aber er hatte seine Leute angewiesen, alle getrennt voneinander warten zu lassen. Die erste Zeugin war ein junges Model namens Ondine – nur ein einziger Name, falls Vince sie vorhin richtig verstanden hatte. Sie sah wirklich hinreißend aus, war aber so mager, dass sie als Soforthilfe dringend einen Teller Ravioli brauchte. Besorgt beobachtete Vince, wie sie eines ihrer spaghettidünnen Beine über das andere schlug und dabei fast völlig in dem dick gepolsterten Sessel verschwand. »Detective Toscana. Kann ich Ihnen was anbieten?«, fragte er automatisch. »Vielleicht etwas zu trinken oder einen Hamburger?«

Das Model setzte einen Schmollmund auf. »Diese Frage kann ich nicht beantworten, da die Antwort gegen mich verwendet werden könnte«, entgegnete sie mit ernster Miene. Vince verstand kein Wort.

»Was?«

»Mein Anwalt hat mir geraten, mich auf kein Gespräch mit Ihnen einzulassen. Denselben Rat hat mir auch mein Manager, Chris Lund, gegeben. Er hat mir gesagt, ich soll sofort wieder verschwinden.« Und schon war sie aufgesprungen und zur Tür hinaus – bei diesem Grad an Unterernährung erstaunlich schnell.

Vince strich sich über die Stirn. Das würde ein langer Vormittag werden.

Vince wartete, bis sein nächster Gesprächspartner – ein Mann, der aussah wie George Hamilton – ihm gegenüber Platz genommen hatte. Es handelte sich um Raoul de Vries, den Ehemann der Toten. Dafür, dass er so plötzlich zum Witwer geworden war, sah er nicht besonders unglücklich aus. Sofort war Vince misstrauisch, schließlich war der Ehepartner grundsätzlich der Hauptverdächtige. Vince beugte sich über den Tisch und sprach Dr. de Vries sein Beileid aus. »Ich bin Detective Toscana. Sie haben einen großen Verlust erlitten. Es tut mir aufrichtig Leid, Sir.«

»Bestimmt nicht so sehr wie mir, und damit ist unsere Unterhaltung beendet.« Dr. de Vries sprang auf. Seine Füße steckten in weichen Gucci-Mokassins.

»Mmh?«

»Auf Anraten meines Anwalts werde ich die Angelegenheit nicht weiter mit Ihnen diskutieren.«

»Aber Doktor …«

»Dabei bleibt es«, beschied ihn de Vries und verließ

den Raum – dank seiner normalen Kalorienaufnahme sogar noch schneller als das Model.

Eine Weile saß Vince allein in dem gediegenen, ruhigen Konferenzraum und bekam plötzlich gute Laune. Das war endlich mal wieder eine so verfahrene Situation, dass er sich schon richtig zu Hause fühlte.

Als King David den Raum betrat, richtete sich Vince in seinem wunderbaren Sessel leicht auf. Der Musiker schritt durch die Tür, als hätte er einen Bühnenauftritt. Auch wenn Vince selbst King Davids Musik nicht kannte, wusste er doch, dass die Kids ganz verrückt nach ihm waren. Der Rockstar nahm mit einem derart theatralischen Gehabe Platz, dass Vince versucht war, ihn um ein Autogramm zu bitten, obwohl er schon aus Prinzip niemanden leiden konnte, der sich selbst King nannte. Es klang fast wie ein Sakrileg. Außerdem, wie sollte man ihn eigentlich anreden?

»King«, sagte Vince mit großer Selbstüberwindung, »ich bin Detective Toscana.«

Der Rockstar lachte nur trocken. »Sie glauben doch wohl nicht im Ernst, ich würde Ihre blöden Fragen beantworten.«

Vince trommelte mit den Fingern auf den Tisch und starrte auf seinen leeren Notizblock. Dann ging die Tür erneut auf und Howard Fondulac, der Hollywood-Produzent, trat ein. Er machte sich nicht mal die Mühe, sich hinzusetzen, sondern blieb zwischen Tür und Angel stehen und erklärte: »Ohne meinen Anwalt lehne ich ein Gespräch mit Ihnen ab.«

Dann klingelte sein Handy und er verließ den Raum.

»Freut mich, Sie kennen zu lernen«, begrüßte Vince den jungen Muskelmann und versuchte, nicht darauf zu achten, dass er nur mit einem String-Tanga bekleidet war, so schmal wie ein Stück Elektrokabel. Vince fragte sich, ob die Badehose wohl vom selben Schnitt war wie die, die er bei der Leiche gefunden hatte, wollte aber dem jungen Mann nicht noch länger auf den Schritt starren. Seine Bizeps reichten ihm fast bis zu den Ohren und die Brustwarzen schienen Vince förmlich anzustarren, was selbst auf einen Detective der Mordkommission einschüchternd wirkte. Trotzdem fuhr er fort: »Ich bin Vince Toscana.«

»Emilio Constanza«, stellte der junge Mann sich vor und Vince grinste ihn erleichtert an.

»Sie sind Italiener? Ein Landsmann – hier in Virginia?«

»Trotzdem sag ich nichts, Kumpel. Ich kenne meine Rechte.«

Vince nickte. Er hatte verstanden.

Vince war schon drauf und dran aufzugeben, da tuckerte wie ein Schlepper mit Dieselantrieb Phyllis Talmadge, die hellsehende Autorin, in den Konferenzraum und musterte ihn mit scharfem, eindringlichem Blick. Ihre groben Gesichtszüge wurden von dem zu einem Lächeln verzogenen rot bemalten Mund beherrscht. Mit wippender Kurzhaarfrisur schnappte sie sich einen der Sessel und ließ sich darauf nieder, ohne seine ergonomischen Vorzüge zu beachten. »Ich weiß genau, was Sie denken!«, behauptete sie mit lauter Stimme und Vince lächelte erschrocken.

»Ist schließlich Ihr Job.«

»Verdammt wahr.« Die Hellseherin brach in schallendes Gelächter aus. »Ich weiß, Sie denken, die Leute da draußen sind reicher, als ihnen gut tut. Sie glauben, die hätten ein zu großes Ego, dafür aber nicht genug im Hirn und auch kein bisschen Herz. Na, stimmt's oder hab ich Recht?«

»Ja, tatsächlich«, meinte Vince lachend.

»Außerdem wünschen Sie sich, man würde es Ihnen nicht dauernd so schwer machen. Sie hoffen auf jemanden, der wirklich mit Ihnen reden und zusammenarbeiten will und das Ganze in eine nette, einleuchtende Geschichte packen kann.«

Wieder lachte Vince verwundert auf. »Vollkommen richtig.«

»Sie würden sich gern mal mit jemandem unterhalten, der das ganze irrelevante Zeug außen vor lässt, sich auf das Wesentliche konzentriert und sofort auf den Punkt kommt.«

»Stimmt genau!«, bestätigte Vince begeistert. Der Enthusiasmus dieser Frau war einfach ansteckend.

»Dann sind Sie bei mir an der richtigen Adresse! Ich beantworte alle Ihre Fragen und schnüre sie Ihnen als hübsches kleines Päckchen zusammen. Meistens brauche ich für eine Antwort höchstens zehn Worte, ein Trick, den mir mein Medien-Coach beigebracht hat. Nur zu, testen Sie mich!«

Vince sah sie verblüfft an. »Ihr Medien-Coach?«

»Los, machen Sie schon, stellen Sie eine Frage, ganz gleich welche.«

Vince spähte auf seine Notizen. »Na ja, ich habe da eine ganze Reihe von Fragen und wir ...«

»Fragen Sie mich doch zunächst mal nach meinem neuen Buch.«

Vince zuckte mit den Schultern. Er hatte nichts dagegen, sich auf dieses Spielchen einzulassen, denn zur Abwechslung war es mal ganz nett, dass eine Zeugin zur

Zusammenarbeit mit ihm bereit war. »Okay, wovon handelt also Ihr neues Buch?«

»Nutzen Sie Ihre übersinnlichen Kräfte und Sie verändern Ihr Leben.« Entzückt über sich selbst klatschte die Autorin in die Hände. »Genau zehn Worte, da staunen Sie, was?«

»Allerdings.«

»Sie sind so leicht zu durchschauen!«

»Ach ja? Mag sein«, räumte Vince ein und beugte sich, neugierig geworden, vor. Er selbst hatte noch nie etwas mit einem Hellseher zu tun gehabt, aber sein früherer Kollege im Morddezernat damals zu Hause in Philadelphia. Dem hatte so ein Hellseher geholfen, einen größeren Fall aufzuklären. Es ging um einen Doppelmord. Vielleicht konnte diese Autorin ihm ja auch bei seinem Fall weiterhelfen. »Haben Sie wirklich übersinnliche Fähigkeiten?«, wollte er wissen.

»Natürlich, ich habe den sechsten Sinn. Deshalb verkaufen sich meine Bücher ja auch so gut. Das letzte steht schon seit achtzehn Wochen auf der Bestsellerliste. Drei Millionen wurden bereits gedruckt und die Nachbestellungen überschlagen sich fast. Von mir bekommen diese Esoterik-Fans halt was für ihr Geld geboten. Wissen Sie, in diesem Geschäft gibt es ziemlich viel Konkurrenz.«

»Aber Sie sind doch keine Geschäftsfrau, sondern Autorin, stimmt's?«

»Kommt auf dasselbe raus. Nehmen Sie zum Beispiel mein neuestes Buch *Nutze deine übersinnlichen Kräfte*. Am Erscheinungstag war es schon vergriffen.«

»Erscheinungstag?« Der Ausdruck mit seinem Doppelsinn hörte sich nicht schlecht an. Auch er könnte eine Erscheinung oder hellseherische Fähigkeiten gut gebrauchen.

»Nach meinem Auftritt in der *Morning Show* kam dann die fünfte Auflage. Meinen Verlegern sagte ich: ›wozu braucht man im Fernsehen noch die Oprah-Winfrey-Show? Druckt noch mehr von den Dingern! Nehmt es mit der Konkurrenz auf! Lasst euch einen Kaufanreiz einfallen! Startet eine Anzeigenkampagne in Supermärkten! Gebt Rabatt! Bringt mein Bild auf die Website, übertragt mich per Satellit, schweißt mich zusammen mit Schlankheitskost in Plastikfolie ein, macht, was immer ihr wollt – Hauptsache, ihr verkauft das Produkt!‹«

»Sprechen Sie von Ihren Büchern?«

»Ein Video wird noch nachgereicht, für Leute, die nicht gern lesen, so wie ich. Wer hat denn dazu heute noch Zeit? Und wozu überhaupt?«

»Lesen Sie selbst etwa nicht?«, fragte Vince, aber die Autorin hatte ihn wohl nicht gehört.

»Meine Agentin meint, wenn wir nur an die Medien in LA rankämen, könnten wir mühelos John Gray gewinnen, der mit seinen Büchern über Beziehungskisten Wahnsinnserfolge hat. Aber in LA kommt keiner an die Medien ran, meint sie, es sei denn, man ist blond. Bei einem visuellen Medium macht sich das immer gut. Aber ich habe dazu nur gesagt: ›Kommt mir bloß nicht damit! Ob blond oder nicht, ich bin trotzdem eine werbewirksame Autorin. Wo steht denn geschrieben, dass man blond sein muss? Seht euch nur Faulkner an!‹«

»Hm, tja …«

»Der ist nicht blond. Oder Hemingway – auch nicht blond.«

Vince verlor langsam die Geduld. Selbst die Verbrecher, mit denen er es zu tun hatte, legten in der Regel ein besseres Benehmen an den Tag. »Aber Ms. Talmadge …«

»Und Papa Hemingway hätte ruhig ab und zu mal 'ne Mahlzeit auslassen sollen, falls Sie verstehen, was ich meine. Und dann noch dieser unvorteilhafte Bart – jedenfalls hat der Mann sein Produkt verkauft. Doch, wirklich, das muss man ihm lassen! Er verkauft sogar heute noch genug und dabei ist er schon lange unter der Erde – von wegen blond!«

Vince hob die Hand, um den Redefluss der Frau zu stoppen. Das führte sowieso zu nichts und schließlich musste er seine Arbeit erledigen. »Na ja, ich wollte eigentlich über den Mord an Claudia de Vries mit Ihnen sprechen. Wo waren Sie gestern Abend zwischen sechs und Mitternacht?«

Von einer Sekunde zur anderen war der Enthusiasmus der Autorin verschwunden. »Wieso fragen Sie danach?«

»Das ist mein Job.«

»Darüber wollten Sie also mit mir sprechen?«

»Ja, natürlich.«

Die Autorin machte ein verdutztes Gesicht. »Dann wollen Sie gar nicht mit mir über meine Bücher reden?«

»Offen gestanden, nein. Ich bin Detective.« Vince fing sich wieder. Da diese Frau einfach so hereingeplatzt war, hatte er sich ihr noch gar nicht vorgestellt. »Tut mir Leid, ich bin Detective Toscana.«

»Sie sind der Detective?«, fragte die Autorin verwundert und hielt sich erstaunt die dickliche Hand vor den Mund. »Das hier ist also nicht das Vorgespräch für die *Today Show*? Man hat mir gesagt, wir könnten uns hier im Spa treffen, und ich dachte, der Detective sitzt einen Raum weiter. Wartet nur, wenn ich mir diese Agentin schnappe!« Sie sprang auf und düste so schnell durch die Tür, dass nur noch eine Staubwolke zu sehen war.

Wieder allein im Raum, brachte Vince Ordnung in seine Gedanken. Also wollte niemand ohne Anwalt mit ihm reden. Das hätte er sich fast denken können, da reiche Leute kein Risiko eingingen und sich dicke Schutzpanzer zugelegt hatten. Er musste dieses Verbrechen von einer anderen Seite anpacken. Draußen untersuchte der Coroner Claudia de Vries' Leiche und die Leute von der Spurensicherung drehten jetzt auf der Suche nach Fäden, Haaren und anderen Beweismitteln jedes Stäubchen um. Auf Grund der Schlammbäder bestand hier ja sogar die Möglichkeit, schlammverschmierte Fußabdrücke zu entdecken. Selbst wenn die Zeugen schwiegen, könnte der Tatort doch genug Hinweise geben. Vince hatte keine Zeit zu verlieren.

Hastig sprang er auf, um den Raum zu verlassen, und stieß in der Eile mit einer weißen Tafel auf einem Aluminiumgestell zusammen. Das Gestell kippte um und die Tafel fiel mit großem Getöse zu Boden und rammte einen Wandschrank. Verlegen wollte Vince das Gestell wieder aufrichten, bemerkte aber beim Bücken, dass die Schranktür, hinter der sich Akten verbargen, aufgestoßen worden war. Hmmmm. Eigentlich hatte er ja keinen Durchsuchungsbefehl und auch keinerlei stichhaltige Verdachtsmomente, um einen solchen zu erwirken. Sollte er aber auf etwas Wichtiges stoßen, würde er sofort zum Richter gehen, um sich das Papier zu besorgen, und gleich nach seiner Rückkehr ganz offiziell »suchen«. Gesetz hin oder her – Hauptsache, sein Vorgehen diente der Gerechtigkeit. Er zog die Tür auf.

Auf einem der Schuber stand mit Filzstift: *Dead Files* – Abgelegte Akten. Vince zog den Pappschuber heraus und spähte hinein. Darin befanden sich eine Reihe Akten, die alle verschiedenfarbig markiert und mit unterschiedlichen

Namen beschriftet waren. Da Vince nur wusste, dass man Rosa für Mädchen und Blau für Jungen nahm, starrte er verwirrt auf die Palette von Gelbgrün über Kirschrot bis hin zu Rotbraun. Den Versuch, diesen Farbencode zu entschlüsseln, gab er jedoch schnell auf und zog die erste Akte heraus.

Auf dem hellgrünen Schildchen stand »Leticia Finnerman«. Als Vince die Akte aufschlug, fand er den Namen und die Anschrift einer Frau, die in Newton in Massachusetts wohnte und genau einhundertdreiundzwanzig Pfund wog. Auf einer Karte befand sich eine detaillierte Aufstellung über alles, was Mrs Finnerman innerhalb von zehn Tagen gegessen hatte. Da auch nicht ein einziges Pasta-Gericht darunter war, schlug Vince die Akte angewidert zu. Es würde ihm nur das Herz brechen und führte ihn in seinem Mordfall auch nicht weiter.

Er blätterte die anderen Akten durch, aber der Inhalt war ähnlich: alles Aufzeichnungen über die Mahlzeiten, die die Gäste während ihres Spa-Aufenthaltes zu sich genommen hatten. Dann fiel Vince das magere Model mit den dünnen Beinen wieder ein: Ondine ohne Vor- und Zunamen. Ob sie wohl schon mal hier gewesen war? Ob sie überhaupt etwas zu sich nehmen durfte? Wasser mit Eiswürfeln vielleicht. Vince tastete sich bis zum Buchstaben O vor und fand tatsächlich eine Akte mit der Aufschrift *Ondine*. Mit einem Ruck zog er sie heraus und schlug sie auf.

Vor ihm lagen jedoch keineswegs die Aufzeichnungen über Ondines Mahlzeiten. Zwar handelte es sich auch hier um einen zehntägigen Aufenthalt, aber wo bei den anderen Gästen deren Nahrungsaufnahme verzeichnet war, stand bei Ondine täglich ein Eintrag über eine Barzahlung. Am ersten Tag ihres Aufenthaltes, am

31. Oktober des vergangenen Jahres, hatte sie 125 000 Dollar erhalten, und an jedem folgenden Tag weitere 100 000 Dollar.

Vince traute seinen Augen nicht. Das konnte doch wohl nicht wahr sein. Sollte diese Göre in nur zehn Tagen mehr als eine Million Dollar kriegen? Aber wofür nur und von wem? Ihr jetziger Besuch lag wieder in derselben Jahreszeit – wie viel würde sie wohl dieses Mal bekommen? Ob es irgendetwas mit dem Mord an Claudia de Vries zu tun hatte?

Erstaunt hob Vince den Kopf, doch in diesem Moment ging die Tür zum Konferenzraum auf.

Nach dem Wortwechsel mit Detective Toscana hatten Caroline und ihre Mutter die kleine Menschenansammlung im Schlammbad verlassen. Stumm schritten sie nebeneinander her, bis sie auf dem mit Steinplatten ausgelegten Weg an ihrem Cottage angelangt waren. Die vielen unbeantworteten Fragen hatten Caroline innerlich völlig aufgewühlt. Warum benahm ihre Mutter sich nur so merkwürdig? Warum sagte sie dem Detective nicht einfach, was sie wusste? Und warum sollte auch ihre Tochter keine Aussage machen? Caroline konnte nicht länger an sich halten. »Du hast dem Detective gesagt, du hättest eine Verabredung, Mutter. Was für eine Verabredung ist das denn?«

»Ich muss ein paar Dinge erledigen«, erwiderte Hilda Finch, die neben ihrer Tochter herging, den Blick stur geradeaus gerichtet, was Caroline noch mehr verwirrte. »Als Erstes habe ich bei uns ein Telefon installieren lassen. Schließlich muss ich jetzt das Unternehmen führen und die Übernahme soll reibungslos vonstatten gehen.«

»Aber um Himmels willen, Mutter, es handelt sich hier

doch nur um ein Beauty Spa und nicht um Staatsgeschäfte. Immerhin wurde ein Mord verübt.«

Abrupt blieb Hilda stehen und sah Caroline mit wutverzerrter Miene an. »Wage nicht, mir zu sagen, was ich zu tun und zu lassen habe, und untergrab nicht meine Bemühungen. Das Spa ist meine Sache. Ich habe mich auch nie in deine Angelegenheiten gemischt und mich über deine Cello-Spielerei lustig gemacht, oder?«

Caroline fühlte sich getroffen. »Ich habe mich nicht über dich lustig gemacht, sondern nur versucht, dich zu verstehen. Es geht doch hier um Mord, um den Mord an deiner Freundin. Tut es dir denn gar nicht Leid um sie? Und machst du dir denn gar keine Sorgen um uns alle? Warum gehen wir nicht einfach zurück und helfen dem Detective? Hast du keinen Sinn für Gerechtigkeit?«

»Gerechtigkeit!«, schnaubte ihre Mutter. »Hast du eine Ahnung, wie viel dieses Spa im Jahr abwirft?«

»Nein, natürlich nicht.«

»Schwedische Massagen zu hundertundfünfzig Dollar pro halbe Stunde, Viktorianische Maniküre zu fünfundvierzig Dollar. Wir geben dem Ganzen lediglich eine ausländische Bezeichnung und berechnen mehr.«

»Wir?«

»Ja, wir.« Offenbar war Hildas Wut bereits verraucht, denn nun wandte sie sich in vertraulichem Ton an ihre Tochter: »Die Gewinnspanne ist geradezu unanständig hoch, besonders wenn man bedenkt, was wir den hier Beschäftigten zahlen. Und ich werde sogar noch mehr aus diesem Geschäft herausholen, weil ich praktischer veranlagt bin: Ich werde rationalisieren, fusionieren und Lizenzen erteilen.«

»Aber du verstehst doch überhaupt nichts von …«

»Meinst du? Versteht Uncle Ben etwa was von Reis

oder Elizabeth Arden was von Wimperntusche? Warum sollte ich nicht mein eigenes Beauty-Spa-Unternehmen haben? Wer versteht schon mehr von Schönheit als ich?«

Caroline nahm an, dass es sich nur um eine rhetorische Frage handelte. Ihre Mutter war gewiss die eitelste Frau, die man sich nur vorstellen konnte – aber würde sie das für diesen Job qualifizieren? Caroline hatte immer noch das Bild der armen Claudia vor Augen, wie sie selbst im Tod noch dieses alberne Bikinihöschen umklammert hielt.

»Mit einem cleveren Buchhalter und genügend Ellbogen lässt sich Phoenix Spa leicht zu einer Kette ausbauen. Ich hauche dem alten Vogel neues Leben ein.« Eine Weile war Hildas Blick ins Leere gerichtet, wie auf einen in nicht allzu weiter Ferne liegenden Saldo. Caroline hielt es nicht länger aus. Eine Frau war ermordet worden und ihre Mutter träumte von nichts anderem als einem Franchising-Unternehmen für Gesichtsbehandlungen.

»Weißt du was, Mutter?«, platzte sie heraus. »Ich kenne dich kaum noch wieder. Und die neuen Seiten, die ich jetzt an dir entdecke, gefallen mir ganz und gar nicht. Ich finde, wir sollten auf der Stelle zu diesem Detective zurückgehen.«

»Auf gar keinen Fall!«

»Dann gehe ich eben allein.«

»Das wirst du bleiben lassen!« Wieder blitzten die Augen ihrer Mutter wütend auf. »Das verbiete ich dir! Und Douglas verbietet es dir ebenfalls!«

»Du kannst mir nichts mehr verbieten. Ich stehe jetzt auf eigenen Füßen, hast du das noch nicht bemerkt?«

Ihre Mutter zuckte nicht mal mit der Wimper. »Und ob

ich dir noch was verbieten kann, und das tue ich hiermit. Wenn du zu diesem Detective gehst, dann verletzt du nicht nur mich, sondern zerstörst auch deine eigene Familie!«

»Aber wieso?«

»Ich will nicht, dass ein Mordfall mit meinem neuen Unternehmen in Zusammenhang gebracht wird. Wenn du schon keine Rücksicht auf deine eigene Mutter nimmst, dann denk wenigstens an Douglas. Er liebt dich und er ist Politiker. Dass seine Frau als Hauptbelastungszeugin in einem schmutzigen Mordfall auftritt, hätte ihm gerade noch gefehlt.«

Caroline versuchte, sich das vorzustellen. Für Douglas wäre es wirklich schrecklich, aber noch schlimmer wäre es für sie, wegen Behinderung der Staatsgewalt beschuldigt zu werden. Caroline fühlte sich hin- und hergerissen, doch ihre Mutter schimpfte weiter.

»Stell dir das doch nur mal vor: Jede Pressekonferenz wäre beherrscht von Fragen über dich, dein Name stünde in allen Schlagzeilen, und zwar im Zusammenhang mit einer Erdrosselung und einem Bikinihöschen. Die werden das weiß Gott wie hochspielen. Da ergeben sich ungeahnte Möglichkeiten. Douglas wird nie mehr wieder gewählt!« Ihre Mutter holte kurz Luft. »Jetzt hör mit dem dummen Zeug auf und geh hoch in dein Zimmer!«

Dieser Befehl schlug eine bekannte Saite an. Ohne ein Wort stürzte Caroline ins Cottage und eilte die Treppe hinauf in ihr Zimmer. Sie war so verwirrt und wütend, dass sie erst mal allein sein und nachdenken musste. Sie musste sich über ihre Situation klar werden und eine Entscheidung treffen.

Caroline warf sich aufs Bett und vergrub das Gesicht in den Kissen, so wie sie es als Halbwüchsige immer getan hatte. Wann würde sie nur endlich mal erwachsen? Warum ließ sie sich immer noch von ihrer Mutter herumkommandieren? Darauf hatte sie keine Antwort, sie wusste nur, dass sie mit Douglas reden musste. Vielleicht konnte er ihr einen Rat geben. Auf jeden Fall musste sie ihn von dem Geschehen unterrichten, damit er sich in Acht nehmen konnte. Und was war mit der anderen Neuigkeit, dass sie einen Bruder oder eine Schwester hatte? Ob das etwas mit dem Mord zu tun hatte? Es gab so viele Fragen und sie musste über so vieles nachdenken. Das konnte sie nicht alles allein bewältigen, sie brauchte Hilfe.

Langsam ging sie wieder nach unten und stöberte so lange überall herum, bis sie auf dem Schreibtisch ihrer Mutter das neu installierte schnurlose Telefon fand. Sofort gab sie Douglas' Privatnummer ein, die nur sie allein besaß, sozusagen als Hochzeitsgeschenk von ihm. Nur sehr ungern störte sie ihn auf seiner Berghütte, aber ihr blieb keine Wahl. Wie immer, wenn er eine Rede vorbereiten musste, suchte er die Abgeschiedenheit dieser Hütte auf. Doch Caroline fand, sie hätte Grund genug, ihn in dieser Angelegenheit zu stören, und war sicher, dass er Verständnis dafür aufbringen würde.

Caroline konnte ihre Gedanken immer noch nicht richtig sammeln. Immerhin hatte sie vergangene Nacht Claudias Unterhaltung mit angehört. Würde sie dieses Wissen in Gefahr bringen? Als das Telefon am anderen Ende der Leitung zu klingeln begann, warf sie einen besorgten Blick auf die Terrassentür zum See. Von dort aus könnte jeder einfach hier hereinspazieren. Caroline klemmte sich das Telefon zwischen Ohr und Schulter und eilte zur Tür, um das Schloss zu überprüfen.

Gut, die Schiebetüren waren fest verschlossen. Das

Telefon klingelt weiter. Douglas würde wissen, was nun zu tun war. Sie liebte ihn wahnsinnig und auch er war unglaublich lieb zu ihr und schien auf alles immer die richtige Antwort zu haben. Die vergangenen elf Monate ihrer Ehe waren die schönste Zeit ihres Lebens gewesen und bald würden sie ihren ersten Hochzeitstag feiern. Über das Wie hatte sie sich bislang noch keine Gedanken gemacht, aber sie würde sich schon etwas einfallen lassen. Endlich nahm jemand den Hörer ab. »Douglas!«, sagte Caroline ziemlich atemlos.

Die Stimme am anderen Ende der Leitung war ebenfalls atemlos, aber es war nicht Douglas, sondern die Stimme einer Frau. »Hallo?«, hauchte sie.

»Douglas?«, fragte Caroline überrascht. Das konnte nicht sein Anschluss sein, er war ja allein in der Hütte und außer ihr kannte niemand diese Nummer. »Tut mir Leid, ich habe mich verwählt.«

»Nein, nein. Sie wollten doch Doug sprechen. Die Nummer ist schon richtig.«

Caroline bekam einen trockenen Mund und ihr Gesicht fing an zu glühen. Sie verstand kein Wort. Doug?

»Er schläft gerade, aber ich kann ihn wecken, wenn es wichtig ist. Ist da sein Büro?«

Caroline bekam keinen Ton heraus. Sie konnte es nicht fassen. War Douglas etwa mit einer anderen Frau in der Hütte? Das war doch unmöglich. Er hatte ihr gesagt, er würde allein hochfahren, so wie sonst auch. Sie führten doch eine intakte Ehe, oder etwa nicht?

»Hallo? Sind Sie noch da?«, hauchte die Stimme, gefolgt von einem kleinen Lachen. Es klang, als gehörte diese Stimme zu einer sehr jungen, frischen und superschlanken Frau.

Carolines Hand verkrampfte sich um das Telefon.

Douglas hatte sie also nicht ihr und ihrer Mutter zuliebe hierher geschickt, sondern nur, damit er mit dieser Frau zusammen sein konnte. Es war alles geplant – vorsätzlich. Ob es wohl das erste Mal war? Douglas fuhr zum Arbeiten immer auf die Hütte. Ob diese Frau jedes Mal mit dabei war? Caroline spürte, wie sich das Herz in ihrer Brust verkrampfte, aber nicht etwa vor Schmerz, sondern vor Ärger, vor Wut und vor Zorn. Sie hatte das Gefühl, sie würde jeden Augenblick in die Luft gehen. Zum ersten Mal im Leben fühlte Caroline sich als Erwachsene – und als Frau.

»Würden Sie Doug etwas von mir ausrichten?«, fragte Caroline mit erstaunlich fester Stimme.

»Na klar. Ich hol schnell einen Stift.«

»Den brauchen Sie nicht. Hören Sie mir nur gut zu.«

»Okay. Wie Sie wünschen.«

»Richten Sie diesem Trottel aus: Zu meinem Hochzeitstag will ich die Scheidung«, sagte Caroline schroff und drückte die End-Taste.

5

»Bravo!« Caroline fuhr herum und das Telefon landete mit lautem Scheppern auf dem Boden. Applaudierend stand King David in der Tür; sein Kopf reichte bis fast an den Türsturz. »Das hätte ich selbst nicht besser formulieren können«, bemerkte er und kam auf sie zu.

Caroline wich einen Schritt zurück in Richtung Bad.

Als zielte sie mit einer Pistole auf ihn, blieb er sofort stehen und hielt die Hände hoch. »Habe ich Sie erschreckt?«, fragte er lächelnd. »Ich wollte mich nur mal kurz mit Ihnen unterhalten. Bei Ihrer Mutter ist das ja gar nicht so einfach. Na, egal, darf ich mich setzen?«

Caroline schüttelte den Kopf. Das Zimmer erschien ihr viel zu eng für ihn und das nicht nur auf Grund seiner außergewöhnlichen Größe, der langen, sehnigen Arme und des wilden Haars, das sich über seine Schultern schlängelte, sondern wegen des Kraftfeldes, das ihn umgab und die Luft im Zimmer förmlich knistern machte – Ergebnis jahrzehntelanger Liebesbezeugungen seines Publikums in den riesigen Stadien, seiner Fanpost und der begeisterten Menge, die sich vor seiner Garderobentür drängte. Auch seine Kritiker in Musikzeitschriften wie *Rolling Stone* oder *Spin* hatten dazu beigetragen, ebenso wie die Richter, die ihn wieder einmal hatten ungeschoren davonkommen lassen, und nicht zuletzt die Reporter der Klatschspalten, die Groupies und die Agenten.

Lässig stand er noch immer an derselben Stelle und steckte seufzend die Hände in die Taschen.

»Nach allem, was ich weiß, haben Sie Claudia getötet«, beschuldigte Caroline ihn.

»Vielleicht, als ich wieder mal in meinem berühmten Drogenrausch war«, antwortete er mit einem Lachen. »Eigentlich kann ich mich nicht daran erinnern, dass es gestern Abend mal wieder soweit war, aber der Betroffene selbst erfährt es ja immer zuletzt. Was halten Sie davon, wenn wir nach draußen gehen? Falls Sie Bedenken haben, können wir uns auch die ganze Zeit in Sichtweite der Polizei aufhalten. Ich muss Sie unbedingt sprechen.«

Caroline zögerte und lauschte in sich hinein; fast erwartete sie, dass jeden Augenblick eine Sturzflut von Gefühlen sie überwältigen und ihre Handlungen lähmen würde. Eigentlich sollte sie sich doch jetzt wohl aufs Bett werfen und jammern und weinen.

Warum nur fühlte sie sich stattdessen so ... so befreit, als hätte sie die vergangenen Jahre – gut gefüttert und versorgt – in einem Käfig gelebt? Mit leicht geöffnetem Mund blickte sie an sich hinab: Breitbeinig stand sie auf dem Läufer, die Hände in die Hüften gestemmt und die Brust so weit vorgestreckt, dass der oberste Blusenknopf aufgesprungen war. Sie fühlte sich überhaupt nicht niedergeschlagen, eher wie elektrisiert. Nicht weit von ihr entfernt stand dieser Riese und sah sie so verwundert an, dass die tätowierten Blitze in seinen Augenwinkeln zuckten.

»Das hat doch sicher ganz schön wehgetan«, vermutete sie und berührte mit den Fingerspitzen ihre Schläfen.

»Was tut man nicht alles für die Kunst«, entgegnete er. »Also?«

»Gehen wir nach draußen.«

In dem Moment, als Caroline hinter ihm durch die Tür ging, klingelte das Telefon. Sie ignorierte es einfach und knallte auch nicht die Tür zu, sondern schloss sie ganz normal. Wieder sah King sie erstaunt an und schlug den Weg zum See ein. Als Caroline ihm ans Wasser folgte, war sie ihm für sein ironisches Lächeln und seinen fröhlichen Zynismus dankbar. Sie hatte nämlich mit einer ihr bislang unbekannten Seite ihrer selbst darauf reagieren können und das war in dieser Situation ihre Rettung gewesen. Zum Glück hatte nicht die ihr wohlvertraute Seite die Oberhand gewonnen und sie zu der trügerischen Hoffnung verleitet, sie hätte sich vorhin vielleicht geirrt. Wäre King nicht aufgetaucht, wäre sie sicher ans Telefon gegangen und hätte sich von Douglas wer weiß was für Geschichten anhören müssen.

Sie lauschte immer noch mit halbem Ohr und merkte, dass das Telefon aufgehört hatte zu klingeln. Was hätte Douglas ihr jetzt wohl alles erzählt? Sie hätte völlig naiv sein müssen, um vorhin am Telefon nicht den östrogengesättigten, befriedigten Unterton in der atemlosen Sopranstimme dieser sicher sehr attraktiven Frau herauszuhören.

Während sie nun hinter den engen Jeans mit dem breiten Ledergürtel hertrottete, kam ihr – wie Wellen, die immer heftiger über ihr zusammenschlugen – nach und nach die Erkenntnis: In den vergangenen drei Monaten war Douglas mindestens zwei Mal pro Woche nicht zu Hause zum Abendessen erschienen, weil er angeblich noch unterwegs oder bei irgendwelchen Meetings oder Plenarsitzungen war, weil irgendein wichtiger Mensch seinen Rat brauchte oder weil er jemandem Zeit widmen musste, der seinen Wahlkampf entscheidend mitfinanzierte.

Und sie war sogar noch stolz darauf gewesen, dass er eine so wichtige Persönlichkeit war. Blind und taub war sie gewesen und vor allem hatte sie den Mund gehalten, denn Douglas war alles, was sie sich nur wünschen konnte. Jedenfalls hatte ihre Mutter das immer behauptet und auch sonst jeder – und irgendwie musste sie es auch selbst geglaubt haben.

Caroline biss sich auf die Lippen. Ohne es auch nur einen Augenblick zu bereuen, ja sogar freudig, hatte sie ihren hart erkämpften Platz im Symphonieorchester aufgegeben und ihr Zuhause in Tennessee verlassen.

»So ein Mist!«, murmelte sie. Caroline kannte Douglas bereits seit der High School; doch inzwischen war aus dem schlaksigen Jungen mit der Brille ein kultivierter, charmanter Mann geworden, der italienische Anzüge trug und es durchaus verstand, einer Frau den Kopf zu verdrehen. Immer hatte er behauptet, er unterstütze ihre Musik und beneide sie sogar um ihr Talent. Er war auch immer zu ihren Aufführungen erschienen; aber unmerklich war seine Arbeit in den Vordergrund gerückt, und sie hatte es nicht nur zugelassen, sondern sogar aktiv daran mitgewirkt. Was für eine Närrin sie doch war!

Caroline und King waren am Seeufer angekommen. Stockenten ließen sich auf der ruhigen Wasseroberfläche treiben und tauschten mit leisem Geschnatter den neuesten Klatsch aus. In der Ferne verhüllte ein feiner Nebel die Bäume. Obwohl der Parkplatz an der gegenüberliegenden Seite des Grundstücks voller Autos war, darunter die Polizeiwagen, die seit dem Morgengrauen dort standen, war weit und breit keine Menschenseele zu sehen. Detective Toscana musste wohl immer noch beim Verhör sein.

»Wissen Sie, seit ich clean bin, gehe ich unangenehmen Situationen lieber gleich auf den Grund, um sie zu entschärfen«, begann King. »Wir könnten einmal um den See gehen.«

»Nein.« Caroline war so wütend über ihre Dummheit und Naivität, dass es ihr viel eher danach zumute war, ins Wasser zu gehen statt außen herum, aber das würde sie diesem völlig Fremden mit seinem Medusenhaar und seinem boshaften Grinsen bestimmt nicht anvertrauen. »Worüber wollten Sie mit mir reden?«

»Über Claudia. Setzen Sie sich.« Er setzte sich ins Gras und klopfte mit seiner schmalen Hand einladend neben sich auf den Boden, aber Caroline blieb vor ihm stehen, die Hände tief in den Taschen und voller Wut auf Douglas und auf sich selbst. Es kam ihr vor, als sei sie jemand anderer, jemand, dem ihr Benehmen gleichgültig war und der sich von diesem verlebten alten Rocker trotz seiner Muskeln und seiner sinnlichen Lippen nicht beeindrucken ließ.

»Bringen wir es hinter uns«, verlangte sie.

»Na gut.« Auf dem Rasen ausgestreckt, wirkte er weniger furchteinflößend. »Ich werde Ihnen jetzt etwas erzählen, das ich der Polizei vorenthalten habe, und dann möchte ich etwas von Ihnen hören.«

»Kommt darauf an.«

»Hm, na schön. Dass ich nicht nur wegen der Massagen und Schlammbäder hier bin, hatte ich Ihnen ja schon gesagt.«

»Ja. Sie sagten, Sie seien gekommen, um sich etwas zu holen, das Ihnen gehört.« Langsam konnte sie ihre Gedanken von Douglas lösen und konzentrierte sich wieder auf die grausame Realität von Claudias Tod.

»Claudia hat es, oder besser gesagt, hatte es – ich meine das, wonach ich suche. Aber bevor ich es kriegen konnte, starb sie. Ich war schon lange auf der Suche danach, deshalb nahm ich sofort das erste Flugzeug, als sie mich anrief.«

»Sie haben sie schon vorher gekannt?«

»Ganz gut sogar – schon vor Raoul. Ich will damit sagen, dass sie wusste, wie sie mich erreichen und womit sie mich auf der Stelle hierher locken konnte. Aber als ich eintraf, hielt sie mich hin. Ich musste abwarten und fing an, mich mit den Leuten zu unterhalten, oder eigentlich sprachen die anderen mich an. Das bin ich gewohnt, das passiert mir ständig.«

»Darauf möchte ich wetten«, bemerkte Caroline nicht ohne Spott. »Was wollten Sie denn hier so Geheimnisvolles finden?«

»Das ist nur für mich von Bedeutung«, erwiderte er, setzte sich auf und verschränkte die Beine. Dann biss er die Zähne zusammen, so dass seine Kieferknochen deutlich hervortraten. Hinter seiner ganzen exzentrischen Aufmachung verbarg sich ein richtig gut aussehender Mann, der früher bestimmt einmal als schön hatte gelten können. Als hätten ihm die Ausschweifungen in seinem Leben nichts anhaben können, entdeckte Caroline sogar eine gewisse Reinheit in seinen Zügen. So wie er dort im Gras saß und ruhig mit ihr sprach, während sich sein langes Haar leicht im Morgenwind bewegte, wirkte er gar nicht ausschweifend, sondern eher wie ein tibetanischer Lama.

»Frauen wie Sie hassen mich in der Regel«, bemerkte er, »wahrscheinlich, weil ich schwer einzuordnen bin. Das Lustige daran ist nur, dass Sie mir genauso Angst einjagen wie umgekehrt. Sie scheinen so sehr in sich zu ruhen, dass ich schon fast von Selbstzweifeln befallen werde.«

»Frauen wie ich!«, wiederholte Caroline. »Wie bin ich denn?«

Überrascht sah er sie an. »Na ja, eben so, wie man es von Ihnen erwartet: eine, die auf ein gutes Mädchen-College geht wie beispielsweise Wellesley, danach eine gute Partie macht, sich karitativ betätigt, ehrenamtlich versteht sich, und eins Komma sechs süße …«

»Jetzt reicht's!«, unterbrach sie ihn. »Sie wissen überhaupt nichts von mir!« Caroline schämte sich, dass jemand ihr Leben in dieser Weise beschrieb und auf solche Stereotype reduzierte. Dabei war sie noch vor einer Stunde stolz auf ihre Ehe gewesen und hatte sich tatsächlich auf süße Kinder gefreut. Was stimmt bloß nicht mit mir?, fragte sie sich. Ich hab doch nie jemand was getan! Ob Douglas mich überhaupt je geliebt hat?

»Tut mir Leid«, lenkte King ein. »Jedes Mal, wenn ich den Mund aufmache, mögen Sie mich weniger. Und nach dem, was ich da vorhin am Telefon mitgekriegt habe, müssen Sie ja gerade einen Riesenschock erlitten haben.«

Caroline atmete tief durch und ließ sich neben ihm nieder. »Es geht schon wieder. Aber vermutlich habe ich Sie genauso hoffnungslos in eine Schublade gesteckt.«

»Ich habe das wirklich alles gemacht, ich hab tatsächlich 'ner Fledermaus den Kopf abgebissen, weil es halt zur Aufführung gehörte. Ich war jung und hab mit allen Mitteln versucht, Aufsehen zu erregen. Heute bin ich vierundvierzig, lerne klassisches Klavier und spende regelmäßig für den Tierschutzverein. Außerdem bin ich Vegetarier, aber die Leute denken nur daran, wie ich und die Band früher waren und wie die BHs auf die Bühne flogen, an die kreischenden Fans, an das Heroin ...« Er unterbrach sich und umschlang seine Knie.

»Ich bin Cellistin«, sagte Caroline.

»Ja, das sagten Sie schon.«

»Ich habe das Cello-Spielen geliebt, ich liebe es immer noch.«

»Phantastisch«, pflichtete King ihr bei. »Haben Sie es dabei? Ihr Cello, meine ich. Ich würde Sie gern mal spielen hören.«

»Nein.«

»Warum nicht?«

Er schien ehrlich interessiert, schließlich war er selbst Musiker. Caroline bekam kaum einen Ton heraus. »Ich habe es aufgegeben – als ich geheiratet habe. Ist das nicht zum Schreien? Ich habe mein Cello verkauft!« Bei dem Gedanken an ihr Cello brachen mit einem Mal die ganzen aufgestauten Emotionen durch und Tränen der Wut und Enttäuschung brannten in ihren Augen. Sie spürte Kings große Hand auf ihrem Arm und erbebte.

»Sie sagten, Sie kannten Claudia schon von früher«, stellte sie fragend fest und zog den Arm weg.

Es herrschte kurzes Schweigen, als müssten sich beide erst wieder sammeln. Caroline spürte plötzlich das Bedürfnis, sich alles von der Seele zu reden, sich an seiner Schulter auszuweinen und ihm alle Einzelheiten ihres Ehelebens anzuvertrauen.

Alle Leute sprechen ihn an, dachte sie, während King unverwandt auf seine Schuhe sah. Wenigstens waren es nicht, wie erwartet, die spitzen Stiefel aus Eidechsenleder, sondern er hatte irgendwo ein Paar Adidas-Turnschuhe aufgetrieben, mindestens Größe fünfundvierzig.

»Claudia, jaja. Als ich ihr zum ersten Mal begegnet bin, war sie Ernährungsberaterin in einer ziemlich exklusiven Einrichtung, in der eine Menge berühmter Leute in Behandlung waren«, erklärte King. »Ist jetzt vielleicht zwölf Jahre her. Sie tat den Leuten schon mal einen Gefallen, wissen Sie? Und irgendwann, manchmal erst nach Jahren, kam sie plötzlich wieder auf einen zu und forderte eine Gegenleistung.«

»Verstehe«, sagte Caroline und dachte an das Wort, das vorhin gefallen war: *Heroin*. War man deswegen zur Behandlung in dieser »Einrichtung« oder handelte es sich dabei um eine von Claudias »Gefälligkeiten«?

»Sie hat mich herbestellt, und als ich gestern hier im Spa ankam, habe ich gleich zwei der anderen Gäste wiedererkannt. Beide kannte ich von eben dieser ... Einrichtung. Ich fragte die beiden, ob Claudia sie ebenfalls hergebeten hatte oder ob sie sich bloß zufällig hier angemeldet hatten. Und beide bestätigten mir, dass Claudia auf ihrer Anwesenheit bestanden hätte.«

»Von wem reden Sie?«

»Na ja, von Howie. Howard Fondulac, dem Produzenten.«

Caroline erinnerte sich – der Mann, der offenbar ein Trinker war.

»Und Phyllis Talmadge.«

»Die Autorin, diese New-Age-Lady?«

»Richtig.«

»Und?«, wollte Caroline wissen. »Was hat das alles mit mir zu tun? Warum erzählen Sie mir das?«

»Es erschien mir doch alles recht auffällig und ich wollte es an ein paar Leuten überprüfen, die ich nicht persönlich kannte. Zufällig habe ich eben mit Ondines Manager gesprochen, wie heißt er doch gleich?«

»Christopher Lund, hat er gesagt, glaube ich.«

»Ich fragte ihn nach dem wahren Grund für Ondines Anwesenheit hier und er erzählte mir, Claudia habe beide eingeladen und nichts dafür berechnet. Er hatte angenommen, dass sie Ondine aus Werbezwecken hier haben wollte, aber er hat keinen blassen Schimmer, was wirklich hinter dieser Einladung steckt. Ihm wurde erst hier klar, dass Ondine Claudia bereits kannte, hat er mir gesagt.«

»Okay«, entgegnete Caroline langsam.

»Damit sind vier der Personen abgedeckt, die unmittelbar vor Claudias Ermordung ankamen. Wie steht es nun also mit Ihnen und Ihrer Mutter, Caroline? Warum sind Sie hier?«

»Meine Mutter wollte hierher, es war ihre Idee.«

»Und Sie sind ein braves Mädchen und leisten ihr Gesellschaft«, stellte King fest. »Kannte Ihre Mutter Claudia auch schon von früher?«

»Ja, eine Zeit lang haben sie sich auf dem College das Zimmer geteilt, aber das ist ziemlich lange her.« Pass auf, sagte sie sich, erzähl nicht zu viel und erwähne nicht das Baby – denn das ging niemanden etwas an. Sie musste über so vieles nachdenken!

King bemerkte, wie sie mit sich kämpfte, um nicht noch mehr preiszugeben. »Und was ist mit Ihnen? Kannten Sie sie vorher?«

»Überhaupt nicht. Ich hatte keine Ahnung, wer diesen Betrieb hier leitet. Ich bin einfach ...« Ich bin meiner Mutter blind gefolgt, dachte sie.

King schwieg und rieb sich nur das Kinn.

»Also kannten alle neuen Gäste Claudia entweder schon von früher oder kamen mit jemandem, der sie bereits kannte«, überlegte Caroline. »Das klingt ja, als hätte

Claudia etwas Bestimmtes vorgehabt, als sie diese ganz spezielle Gruppe hier zusammenbrachte.«

»Wahrscheinlich war das nicht nur als freundschaftliche Zusammenkunft geplant. Das war nicht ihre Art.«

»Erzählen Sie das doch der Polizei«, forderte Caroline ihn auf.

»Erst wenn ich rausgefunden habe, wer sie umgebracht hat.«

»Sie? Wieso wollen Sie das denn herausfinden?«

»Weil ihr Mörder das, was ich haben will, an sich genommen hat. Erst muss ich es wiederhaben, dann können sich die Cops denjenigen von mir aus schnappen.«

»Könnte gefährlich werden.«

King warf den Kopf in den Nacken und lachte. Offenbar hatte er schon so viele gewalttätige Szenen und Krawalle erlebt, dass ihn nichts mehr schrecken konnte. »Das heißt hoffentlich, dass Sie sich Gedanken um mein Wohlergehen machen.«

Caroline sprang auf, King tat es ihr nach und stand wieder viel zu dicht vor ihr. Entweder war sie zu schnell aufgesprungen oder seine Nähe machte sie ganz benommen. Sei es aus Groll gegenüber Douglas oder hervorgerufen durch Kings sanftes Lächeln – jedenfalls tauchte in ihrem Kopf plötzlich die Phantasie auf, King würde sie auf der Stelle packen und mit ihr in den Wald rennen …

»Caroline«, sagte er und brachte sie mit seinem hartnäckigen Lächeln nun vollends in Verlegenheit, denn irgendwie schien er ihre Gedanken zu erraten.

»Ja?«

»Was haben Sie gestern Nacht um zwei da draußen gemacht? Ich habe Sie gesehen, als Sie bei mir vorbeigingen.«

»Ich ... ich ...«

Er beugte sich vor und brachte seinen Mund ganz dicht an ihr Ohr. Caroline atmete seinen holzigen, etwas scharfen Geruch ein.

»Ich werde es auch niemandem weitererzählen«, flüsterte er. »Geben Sie mir nur den Schlüssel, den Sie ihr weggenommen haben.«

»Nein! Ich war es nicht!« Fassungslos starrte sie ihn an. Seine Augen mit den seitlichen Blitzen glitzerten wie der See und plötzlich glaubte sie, etwas Eiskaltes, Schreckliches darin zu entdecken. So wild und gesetzlos, wie er seit langem lebte, hätte er durchaus Claudias Mörder sein können. Außerdem war er ein Magier, der es meisterhaft verstand, einen mit seinem Blick und seinen Berührungen ganz in seinen Bann zu ziehen.

»Sie haben Claudia doch gefunden, nicht wahr? Sie hatten also Zeit, ihn an sich zu nehmen. Keine Angst, von mir erfährt niemand etwas. Das bleibt unser Geheimnis, aber den Schlüssel brauche ich.«

»Vielleicht haben Sie sie ja selbst umgebracht und hatten dann nicht mehr genug Zeit, diesen Schlüssel, von dem Sie da reden, an sich zu bringen«, warf sie ihm schwer atmend vor. »Denn ich war es ganz bestimmt nicht.«

Er neigte den Kopf zur Seite, ließ sie nicht aus den Augen und nickte dann. »Ich glaube Ihnen. Dann muss Ihre Mutter ihn eben haben.«

Plötzlich erinnerte Caroline sich und sah die Szene wieder deutlich vor sich, wie ihre Mutter sich über Claudias Leiche beugte.

»Nein!« Brüsk schob sie ihn beiseite, nutzte seine Überraschung und lief so schnell sie nur konnte davon. Vereinzelte Sonnenstrahlen drangen durch die Nebelschleier und zeichneten ein schwarz-goldenes Streifenmuster auf den Weg. Völlig verwirrt rannte Caroline zurück zu ihrem Cottage und hoffte nur, dass sie die richtige Richtung eingeschlagen hatte. Mit aller Kraft konzentrierte sie sich darauf, nicht zu straucheln und heil dort anzukommen.

Sie hätte schwören können, durch ihr atemloses Keuchen hindurch noch jemand anderen schnaufen zu hören, ebenfalls keuchend, rhythmisch und entschlossen. King David?

Oder jemand anderen?

Vince lehnte sich in seinem Sessel zurück, den er nach wie vor unglaublich bequem fand, faltete die Hände im Nacken, legte die Füße hoch und lauschte dem Lärm im Korridor. Der als Erster eingetroffene Anwalt war unaufgefordert bei ihm hereingeplatzt und ebenso schleunigst wieder hinauskomplimentiert worden.

Inzwischen hatten sich kurz hintereinander sämtliche Anwälte eingefunden – lautstark und großspurig. Sie schienen mit ihren Aktenkoffern verwachsen zu sein und hatten dem Polizeibeamten draußen die Hölle heiß gemacht, weil er sie warten ließ.

Vince schob die Unterlippe vor und dachte nach, rührte sich aber nicht vom Fleck. Nach einer Weile klopfte ein Polizist und schob sich nervös durch die Tür, die er sogleich wieder hinter sich schloss.

»Na, sind inzwischen alle da?«, fragte Vince. »Mal sehen, wir müssten je einen Anwalt haben für den Hollywood-Säufer, den Ehemann, den Macho-Angestellten, den Rocker, diese Esoterik-Tante Madame Blavatsky und für das Starmodel.«

»Draußen befinden sich fünf Hermès-Krawatten und ein Paar Manolo-Blahnik-Schuhe mit hohen Absätzen,

Sir, die Männer alle im grauen oder schwarzen Anzug. Zwei von ihnen warten schon seit fast einer Stunde, aber die Anwältin ist gerade erst gekommen.«

»Sehr schön.«

»Die kochen fast vor Wut, Sir, starren ständig auf ihre Armbanduhren und brüllen in ihre Handys. Die Frau hat ihren Laptop rausgeholt, aber die Männer treten jeden Moment die Tür ein, falls Sie sie nicht bald reinlassen.«

»Hab verstanden, Mike. Haben Sie denen was zu trinken angeboten?«

»Nein, Sir, Sie sagten doch ...«

»Gut gemacht.«

»Wie bitte, Sir?«

Vince schaute wieder zum Fenster hinaus. Er hatte einen hübschen Blick auf den See, weit und breit keine Spur von Smog; draußen zwitscherten die Vögel und das Ganze wirkte wie eine Postkarte, in Szene gesetzt für den Fotografen. Noch vor zehn Minuten hatten King David und die Frau des Kongressabgeordneten unten am See gesessen und eine heftige Auseinandersetzung gehabt. Dann war die Frau plötzlich aufgesprungen und um eine Wegbiegung gerannt, so dass er sie aus dem Blickfeld verloren hatte. »Hmm, ist noch was?«, fragte er.

»Wie lange noch, bis der Erste reinkommen darf?«

»Hören Sie zu, Mike«, sagte Vince, ohne den Blick von seiner schönen Aussicht zu wenden. »Vor drei Stunden habe ich diese wichtigtuerischen Spinner da draußen gebeten, mir ein paar Fragen über einen Mord zu beantworten, der sich mitten unter ihnen zugetragen hat, und wissen Sie, was die gemacht haben?«

»Nein, Sir.«

»Respektlos waren sie und zu keinerlei Zusammenarbeit bereit. Die dachten, mit mir könnte man so umspringen.«

»Keine schöne Art, Sir.«

»Da haben Sie Recht. Deshalb habe ich ihnen Zeit gelassen, einen hiesigen Strafverteidiger aufzutreiben, und mich unterdessen einigen erschreckenden Details im Zusammenhang mit diesem Fall gewidmet. Schließlich müssen wir unsere Pflicht tun, nicht wahr, Mike? Das Problem ist nur, dass es sich hier um Reiche handelt. Die kennen ihre Rechte genau, während arme Leute keinen blassen Schimmer davon haben.«

Klopf, klopf, klopf. »Ich muss unbedingt den Detective sprechen«, ließ sich ein autoritär klingender Bariton vernehmen.

Vince winkte Mike mit dem Finger näher zu sich heran. »Noch fünfzehn Minuten, Mikey«, sagte er. »Lassen Sie sie ruhig noch ein bisschen schmoren, okay?« Dann wandte er sich wieder den Papieren auf seinem Tisch zu.

»Ja, Sir.« Mike schwang die Tür auf, vor der in einem Tausend-Dollar-Anzug ein Mann mit beginnender Glatze stand, dessen Adamsapfel vor Wut auf- und abhüpfte. »Treten Sie zurück«, befahl Mike. »Geben Sie die Tür frei, Detective Toscana ist noch nicht so weit.«

Nach genau fünfzehn Minuten führte Mike einen Mann mit etwas weniger stark gelichtetem Haar herein, der einen so schweren Aktenkoffer trug, als hätte er bereits eine Menge schriftlicher Eingaben ans Gericht vorbereitet und alles mitgebracht. Durch das Warten aufgeheizt begann er schon zu reden, noch bevor er sich gesetzt hatte. Hinter ihm trat Howard Fondulac ein, unrasiert, ungekämmt und ziemlich mitgenommen. Vince schaltete das Aufnahmegerät ein.

»Unerhört«, rief der Anwalt – eine Art routinemäßiger Anwaltsgruß, so ähnlich wie »Hallo«.

»Bitte sehr, meine Herren, nehmen Sie doch Platz«, forderte Vince sie auf. Er hatte sich lange nicht mehr so gut gefühlt. Die beiden setzten sich Vince gegenüber an den Tisch und der Produzent – falls er wirklich einer war, was Vince schon noch rauskriegen würde – ergriff das Wort: »Ich weiß überhaupt nichts. Ich muss sofort zurück nach LA, wichtige Geschäfte warten auf mich, ich habe Verpflichtungen und muss Verabredungen einhalten.«

»Überlassen Sie das Reden mir«, forderte der Anwalt ihn auf.

»Na schön, dann sagen Sie es ihm.«

»Mein Name ist Eric Derrick.« Er reichte Vince eine Karte, in die die Buchstaben so tief eingeprägt waren, dass sie praktisch auf der anderen Seite wieder zum Vorschein kamen. Er sprach mit lang gezogenem Südstaatenakzent, so dass Vince genug Zeit blieb, zwischen den einzelnen Worten mit den Zähnen zu knirschen. »Mr Fondulac hat von zehn Uhr abends bis elf Uhr morgens fest geschlafen. Er ist zutiefst entsetzt und bekümmert über die Situation und fürchtet um seine eigene Sicherheit, da der Mörder offenbar hier noch frei herumläuft. Sein Flug geht in zwei Stunden und …«

»Er wird nirgendwo hinfliegen«, warf Vince ein.

»Aber Mr Fondulac hat wichtige Geschäfte zu erledigen …«

»Zur Zeit hat er nur hier etwas zu erledigen. Im Augenblick verlässt niemand das Grundstück.«

»Aber Sie können ihn doch nicht … ein Mörder läuft hier frei herum!«

Vince rührte sich nicht, sah ihn nur schweigend an und ließ die Absurdität dieser Bemerkung nachwirken, bis sie schließlich sogar dem Anwalt aufging – falls Vince das

Anzeichen richtig deutete, dass seine Ohren sich an den Spitzen leicht röteten.

»Genau, Sie haben es erfasst, und wir bemühen uns, etwas dagegen zu unternehmen«, bestätigte Vince, »zum Beispiel durch Zeugenbefragungen, falls Sie nichts dagegen haben.«

»Aber ich weiß gar nichts!«, wiederholte Fondulac.

»Was tun Sie so in Hollywood?«, frage Vince. »Ich selbst bin noch nie dort gewesen.«

»Ich bin Filmproduzent.« Vince ließ ihn das näher erklären und kam zu dem Schluss, dass der alte Howard sich zurzeit wohl etwas aus dem Geschäft zurückgezogen hatte, denn sein letzter Film lag schon Jahre zurück. Fondulac gestand, ein paar gesundheitliche Probleme zu haben. Als Vince ihm sein Mitgefühl beteuerte und ihm von seiner Arthritis erzählte, entspannte sich Fondulac langsam und wurde sogar richtig gesprächig. Sofort griff Derrick ein, aber Howard forderte ihn auf zu schweigen.

»Ein oder zwei Wochen an einem Ort wie diesem würden mir bestimmt auch gut tun, schätze ich«, meinte Vince und klopfte auf seinen Bauch. »Aber ich würde das Zeug hier wohl kaum runterkriegen und meine Pasta vermissen.«

»Oh, hier gibt es auch Pasta, allerdings ohne Öl, wissen Sie, und ohne Käse.«

»Dann lieber jung sterben«, meinte Vince. »Nein, nein, mein Essen brauche ich schon und auch meinen Whiskey, verstehen Sie? Wo wir gerade davon reden, heute Morgen ging's Ihnen ganz schön dreckig, ein anständiger Kater, was? Haben Sie's schon mal mit Vitamin C versucht?«

»Mr Fondulac hatte selbstverständlich keinen Kater und er ist nicht hergekommen, um sich von Ihnen ...«

»Lassen Sie's gut sein, Herr Anwalt. Na, Howard, war gestern Abend 'ne große Sause, was?«

»Genau das ist der Grund, weshalb ich von nichts weiß«, gab Howard zu. »Ich fürchte, ich habe ein bisschen zu viel getrunken. Das Frühstück habe ich deshalb verpasst und alles Übrige auch.«

»Das kommt häufiger vor, was, Howard?«

»Häufiger als vorgesehen. Mir ist schon klar, ich hätte überhaupt keinen Alkohol mitbringen dürfen. Ich gebe ja zu, dass ich ein Problem damit habe. Fünfundzwanzig Jahre lang gebe ich es schon zu, stelle mich dem Problem und versuche, es wieder hinzubiegen und auf meine Willenskraft zu bauen, aber das Problem habe ich trotzdem noch.«

»Womit vergiften Sie sich denn? Lassen Sie mich mal raten, Chivas?«

»Jack Daniel's.«

»Geht runter wie Öl, der Bourbon, das will ich wohl meinen. Wo ist also die Flasche von gestern Abend? Und übrigens, wie groß war sie überhaupt, die Flasche, von der wir hier reden?«

»Ich nehme an, eine Halbliterflasche. Ja, ich denke schon.«

»Interessant, weil wir genau diese Halbliterflasche auf dem Weg zum Badehaus gefunden haben, wo die Lady erwürgt wurde.« Vince hielt die eingewickelte Flasche hoch. »Der Mann vom Sicherheitsdienst hat ausgesagt, dass um Mitternacht, als er seine Runde gemacht hat, noch keine Flasche da lag. Erst heute Morgen, als die Leiche entdeckt wurde und er den Tumult hörte und angerannt kam, fiel sie ihm auf. Folglich muss sie jemand erst in der Nacht da hingelegt haben.«

»Jetzt machen Sie aber mal 'nen Punkt«, mischte Eric Derrick sich ein.

»Dann muss es sich dabei um eine andere Flasche handeln«, erklärte sein Klient mit erstickter Stimme.

»Na großartig«, meinte Vince. »Dann haben Sie doch sicher nichts dagegen, wenn wir Ihre Fingerabdrücke nehmen, nur damit ich nachher keinen Anpfiff von meinen Vorgesetzten bekomme. Mike hat alles Nötige draußen.«

»Das halte ich zum gegenwärtigen Zeitpunkt für vollkommen unangemessen«, betonte der Anwalt.

»Ach ja? Das bestimme immer noch ich«, erwiderte Vince und warf ihm seinen patentierten Toscana-Blick zu. »Sie wissen ja, wenn wir uns erst auf Formalitäten, Rechtmäßigkeiten und so weiter einlassen, muss Mr Fondulac unter Umständen noch recht lange hier bleiben.«

Hastig zogen Fondulac und Derrick sich in die entfernteste Ecke zu kurzer Beratung zurück. Während sie eifrig miteinander flüsterten, blickte Vince wieder zum Fenster hinaus: strahlender Sonnenschein, aber nicht eine Menschenseele, die sich unten am See vergnügte. Schließlich willigte der Anwalt ein, dass man Mr Fondulacs Fingerabdrücke nahm, um dessen Kooperationsbereitschaft zu zeigen und seinem Wunsch, möglichst rasch nach Hause zurückzukehren, Nachdruck zu verleihen.

Dabei wussten alle, dass er gar keine andere Wahl hatte. Mit heiterer Miene sagte Vince: »Sehr gut. Dann lassen Sie uns doch noch einmal auf den Fundort der Flasche zurückkommen.«

»Ich habe sie ganz sicher nicht da liegen lassen, aber falls meine Fingerabdrücke drauf sind, hat sie vielleicht jemand aus meinem Abfall geholt.«

»Ach so.« Also gingen die beiden davon aus, dass seine Fingerabdrücke auf der Flasche waren, und bauten bereits die nächste Verteidigungslinie auf. Sie machten

Fortschritte. »Sie haben sie also in den Abfall geworfen?«

»Ja.«

»Und wo steht der normalerweise?«

»Bei mir drinnen, natürlich, der Plastikeimer im Bad, der mit dem Schwingdeckel.«

»Sie können sich genau daran erinnern, dass Sie die Flasche in den Eimer geworfen haben?«

»Ja.«

Vince strahlte ihn an. »Dann ist ja alles klar. Das müssen wir dann nur noch bestätigen und den Deckel auf Fingerabdrücke untersuchen.«

»Vielleicht ist sie gar nicht im Abfall gelandet, womöglich habe ich sie auf dem Boden liegen lassen – ich war ja betrunken!«

»Sie wollen also behaupten, dass jemand spät in der Nacht, als Sie voll waren, zur Tür hereinspaziert kam, die leere Flasche mitnahm und sie auf den Weg zum Badehaus legte?«

»Ach du lieber Gott, da will mir jemand wohl was anhängen!«, stellte der gute alte Howard überrascht fest und wandte sich an seinen Anwalt. »So muss es sein!«

»Und wer sollte so was tun?«, versetzte ihm Vince gleich den nächsten Schlag.

»Ich ... ich habe keine Ahnung!«

»Sie hatten hier einen Feind, Howard, das ist die einzige Erklärung.«

»Ja, natürlich! Raoul! Dieser hinterhältige Bastard. Den nagle ich fest. Er hasst mich, weil ich ... wegen einer Geldangelegenheit. Liegt schon Jahre zurück, wir hatten damals eine Meinungsverschiedenheit. Er meinte, ich schulde ihm zweihunderttausend Dollar. Dabei hatten wir das Geld schlicht und einfach verloren, in einem Joint

Venture – eine Steuersache. Claudia hatte mir gesagt, Raoul hätte alles längst vergessen. Aber jetzt wird mir klar, dass er nur den richtigen Augenblick abgewartet hat. Eric, Sie müssen etwas unternehmen!«

»Wie lange ist das her? Diese Geldangelegenheit, meine ich«, fragte Vince.

»So zehn oder zwölf Jahre.«

»Sie, Claudia und Raoul hatten eine enge Beziehung, mmh?«

Und schon packte er aus. »Enge Beziehung? Geschäftspartner waren wir, weiter nichts. Claudia arbeitete in diesem Gesundheits-Dingsda, in dem ich mich damals aufhielt. Wir kamen so ins Gespräch und sie erzählte Raoul von dem Film, den ich gerade produzierte. Ich hatte Kevin Costner praktisch schon unter Vertrag. Das war noch vor diesem *Waterworld*-Streifen und dem futuristischen *Postman.* Von irgendwoher hatten Raoul und Claudia Geld und wir sahen uns nach einer Anlagemöglichkeit um.«

Vince nickte verständig. »Das ist Hollywood«, kommentierte er.

»Das Projekt wurde auf Eis gelegt. Das kommt schon mal vor, aber die beiden nahmen es persönlich. Und zur gleichen Zeit, als der Deal in die Brüche ging, hatte Raoul sich in den Kopf gesetzt, Claudia hätte was mit mir. Er war wahnsinnig in sie verliebt und er war unsicher und eifersüchtig. Jedenfalls war ich verdammt überrascht, als sie mich anrief und mich einlud, hierher zu kommen. Ich musste dringend mal raus aus dem Trott, und als sie mir sagte, dass auch Lauren Sullivan hier sei und auf der Suche nach einem neuen Projekt, schien alles bestens zu passen, und Claudia sagte … ach Gott, sie sagte …« Er hielt inne und in seinen Zügen spiegelte sich blankes Entsetzen.

»Ja, was sagte sie?«

»Sie sagte, ich würde die komplette Behandlung verdienen.«

»Und hatte sie bis gestern Abend schon damit angefangen?«, wollte Vince wissen.

»Er glaubt, ich lüge«, sagte Howard zu seinem Anwalt. »Sie werden das schon noch rauskriegen, Detective. Es war ihr Ehemann, der hat sie umgebracht. Ich weiß zwar nicht warum, aber er hat mich herbestellt, um mir was anzuhängen.«

»Ich denke, sie war es, die gesagt hat, Sie würden die komplette Behandlung verdienen«, bemerkte Vince.

»Er hat sie dazu gebracht, mich einzuladen«, behauptete Howard, doch seine Stimme klang nicht sehr überzeugt. »Er ist ganz schön raffiniert, das können Sie mir glauben.«

Vince stimmte nickend zu: »Ich mag raffinierte Menschen nicht. Die haben immer eine Menge zu verbergen.«

»Werden Sie etwas gegen ihn unternehmen und ihn einsperren?«

»Wir werden prüfen, ob seine Fingerabdrücke auf der Flasche sind.«

»Die hat er bestimmt abgewischt«, behauptete Derrick.

»Sind Sie sicher, dass Sie gestern um Mitternacht keinen Spaziergang gemacht haben?«, fragte Vince. »Wenn ich einen intus habe, komme ich oft auf die verrücktesten Ideen, zum Beispiel, dass ich unbedingt frische Luft brauche.«

»Ich bin ganz sicher, dass ich mein Zimmer nicht verlassen habe«, antwortete Howard.

»Gibt es sonst noch etwas?«, fragte der Anwalt und beugte sich vor.

»Na ja, Sie verstehen, ich muss danach fragen, ob Sie

damals in der Kevin-Costner-Zeit etwas mit ihr hatten. Das könnte den Ehemann gegen Sie aufgebracht haben.«

»Ich habe sie nie angerührt.«

»Ach, kommen Sie, Howard, wie hätten Sie der Gelegenheit denn widerstehen können? Sie waren alle auf bestem Wege, reich zu werden. Sie waren zusammen an diesem Erholungsort mit heißen Bädern und all solchem Zeug und außerdem sah die Lady gut aus. Und es wäre doch eine viel bessere Erklärung dafür, warum der Ehemann es auf Sie abgesehen hat.«

»Nur ein einziges Mal«, gestand Howard.

»Ein einziges Mal. Klar.«

»Na ja, so ein oder zwei Mal. Sie wollte mich unbedingt haben, damals war ich noch verdammt attraktiv.« Er fuhr sich mit der Hand durch sein glattes, schütteres Haar, wie in Erinnerung an bessere Zeiten, als es noch dichter und widerspenstiger war.

»Das glaube ich Ihnen gern.«

»Jetzt ist es aber gut, Howard«, warf Eric Derrick ein. »Sind wir hier fertig?«

»Im Augenblick ja«, bestätigte Vince.

»Wer kommt als Nächster dran?«, fragte Mike, der seinen Kopf zur Tür hereinsteckte. Hinter ihm war ein weiterer Kopf zu sehen, der wütend brüllte.

»Der Ehemann.«

Raoul de Vries sprang herein, als wolle er auf dem Tennisplatz einen Ball erwischen und zurückschlagen. Wie man sah, erfreute er sich bester Gesundheit und beim Anblick seines braun gebrannten Gesichts wurde Vince leicht sauer. Offenbar gehörte er zu denen, die sich nicht so leicht unterkriegen ließen, oder der Tod seiner Frau ließ ihn völlig kalt, was immer er früher auch für sie empfunden haben mochte. Jedenfalls war ihm keine Spur von Traurigkeit oder geröteten Augen anzusehen. Der zweite Anwalt sah fast genauso aus wie der erste: groß, mit beginnender Glatze, korpulent und noch recht jung. Vince bat beide mit einer einladenden Geste, Platz zu nehmen, und sah auf die Visitenkarte: H. David Derrick stand darauf.

»Ist das da draußen Ihr Bruder, H.?«, fragte Vince den Anwalt.

»Ja, wir leben nun mal in einer Kleinstadt, aber wir arbeiten nicht zusammen.«

»Sie könnten glatt Zwillinge sein.«

»Sind wir auch.«

»Wofür steht das *H*?«

»Für Herrick. Könnten wir jetzt bitte zur Sache kommen?« Er war sogar noch humorloser als sein Bruder.

»Ich wette, Sie sind der Ältere, ungefähr zehn oder fünfzehn Minuten«, fuhr Vince fort, den mal wieder der Teufel ritt.

»Ich bin der Jüngere. Ist das von Relevanz?«

»Wohl kaum«, gab Vince zu. »Aber ich wüsste nicht, worüber wir sonst reden sollten, da Ihr Klient mir heute Morgen mitgeteilt hat, dass er sich auf Anraten seines Anwalts nicht mit mir unterhalten will.«

»Nicht ohne den Rat meines Anwalts, habe ich gesagt«, warf de Vries ein. »Lassen Sie mich das erklären. Das hat mir vor längerer Zeit ein Anwalt geraten, falls ich jemals etwas mit der Polizei zu tun bekäme. Das heißt nicht, dass ich nicht mit Ihnen zusammenarbeiten will. Der Tod meiner Frau hat mir das Herz gebrochen, ich stehe Ihnen zur Verfügung.«

»Freut mich zu hören, wirklich, weil es zunächst nicht danach aussah«, sagte Vince. »Weshalb hatten Sie denn mit der Polizei zu tun?«

»Ich habe nicht gesagt, dass ich etwas mit der Polizei zu tun hatte. Ich sagte, falls ich etwas mit der Polizei zu tun bekäme.«

»Haben Sie schon mal gesessen, Mr de Vries?«

De Vries sah ihn ungläubig an und wandte sich wieder an Derrick Herrick oder Heia Popeia oder wie zum Teufel dieser Kerl hieß.

»Ich verstehe nicht, welche Relevanz diese Frage im Hinblick auf den vorliegenden Fall hat«, warf der Anwalt ein.

Mit dieser Phrasendrescherei kam er bei Vince nicht gut an. Der ignorierte ihn einfach, nahm das vor ihm auf dem Tisch liegende Strafregister zur Hand und stellte fest: »Vor vierzehn Jahren waren Sie wegen versuchten Mordes in Kaliforniens Hochsicherheitsgefängnis Soledad, weil Sie versucht hatten, Ihre damalige Freundin umzubringen. Das war allerdings nicht Claudia.« Mit einem Blick zu Derrick fragte er: »Ist Ihnen das relevant genug?«

»Fahren Sie fort.«

Diese Flasche bildete sich doch tatsächlich ein, er ließe sich von ihm herumkommandieren, aber da er sowieso fortfahren wollte, begnügte er sich damit, dem Anwalt einen finsteren Blick zuzuwerfen. »Sie haben nur zwei Jahre abgesessen, sei es wegen guter Führung, durch einen guten Rechtsbeistand oder gute Beziehungen – jedenfalls schreit unser Strafrecht zum Himmel und braucht dringend eine Reform.«

»Wollen Sie damit etwas andeuten?«, fragte Derrick.

»Ich hatte damals nichts mit der Sache zu tun«, lehnte de Vries jegliche Anschuldigung kategorisch ab.

»Ach ja? Der Kommission für Haftentlassung in Kalifornien haben Sie aber damals gesagt, Sie hätten es getan.

Sogar eine Menge Einzelheiten haben Sie geschildert und behauptet, Sie würden es bereuen. Lassen Sie mal sehen, Sie haben ausgesagt, dass Sie wegen der wiederholten Untreue Ihrer Freundin wütend waren und nicht wussten, was Sie taten. Sie haben sie ganz hübsch zugerichtet.«

»Hätte ich denen damals nicht gesagt, ich hätte es getan, dann würde ich noch heute im Zuchthaus verrotten«, erklärte de Vries. Er hatte die Beine übereinander geschlagen und wippte mit der Fußspitze auf und ab. Offenbar zählte er die Sekunden, bis er endlich hier rauskäme.

»Kannten Sie Claudia damals schon?«

»Ja, zwei Monate nach meiner Entlassung auf Bewährung haben wir geheiratet. Die Bewährungsfrist ist übrigens inzwischen abgelaufen.«

»Wo ist sie jetzt? Die Freundin, meine ich.«

De Vries sprang auf. »Warum stochern Sie in diesen alten Geschichten herum? Meine Frau ist tot! Sie sollten lieber ihren Mörder finden und außerdem sollten Sie herauskriegen, wie es Hilda Finch gelungen ist, alles, wofür wir gearbeitet haben und was wir besitzen, an sich zu reißen. Sie sollten mich fragen, wo ich gestern Abend gewesen bin, wann ich zu Bett gegangen bin und ob wir gut miteinander ausgekommen sind! Ja, ich bin mit ihr ins Bett gegangen! Nein, wir hatten überhaupt keinen Streit! Ja, sie muss mitten in der Nacht aufgestanden sein, um nach irgendwas zu sehen oder sich vielleicht auch mit jemandem zu treffen, keine Ahnung!« Er bedeckte das Gesicht mit den Händen und fing an zu schluchzen.

Gelangweilt lehnte Vince sich zurück und wartete darauf, dass der Vorhang fiel, denn er nahm de Vries seine theatralische Vorstellung nicht ab. Vince bekam von de Vries immer mehr den Eindruck, dass er ein eifersüchtiger

Schwächling war und Frauen in seinem Weltbild nur als Lustobjekte und als Quellen finanzieller Sicherheit rangierten. Außerdem hatte er wohl im Gefängnis einiges dazugelernt.

Derrick legte seinem Mandanten den Arm um die Schultern und bot ihm aus der Brusttasche seines Jacketts das Einstecktuch mit dem Paisley-Muster an. Als Nächstes würde er sagen, de Vries sei völlig außer sich und könne somit nicht weiter verhört werden.

Höchste Zeit, sich im Dezernat mit Laidlaw, dem Experten für Wirtschaftskriminalität, kurzzuschließen, beschloss Vince. Immerhin besaßen Raoul und Claudia hier ein hübsches Unternehmen und er fragte sich, wo das Startkapital hergekommen war. Ob sie wohl Gewinne unterschlugen? Und zwar so einen Haufen Geld, dass sie diesem spindeldürren Mädchen da draußen fast eine Million zustecken konnten?

Ob an Fondulacs Geschichte wohl was dran war? Unterdessen war de Vries vor Kummer in sich zusammengesunken und heulte wie ein Baby, während sein Anwalt ihm aufmunternd auf die Schulter klopfte. Er spielte seine Rolle wirklich gut, aber diesen Trick hatte Vince auch selbst schon angewandt, als seine Mama ihn dabei erwischt hatte, wie er von den Veranden der umliegenden Häuser die Zeitungen stibitzte und sie an der nächsten Ecke weiterverkaufte.

Das war zwar schon lange her, aber oft bäumen sich solche alten Geschichten wieder auf und beißen einen kräftig ins Hinterteil – und bei dem vorliegenden Fall hatte er doch stark den Eindruck, dass es hier ebenso war.

6 Völlig außer Atem schlug Caroline die Tür hinter sich zu und lehnte sich keuchend dagegen.

»Du hast nie gelernt, einen Raum wie eine Lady zu betreten«, kritisierte Hilda. »Du kommst hier reingeschossen, als wäre der Leibhaftige hinter dir her.« Hilda, die wieder in dem William-Morris-Sessel saß, nahm rasch ihre Lesebrille mit dem roten Gestell von der Nase und steckte sie in die Tasche ihres pinkfarbenen Sweaters. Dann raffte sie den Stapel Papiere und Fotos zusammen, die verstreut auf ihrem Schoß lagen, stopfte sie zurück in den großen Umschlag und schloss ihn mit einer Metallklammer.

»Douglas hat angerufen«, teilte sie Caroline mit.

Caroline wagte kaum, ein Wort zu sagen. »Und?«, stieß sie schließlich hervor.

»Du sollst zurückrufen, er ist in eurer Berghütte.«

»Was wollte er denn?« Noch während sie es aussprach, fragte sich Caroline, warum sie dieser Farce nicht ein Ende setzte, statt so zu tun, als wäre alles völlig normal. Eigentlich hätte sie sich ihrer Mutter in die Arme werfen und ihr die ganze schreckliche Wahrheit anvertrauen sollen. Sie hätte ihr erzählen sollen, dass sie Douglas bereits heute Morgen dort angerufen hatte und eine andere Frau am Apparat gewesen war. Doch zwischen Caroline und ihrer Mutter waren die vergangenen Jahre so voller Bitterkeit gewesen, dass eine tiefe Kluft entstanden war, die sich nicht mehr mit einem einzigen Schritt überwinden ließ.

Da spürte Caroline, wie ihre Knie ganz weich und zittrig wurden. Sie ließ sich auf den Schreibtischstuhl sinken und sah unverwandt auf das Telefon, als handelte es sich um ihren Todfeind.

»Also, was ist?«, drängte Hilda ungeduldig. »Rufst du ihn jetzt an oder willst du nur den ganzen Tag dasitzen und den Apparat anstarren?«

»Ich werde ihn nicht anrufen«, erwiderte Caroline.

»Warum denn nicht?«

»Weil mir nicht danach ist.« Trotz ihrer schlechten Verfassung klang das selbst in ihren Ohren nach einer recht kindischen Ausrede.

»Caroline, versteh doch«, begann Hilda in bestimmendem Ton, »dein Mann ist Politiker und du musst mit ihm reden, damit er dir die nötigen Anweisungen gibt, wie du dich in einer solchen Situation verhalten sollst.«

»Du meinst, damit er mir einen seiner Parteifreunde auf den Hals schicken kann, der mir nachspürt und aufpasst, dass ich ja nichts sage oder tue, was die Sache noch verschlimmert?«

»Ja, natürlich«, entgegnete Hilda sanft. In der Stimme ihrer Mutter schwang unausgesprochen der Vorwurf mit, dass man so schläft, wie man sich bettet. Hilda brauchte den Satz auch gar nicht offen auszusprechen, denn sie hatte ihn schon so oft gesagt, dass Caroline ihn auswendig konnte.

Caroline spürte, wie die Wut in ihr hochstieg. Das Ganze war einfach absurd: Mit diesem Mord hatte sie nicht das Geringste zu tun und war nur zufällig in die Sache hineingeraten. Und trotzdem erwarteten sowohl ihre Mutter als auch ihr Ehemann von ihr, dass sie sich wie eine Marionette führen und befehlen ließ, was sie zu tun und zu sagen und wie sie es zu sagen hatte. Douglas dagegen konnte tun und lassen, was immer er wollte. Und das, obwohl die Hütte, in der er sich zurzeit mit dieser anderen Frau befand, zur Hälfte auch ihr gehörte. Wer weiß, was er im Augenblick dort trieb, jedenfalls verschwendete er keinen Gedanken an einen Skandal. Diese doppelte Moral war für Caroline schlicht und einfach unerträglich.

Ihr Leben lang hatte sie sich bemüht, ein braves Mädchen zu sein, hatte getan, was man ihr sagte, und immer ihr Bestes gegeben, um den Erwartungen der anderen zu entsprechen. Vergangene Nacht aber hatte sie sich Zugang zur Küche verschafft und etwas zu essen mitgehen lassen. Statt wie sonst klein beizugeben, stellte sie sich nun dem Druck ihrer Mutter und kämpfte dagegen an.

»Weshalb sind wir eigentlich hier, Mutter?«, fragte sie.

»Weshalb wir hier sind?«, wiederholte Hilda. »Was meinst du damit?«

»Du weißt genau, was ich meine.«

»In den letzten Monaten haben wir beide so viel mitgemacht«, erwiderte Hilda sanft, »dass ich dachte, mal raus aus allem und rein ins Beauty Spa würde uns beiden gut tun – eine Verschnaufpause zum Nachdenken sozusagen.«

»So ähnlich, wie du mich früher zur Strafe auf mein Zimmer geschickt hast?«

»Ein bisschen vielleicht schon«, gab Hilda zu. »Aber hier gibt es wenigstens besseres Essen. Damals hast du ja noch mit deinen Förmchen im Sandkasten gespielt, aber du hättest genauso gut Schlammbäder nehmen können, so dreckig, wie du dich immer gemacht hast.«

»Das finde ich gar nicht komisch, Mutter, und jetzt ist auch nicht der richtige Zeitpunkt für Scherze. Warum sind wir hier und wer hat das alles bezahlt?«, kam Caroline wieder auf ihr Thema zurück.

»Na, Douglas natürlich«, antwortete Hilda. »Du hast doch den Scheck über zwölftausend Dollar gesehen, den er ausgestellt hat.«

»Jetzt bist du doch die Besitzerin, also hätten wir sicher auch umsonst kommen können.«

Hilda zuckte mit den Schultern. »Vielleicht ... sind wir ja sogar gratis hier. Claudia hat uns nämlich eingeladen, alle beide. Douglas' Scheck habe ich zwar sofort eingelöst, aber ich kann dir versichern, dass Claudia de Vries nicht einen Penny davon gesehen hat. Dafür habe ich schon gesorgt.«

»Was meinst du damit?«, wollte Caroline wissen.

»Geh hoch und sieh in deinem Schrank nach«, befahl Hilda.

»Im Schrank?«

»Ja«, entgegnete Hilda, »heute Morgen kam das Paket an. Während wir alle mit den schrecklichen Ereignissen um Claudia beschäftigt waren, hat UPS das Paket im Büro abgegeben. Es war so schwer, dass der Bote es mir nach oben tragen musste.«

Ohne ein weiteres Wort sauste Caroline die Treppen hoch und riss die Schranktür auf. Ihre Kleidung war zur Seite geschoben, um einer riesigen Kiste Platz zu machen. Der Größe nach zu urteilen konnte es gar nichts anderes sein, aber noch wagte Caroline nicht, ihrem Gefühl zu trauen. Sie ging ins Bad, holte die Nagelschere aus ihrem Kosmetikbeutel und eilte zum Schrank zurück. Es dauerte einige Minuten, bis sie sich durch die Pappschichten und dicken Lagen genoppter Plastikfolie durchgekämpft hatte ... Sobald sie jedoch den schwarzen Kasten sah, gab es keinen Zweifel mehr: ein Cello. Und nicht nur irgendeines, sondern ihr eigenes, denn der abgenutzte Kasten war ihr wohl vertraut. Sie lehnte ihn ans Bett und öffnete den Deckel. Als sie das wundervoll gearbeitete Instrument vor sich sah und ihre Finger liebevoll die vertrauten Linien und Kurven berührten und über die Saiten glitten, stiegen Caroline Tränen in die Augen, denn sie kannte das alles beinahe so gut wie ihren eigenen Körper. Irgendwie war es ihrer Mutter gelungen, ihr das geliebte Instrument wiederzubeschaffen.

Caroline legte das Cello aufs Bett und stieg die Treppe hinab. »Wo hast du es nur her?«, fragte sie mit belegter Stimme.

»Ich konnte mich an den Namen der Frau erinnern, die es dir abgekauft hat«, antwortete Hilda, »also musste ich sie nur noch ausfindig machen. Ich habe ihr viertausend Dollar mehr dafür geboten, als sie dir gezahlt hatte, und sie war heilfroh, ein so gutes Geschäft zu machen. Wer wäre das nicht? Nun weißt du, wo Douglas' zwölftausend Dollar geblieben sind – gut investiert, wenn du mich fragst.«

Caroline war wie erschlagen. »Danke, Mutter, ich kann dir gar nicht sagen, wie dankbar ich dir bin. Wie bist du nur darauf gekommen?«, fragte sie. »Was hat dich dazu veranlasst?«

»Etwas Eigenes aufzugeben für einen solchen Mann, einen mit so viel Macht, ist einfach nur dumm«, gab

Hilda zurück. »Ganz so naiv bist du doch hoffentlich nicht, oder?«

Obwohl Caroline sich noch vor weniger als einer Stunde selbst als »dumm« bezeichnet hatte, schmerzte sie dasselbe Urteil aus dem Munde ihrer Mutter sehr. Unter anderen Umständen wäre sie überglücklich gewesen, ihr geliebtes Cello wiederzusehen, doch im Augenblick war sie völlig überwältigt und verbiss sich tapfer die immer noch aufsteigenden Tränen.

»Ich habe keine Ahnung, was du meinst«, gab sie vor und spielte das Spiel weiter, als wäre zwischen ihr und Douglas noch alles in bester Ordnung.

»Dann solltest du dir das hier vielleicht mal ansehen«, schlug Hilda vor, indem sie den Umschlag aus ihrem Schoß nahm und ihn ihrer Tochter reichte. Caroline warf einen Blick darauf, machte aber keine Anstalten, ihn anzunehmen.

»Was ist das?«, fragte sie mit hölzerner Stimme. Caroline war verletzt und sie wusste genau, dass der Inhalt dieses Umschlags nur schlechte Nachrichten enthalten konnte. Deshalb wollte sie ihn am liebsten gar nicht erst anrühren.

»Überwachungsberichte«, erwiderte Hilda, »von einem Privatdetektiv.«

»Wen hat er denn überwacht?«, fragte Caroline.

»Douglas natürlich, wen denn sonst? Mit Namen, Orten, Daten und genauen Zeiten. Ich fand, du solltest das ruhig alles erfahren und dir auch im Klaren darüber sein, wer von deinen Freundinnen alles andere als Freundschaft für dich empfindet. Genaue Informationen sind viel wert, damit man weiß, woran man ist. Bei solchen Geschichten kann man sich als Frau nicht allzu viele Überraschungen leisten, besonders heutzutage nicht.«

»Du hast Douglas also hinterherspioniert?«, brachte Caroline stammelnd heraus.

»Spionieren ist zu viel gesagt«, erwiderte Hilda sanft, »ich würde es lieber als überprüfen bezeichnen und das war auch notwendig. Dein Vater hätte so etwas bestimmt nie in Erwägung gezogen, obwohl es meiner Ansicht nach die Pflicht eines Vaters ist ... seine Tochter zu schützen. Na, nimm schon«, drängte sie. »Auch wenn du es dir nicht im Einzelnen ansehen willst, solltest du die Unterlagen auf jeden Fall in Verwahrung nehmen, bevor es zu spät ist.«

Caroline griff nach dem Umschlag. Normalerweise hätte das Papier sich kühl anfühlen müssen, aber es schien ihre Haut zu versengen, so dass sie es kaum festhalten konnte und der Umschlag zu Boden fiel.

»Ich will ihn nicht«, sagte sie, »ich will das nicht sehen. Douglas weiß schon Bescheid, dass ich mich scheiden lasse. Das reicht, den Rest muss ich nicht auch noch wissen.«

»Das kannst du halten, wie du willst, aber wenn du den Umschlag nicht nimmst und gut wegsteckst, dann wird bald alle Welt davon erfahren.«

»Was soll das heißen?«

»Ach, Caroline, sei doch nicht so unglaublich begriffsstutzig«, hielt Hilda ihr vor. »Was glaubst du wohl, weshalb ich vorhin nicht mit dem Detective sprechen wollte.«

»Du hast gesagt, du müsstest dich ums Geschäft kümmern.«

»Anscheinend ist der Detective auch blöd genug und fällt darauf rein. Er wird noch früh genug dahinter kommen, aber von meiner eigenen Tochter hätte ich doch etwas mehr Vernunft erwartet. Deinetwegen war's, um dich musste ich mich kümmern«, erklärte Hilda. »Ich musste dich lange genug von diesem Detective loseisen, damit ich dir diesen Umschlag zur sicheren Verwahrung geben konnte, bevor hier die Hölle lost ist.«

»Hier ist doch schon die Hölle los«, stellte Caroline klar, »Claudia de Vries ist tot und Douglas hat eine Affäre. Schlimmer kann's nicht mehr kommen.«

»Jeden Moment wird dieser Detective Toscana hier auftauchen, um mich zu verhaften.«

»Dich?«, rief Caroline erstaunt.

»Natürlich«, entgegnete Hilda ruhig, »an wen sollte er sich sonst halten? Selbst dir müsste doch klar sein, dass ich die Hauptverdächtige bin. Sobald wie möglich werden sie mit einem Durchsuchungsbefehl kommen und hier alles auf den Kopf stellen und dann wird der Inhalt dieses Umschlags allen zugänglich. Ich würde dir also dringend raten, irgendwas zu unternehmen, während ich mich stelle. Versteck den Umschlag gut, damit Toscana und seine Handlanger ihn nicht finden.«

Dass man ihre eigene Mutter unter Mordverdacht verhaften könnte, wollte Caroline nicht in den Kopf. »Du willst dich stellen? Aber weshalb?«, fragte sie. »Und wie sieht es mit einem Anwalt aus? Solltest du nicht auch einen haben, so wie jeder andere auch?«

»Nicht nötig«, meinte Hilda, »das ist doch nur eine Verzögerungstaktik. Ich habe Claudia de Vries nicht umgebracht, obwohl, wenn ich ehrlich sein soll, hätte ich es immer schon verdammt gern getan. Wenn ich mich stelle, gibt dir das genug Zeit, den Umschlag loszuwerden. Sobald sie erst den wahren Mörder haben, lassen sie mich sowieso wieder laufen. Dann ist alles in Ordnung und du hast wenigstens das Nötige, um eine vernünftige Abfindung rauszuschlagen. So mir nichts dir nichts lassen sich die Richter nämlich auf nichts ein«, fügte sie hinzu, »du musst ihnen schon stichhaltige Beweise liefern, dass dein Ehemann einen Fehltritt begangen hat, und erst recht, wenn es sich dabei um ein Kongressmitglied handelt. Aber mach dir keine Sorgen, du hast ja die Beweismittel. Pass nur gut darauf auf, denn ich mache mich jetzt frisch und schminke mich ein bisschen. Bei der Verhaftung werde ich bestimmt fotografiert – und wenn die neue Besitzerin des Phoenix Spa ins Gefängnis abgeführt wird, sollte sie nach Möglichkeit nicht wie ein begossener Pudel aussehen.«

Damit ging Hilda an ihren Schrank und betrachtete nachdenklich ihre Garderobe. »Was meinst du, das dunkelblaue Kostüm oder lieber das hellbraune?«

»Nimm das dunkelblaue«, erwiderte Caroline bereitwillig.

»Gut«, willigte Hilda ein, »das halte ich auch für besser. Darin kommt mein Haar viel besser zur Geltung.«

Mit dem blauen Kostüm über dem Arm verschwand Hilda im Bad. Caroline bückte sich und hob den Umschlag auf, der immer noch an derselben Stelle auf dem Boden lag, wo sie ihn fallen gelassen hatte. Adressiert war er an Mrs Hamlin Finch und der Poststempel war bereits mehrere Wochen alt. Dem Gewicht nach zu urteilen musste er einige Blätter enthalten. Falls auf jedem Blatt ein gesonderter Bericht stand, musste die Überwachung schon einige Zeit angedauert haben – ebenso wie Douglas' Untreue und Betrug.

Caroline stand immer noch da und sah entgeistert auf den Umschlag, als die Badezimmertür sich wieder öffnete. »Du bist ja immer noch hier«, tadelte Hilda. »Du musst was unternehmen, und zwar schleunigst, bevor es zu spät ist.«

Wortlos nickend stieg Caroline wieder hinauf zu ihrer Empore, denn glücklicherweise hatte ihre Mutter nicht nur das Cello, sondern auch den Cellokasten zurückgekauft. In seinem Deckel befand sich ein Geheimfach, von dem nur Caroline, ihre Mutter und der Hersteller des Kastens etwas wussten. Caroline drückte links neben dem obersten Verschluss auf eine bestimmte Stelle und sofort sprang das Satinfutter vom Leder zurück und gab einen auseinanderfaltbaren Beutel in Briefgröße frei. Sie steckte den Umschlag hinein und schloss das Futter.

Als der verfluchte Umschlag endlich außer Sichtweite war, schlug das Gewicht der vergangenen Ereignisse wie eine Woge über Caroline zusammen und sie sank in die Knie. Es war einfach zu viel: der Schmerz über den Betrug ihres Ehemanns, der Schock durch Claudias Tod, die Aussicht auf die Verhaftung ihrer Mutter ... das alles war mehr, als Caroline ertragen konnte. Sie beugte sich über ihr Bett, vergrub den Kopf in dem seidigen Bezug ihres weichen Federbetts und weinte so hemmungslos, dass es ihren ganzen Körper schüttelte. Lange verharrte sie reglos in dieser Haltung.

»Caroline!«, rief ihre Mutter von unten. »Bist du noch da?«

Caroline unterdrückte einen abgerissenen Schluchzer und antwortete: »Ich bin hier oben.«

»Ich gehe jetzt«, sagte Hilda, »nur damit du Bescheid weißt.«

»In Ordnung«, brachte Caroline mühsam heraus. »Soll ich mitkommen?«

»Nein, ich bin sicher, du kannst nicht noch mehr Aufregung vertragen. Bleib hier und mach dir keine unnötigen Sorgen. Du wirst schon sehen, es wird alles gut.«

Nichts wird wieder gut, hätte Caroline am liebsten laut

herausgeschrien. Mit meiner Ehe ist es aus und vorbei, mein Leben ist verpfuscht, meine Mutter steht unter Mordverdacht. Aber sie sagte kein Wort, sondern streckte nur die Hand aus und berührte den langen, ebenmäßigen Hals des Cellos, ließ die Finger über die glatte Oberfläche gleiten und gestattete ihnen, dort etwas Trost zu finden. Als die Tür hinter Hilda Finch ins Schloss fiel, nahm Caroline den Bogen aus der Halterung, wuchtete das Cello hoch und trug es zu dem Stuhl am Frisiertisch.

Ohne auf das kummervolle Gesicht zu achten, das ihr aus dem Spiegel entgegenstarrte, nahm sie das Instrument zwischen die Beine, die nur mit einer Jogginghose bekleidet waren, und ließ den Bogen langsam über die Saiten gleiten. Aber das Cello war dermaßen verstimmt, dass sie bei den Dissonanzen zusammenzuckte. Das Stimmen des Instrumentes dauerte eine ganze Weile, aber kaum war sie damit fertig, ließ sie auch schon die berückende Melodie von Camille Saint-Saëns' Cello Concerto Nummer eins erklingen. Sobald die vertrauten Töne sie umwogten, verschaffte die Musik ihr wie immer Erleichterung. Nur dank des Cellos hatte sie den jahrelangen Streit zwischen ihren Eltern ertragen können. Durch die Musik hatte sie ihre Einsamkeit als Einzelkind in einer offenkundig lieblosen Ehe überstanden. Damals hatte sie geglaubt, wenn sie sich erst verliebt und den Richtigen gefunden hätte, wäre es nicht mehr nötig, in der Musik Frieden zu suchen.

Doch das war ein Irrtum, ein fataler Irrtum, erkannte sie mit Bitterkeit.

Und während sie darauf wartete, dass jemand käme und ihr die Verhaftung ihrer Mutter mitteilte, spielte sie mit Hingabe und Leidenschaft und schob bewusst jeden Gedanken an Kaiser Nero, seine Geige und das alles verzehrende Feuer in Rom beiseite.

Obwohl Caroline Blessing sich seit Monaten nicht mehr mit ihrer Musik beschäftigt hatte und ganz aus der Übung war, spielte sie besser als je zuvor. Sie spielte fehlerlos, weil sie sich ganz in die Musik versenkte. Und sie spielte für ihre Mutter, weil Hilda Finch irgendwie gewusst hatte, dass ihre Tochter das Cello wieder brauchen würde. Sie hatte keine Mühe gescheut, es ihr wieder zurückzubeschaffen.

»Danke, Mom«, murmelte Caroline, als die letzten Töne des Concertos verklangen. Und dann ließ sie ihren Tränen wieder freien Lauf.

Als Nächste betrat Phyllis Talmadge den Vernehmungsraum, dicht gefolgt von ihrer Anwältin, Marsha Rollins. Mit lautem, Unheil verkündendem Geklapper ihrer hohen Absätze auf dem Marmorboden, einem Laptop in der Hand und sichtlich eingeschnappt marschierte Ms Rollins herein.

»Ich protestiere aufs Entschiedenste, dass Sie meine Mandantin bereits unter Vorspiegelung falscher Tatsachen verhört haben«, verkündete Marsha Rollins. »Ich mache Sie ausdrücklich darauf aufmerksam, dass nichts von dem, was meine Mandantin während dieser Unterredung gesagt hat, verwendet werden darf.«

»Einen Moment, Ms Rollins«, unterbrach Vince sie ruhig. »Zuerst mal, Ihre Mandantin kam zu mir. Ich hatte nicht nach ihr geschickt, sondern sie kam einfach herein und hat aus freien Stücken mit mir gesprochen.«

»Sie hielt Sie für einen Fernsehproduzenten«, entgegnete Rollins, während Phyllis Talmadge wütend nickte. »Sie dachte, Sie wären hier, um sie zu interviewen ...«

Vince lächelte und sagte: »Ich habe sie ja auch interviewt.«

»... für einen Auftritt in der *Today Show*«, beendete Rollins ihren Satz. »Sie glaubte, ihre Agentin hätte das Ganze in die Wege geleitet.«

Vince blickte an der Anwältin vorbei. »Weshalb sind Sie hier, Ms Talmadge?«

Sie zwinkerte. »Weil Sie sagten, ich müsse kommen, so wie jeder andere auch.«

»Nein, ich meine nicht, warum Sie jetzt hier bei mir sind. Weshalb sind Sie im Phoenix Spa?«

Phyllis zuckte mit den Schultern. »Wohl aus demselben Grund wie alle übrigen. In ein paar Wochen erscheine ich in Großaufnahme auf dem Titelblatt und dafür will ich so gut wie möglich aussehen. Deshalb dachte ich, ich könnte hier ein paar Pfunde loswerden. Ich wollte gern zu meinem innersten Sein vorstoßen, so was in der Richtung, na Sie wissen schon. In meinem Metier ist es durchaus wichtig, seine Mitte zu finden, sonst kann ich mich nicht auf das Universum einstimmen und erfahre nicht, was ich wissen muss.«

»Was erzählt Ihnen das Universum denn über Claudia de Vries?«

»Also wirklich, Detective Toscana, Sie erwarten doch wohl nicht im Ernst eine Antwort meiner Mandantin auf ...«

Aber Vince hatte bei Phyllis Talmadge genau ins Schwarze getroffen und ihre Fähigkeit angesprochen, tief in die verborgenen Seiten des Lebens anderer Leute Einblick zu nehmen. »Seien Sie still, Marsha«, forderte Phyllis ihre Anwältin auf. »Ich möchte darauf eine Antwort geben, weil es wichtig ist. Claudia de Vries war ein boshafter Mensch und hat ihr Leben lang andere ausgebeutet. Dass sie zum Schluss bekam, was sie verdiente, ist eigentlich kaum verwunderlich. Nein, wirklich, ich verstehe gar nicht, weshalb derjenige sich damit so lange Zeit gelassen hat.«

»Hat sie auch Sie ausgebeutet?«, fragte Vince.

»Bitte Phyllis«, warf die Anwältin ein. »Sie brauchen darauf nichts zu erwidern.«

»Sie hat es versucht«, gab Phyllis Talmadge zu, und ihre Augen verengten sich gefährlich. »Ich ließ es aber nicht zu. Ich riet ihr, sie solle es bleiben lassen, und sie hat auf mich gehört.«

»Was meinen Sie mit ausbeuten?«

»Erpressung«, erklärte Phyllis offen.

»Sie hat Sie erpresst? Wie und womit?«

Phyllis zuckte mit den Schultern. »Sie wusste, dass ich vor Jahren ein kleines Problem mit Alkohol hatte. Als dann mein erstes Buch erschien, ging sie zu meinem Verleger und wollte ihn davon überzeugen, dass ich eine Schwindlerin wäre und dass ich mir, als ich mit drei kleinen Kindern zu Hause festsaß, durch Fernkurse meine übersinnlichen Fähigkeiten erworben hätte. Das war natürlich eine Lüge, ich hatte nämlich nur zwei Kinder.«

»Und hat es geklappt?«, fragte Vince. »Das mit dem Fernkurs, meine ich.«

»Na sicher«, erwiderte Phyllis Talmadge. »Es stellte sich heraus, dass ich bereits wusste, wie es geht – und dass ich nur vorher nicht gewusst hatte, dass ich es weiß. Das ist wie bei Radiowellen, verstehen Sie? Solange die Station auf Sendung ist, sind auch die Wellen da, und Sie hören nur deshalb nichts, weil Sie Ihren Empfänger nicht eingeschaltet haben.«

»Verstehe«, erwiderte Vince. »Helfen Sie auch schon mal bei Kriminalfällen mit?«

»Detective Toscana, Ihre Vorgehensweise ist völlig unangebracht …«, begann Marsha Rollins.

»Ja oder nein?«, insistierte Vince.

»Manchmal schon«, behauptete Phyllis Talmadge. »Wenn auch nicht sehr häufig, aber doch ab und an.«

»Wären Sie bereit, uns bei diesem Fall zu helfen?«

»Sie meinen professionell? Nicht als Verdächtige?«

»Ganz genau«, bestätigte Vince. »Sozusagen von Profi zu Profi.«

»Ich muss kurz darüber nachdenken«, sagte Phyllis Talmadge. »Dazu müsste ich aber allein nach draußen gehen, vielleicht runter zum See.«

»Dann tun Sie es doch einfach«, schlug Vince vor und nickte verständnisvoll. »Gehen Sie und denken Sie über diesen Fall nach. Stimmen Sie sich auf die nötigen Radiowellen ein, damit Sie mir sagen können, was hier vorgeht. Dann kommen Sie zurück und erzählen mir, was Sie in Erfahrung gebracht haben.«

»Sie meinen in weniger als acht Wochen«, vermutete Phyllis. »Acht Wochen sind normalerweise mein Limit. Wenn es länger dauert, sind die Ergebnisse vielleicht nicht verlässlich.«

»Nehmen Sie sich so viel Zeit, wie Sie brauchen, aber ich wäre Ihnen schon dankbar, wenn es etwas eher ginge als in acht Wochen. Das ist doch länger, als ich gedacht hatte.«

Phyllis nickte und Vince wusste, er hatte ihren wunden Punkt getroffen, weil er an ihr berufliches Ego appelliert hatte. Falls sie irgendetwas wusste, würde diese Frau – selbst wenn es belastend für sie wäre – ohne Rücksicht auf sich selbst und auch ohne Rücksicht auf ihre starrköpfige Anwältin alles ausplaudern.

Gerade, als er Phyllis um ihre Einwilligung bitten wollte, seinen Plan auszuführen, klopfte es an die Tür. Verdammt!

»Was ist los, Mikey?«, fragte Vince schroff, als die Tür sich einen Spalt breit öffnete. »Wissen Sie denn nicht, dass ich hier beschäftigt bin? Ich dachte, ich hätte ausdrücklich gesagt, dass ich nicht gestört werden will.«

»Ja, Sir. Ich weiß, Sir, aber ich dachte, es wäre wichtig.«

Vince seufzte. »Na gut. Was gibt's denn?«

»Hier ist jemand, der Sie unbedingt sprechen will.«

»Das ist ja mal was anderes«, stellte Vince Toscana fest. »Zur Abwechslung will wirklich mal jemand mit mir sprechen? Sind Sie sicher, dass es nicht nur wieder einer dieser verdammten Anwälte ist?«

»Es ist diese Frau, diese Finch. Sie sagt, sie will sich stellen.«

Vince wandte sich wieder Phyllis Talmadge zu. »Tut mir Leid wegen der Unterbrechung«, entschuldigte er sich. »Da drüben ist noch eine Tür. Falls es Ihnen nichts ausmacht, können Sie den hinteren Weg benutzen. Und nachdem Sie lange genug unten am See waren, könnten Sie mir ja erzählen, was Sie erfahren haben.«

Sie schüttelte den Kopf. »Das wird nicht nötig sein.«

»Was wird nicht nötig sein?«

»Dass ich zum See runtergehe. Ich bin nämlich schon eingestimmt. Ihr Assistent hat völlig Recht. Diese Finch – ich glaube, Hilda ist ihr Vorname – ist diejenige, die Sie suchen.«

»Wollen Sie damit sagen, dass sie Claudia de Vries getötet hat?«, fragte Vince.

Phyllis zog die Stirn kraus. »Das ist noch etwas verschwommen. Die Botschaft kommt noch nicht richtig durch, aber die gesuchte Person ist auf jeden Fall Hilda Finch, da bin ich ganz sicher.«

Hinter Mikes Rücken war die Tür leicht geöffnet.

Plötzlich pochte jemand so heftig daran, dass sie ihm ins Kreuz gestoßen wurde und der Türgriff sich in seine Hüfte bohrte.

»Was ist nun?«, rief Hilda Finch laut, »will er mich jetzt sprechen oder nicht? Falls er nicht gestört werden will, kann ich auch jederzeit vors Eingangstor zu den laufenden Fernsehkameras gehen und den Reportern erzählen, dass ich mich stellen wollte, Detective Toscana aber zu beschäftigt ist, um mich festzunehmen.«

Toscana wandte sich noch ein letztes Mal an Phyllis Talmadge und ihre aufgebrachte Anwältin und führte sie zur Hintertür. »Wenn die Damen mich jetzt bitte entschuldigen würden. Das klingt doch ziemlich wichtig. Ich sollte mich wohl besser darum kümmern.«

Der Detective brachte sie hinaus und schloss die Tür. Als er sich umdrehte, bekam er gerade noch mit, wie Hilda Finch von dem humpelnden Mike ins Zimmer geführt wurde. Am Tatort hatte Hilda zwar auch nicht schlecht ausgesehen, aber jetzt war sie eine richtig beachtliche Erscheinung. Da Hilda eine Tochter Mitte Zwanzig hatte, musste sie selbst wohl über fünfzig sein, sah aber wesentlich jünger aus. Sie wirkte wie eine Vorstandsvorsitzende, die vor dem versammelten Topmanagement eine Rede halten will.

»Was kann ich für Sie tun, Mrs Finch?«, fragte Vince höflich.

»Sie können mich wegen Mordes an Claudia de Vries festnehmen. Dieses Miststück war eine Erpresserin und ich bin froh, dass sie tot ist.«

»Froh zu sein, ist nicht dasselbe, wie schuldig zu sein.«

»Da haben Sie wohl Recht, aber Sie müssen mich trotzdem verhaften.«

»Soll das heißen, dass Sie die Tat gestehen?«

»Nicht direkt, aber ich stehe doch bestimmt unter Verdacht.«

»Jeder hier steht unter Verdacht«, erwiderte Vince. »Das Problem ist nur, dass ich zurzeit noch nicht genug Beweise habe, um irgendjemanden zu verhaften, auch Sie nicht. Hat man Ihnen Ihre Rechte verlesen?«

»Ich bin doch kein Waschlappen, Detective Toscana. Ich brauche niemanden, der mir meine Rechte verliest, und ich brauche zurzeit auch keinen Anwalt. Ich bin durchaus in der Lage, allein mit Ihnen zu reden.«

»Warum haben Sie es getan?«, fragte Vince.

»Was?«

»Sie getötet.«

»Claudia war einfach widerwärtig«, antwortete Hilda.

»Sie haben Sie also getötet, weil sie widerwärtig war?«

»Wussten Sie eigentlich, dass sie ihr Gesicht hat liften lassen?«, fuhr Hilda unbeirrt fort. »Schwafelt hier von verjüngenden Eigenschaften der natürlichen Kräuter und dem ganzen Drum und Dran und hinter dem Rücken ihrer Kunden geht sie hin und begibt sich unters Messer eines plastischen Chirurgen, um ihre Haut zu straffen. Na, wenn das keine Vortäuschung falscher Tatsachen ist, dann weiß ich auch nicht. Es würde mich nicht wundern, wenn jemand Phoenix Spa wegen unzulässiger Werbepraktiken verklagen würde.«

»Seit wie vielen Jahren kannten Sie Mrs de Vries schon?«, fragte Vince.

»Lange genug«, entgegnete Hilda Finch, »seit dem College.«

»Und wie lange ist das her?«

»Ich weigere mich, diese Frage zu beantworten«, protestierte Hilda. »Eine Frau auf diese Weise nach ihrem Alter auszufragen ist einfach keine Art. Hat Ihre Mutter Ihnen denn gar kein Benehmen beigebracht? Na, ist ja auch egal, ich gebe zu, dass ich die Fünfzig schon überschritten habe.«

»Sie waren also seit dem College miteinander befreundet?«

»Wir kannten uns seit dem College, habe ich gesagt, was aber nicht heißt, dass wir befreundet waren.«

»Aber Sie standen miteinander in Geschäftsbeziehungen.«

»Ich stand mit ihr in Geschäftsbeziehungen«, gab Hilda zu, »Claudia hatte jedoch nicht die geringste Ahnung davon. Sie dachte immer, ihr stiller Teilhaber wäre ein Anwalt aus Atlanta. Wenn Sie wollen, kann ich Ihnen seinen Namen und seine Telefonnummer geben.« Gleichzeitig zog sie eine Visitenkarte aus ihrer Handtasche und reichte sie Detective Toscana, der sie entgegennahm, ohne allerdings einen Blick darauf zu werfen.

»Und jetzt gehört das Unternehmen Ihnen?«, fragte Vince.

»So in etwa«, entgegnete Hilda.

»Meinen Sie nicht, Dr. de Vries könnte da auch noch ein Wörtchen mitzureden haben?«

»Raoul hat nicht das Geringste damit zu tun«, wehrte Hilda ab. »Sprechen Sie nur mit meinem Anwalt, der wird Ihnen bestätigen, dass es ein unanfechtbares Abkommen gibt, dem zufolge das Eigentumsrecht nach Claudias Ableben auf mich übergeht. In seiner Eigenschaft als Arzt ist Raoul hier nie mehr als ein Angestellter gewesen. Er war nie Miteigentümer des Beauty Spa. Ich nehme an, dass Claudia ihn nicht für vertrauenswürdig genug hielt.«

»Ist Ihnen bekannt, dass er ein überführter Verbrecher ist?«

Hilda sah ihn erstaunt an. »Nein«, sagte sie, »aber es überrascht mich nicht allzu sehr. Für seine Weiterbeschäftigung könnte es allerdings problematisch sein, denn ich kann mir hier keinen Arzt leisten, der keinen tadellosen Leumund hat. Auch wenn es ihm bisher gelungen ist, das geheim zu halten, kommt es durch die gegenwärtigen Umstände ja doch ans Licht. Und dann wird es schwierig, noch die Klientel anzulocken und bei der Stange zu halten, die wir dringend benötigen, um unsere Rechnungen zu begleichen. Die Unterhaltskosten dieses Beauty Spa sind nicht gerade gering, wie Sie sich sicher denken können.«

»Ist ja ulkig, dass Sie das erwähnen«, sagte Vince beiläufig und klopfte auf den Aktenstapel, den er vor sich auf dem Tisch liegen hatte. »Ich habe mir mal die Akten von allen hier rausgesucht, einschließlich der Ihrigen. Ich habe nämlich vor, sie mit zur Mordkommission zu nehmen und sie mir alle einzeln anzusehen. Bestimmt ganz interessant zu lesen, könnte ich mir vorstellen.«

Zum ersten Mal schien Hilda Finch zu zögern, während ihr Blick zwischen Vinces Miene und dem Aktenstapel hin- und herglitt.

»Würden Sie nicht gern sehen, was in Ihrer Akte steht?«, erkundigte sich Vince.

»Keinerlei Interesse. Es geht sicher nur um die Anwendungen und die Erfolge, die die Gäste während ihres Aufenthalts hier erzielen, nehme ich an.«

»Das sollte man meinen«, stimmte Vince zu. »Als Partnerin, ja selbst als stille Teilhaberin sollten Sie eigentlich mitbekommen haben, welche Beträge im Laufe der Zeit rausgeflossen sind.«

»Ich erhalte jedes Quartal einen Bericht, falls Sie das meinen«, erwiderte Hilda. »Besser gesagt, mein Anwalt erhält ihn und leitet ihn an mich weiter.«

Vince blätterte mit dem Daumen den Stapel durch und nahm sich Ondines Akte vor. »Wissen Sie vielleicht, wofür Claudia de Vries Ondine bei ihrem letzten Aufenthalt über eine Million Scheinchen gezahlt hat?«

»Wie bitte?«

»Vielleicht war das ja auch nur so eine Art Halloween-Bonbon, da Ondine am einunddreißigsten Oktober ankam. An diesem Tag bekam sie einhundertfünfundzwanzigtausend Dollar und an jedem weiteren Tag ihres zehntägigen Aufenthalts weitere einhunderttausend. Wissen Sie irgendetwas davon, Madame Stille Teilhaberin?«

»So ein gemeines Miststück! Sie wollen damit sagen, dass Claudia heimlich so viel abgesahnt und es jemand anderem zugeschustert hat? Hätte ich das gewusst, dann hätte ich sie tatsächlich umgebracht, und zwar mit bloßen Händen.«

»Aber Sie haben es nicht getan.«

»Nein«, bestätigte Hilda, »wohl eher nicht.«

»Was soll dann dieses Affentheater? Wozu der ganze Aufstand mit dem 'Ich will, dass er mich verhaftet'?«

»Das wollte ich wirklich«, beharrte Hilda, »und ich will es immer noch, dann wäre ich wenigstens sicher.«

»Sicher wovor? Was meinen Sie?«

»Ich fürchte, dass ich jetzt als neue Besitzerin auch zur Zielscheibe eines Verbrechens werden könnte. Ich dachte, für Sie wäre es am leichtesten, mich zu schützen, wenn Sie mich ins Gefängnis stecken.«

»Tut mir Leid, aber das geht nicht«, teilte Vince ihr mit.

»Na ja«, seufzte Hilda, »dann kann ich ja wieder zurückgehen und meinen Freizeitanzug anziehen, wenn doch keiner Fotos von mir schießt.«

In diesem Augenblick ertönte ein Schrei. Vince Toscana sprang hoch, rannte zur Hintertür und riss sie auf. Vor ihm erschien schwankend Marsha Rollins. »Schnell, kommen Sie«, schrie sie, »ich kann nicht schwimmen. Jemand muss ihr helfen.«

»Was ist passiert?«, fragte Vince. »Was ist denn los?«

»Es ist Phyllis«, keuchte Marsha völlig außer Atem. »Ich kam gerade von der Toilette zurück und fand sie im See. Sie treibt auf dem Wasser, mit dem Gesicht nach unten. Ich glaube, sie ist tot!«

7

Der Detective hatte den Vernehmungsraum in eine behelfsmäßige Polizeiwache umgewandelt. An der Rückwand hingen mehrere Pläne des Beauty Spa zusammen mit einem halben Dutzend Fotos der Leiche. Dazwischen verstreut waren überall Zettel angeheftet, auf denen bestimmte Informationen rot markiert waren, die Caroline auf diese Entfernung jedoch nicht entziffern konnte. Detective Toscana arbeitete an dem runden schwarzen Tisch, der unter Bergen von Notizen und offiziellen Dokumenten – jedenfalls sahen sie so aus – fast vollständig verschwand. Mit tränenden Augen sah er Caroline an und deutete lächelnd auf einen leeren Stuhl, aber sie zog es vor, stehen zu bleiben.

»Sie haben es tatsächlich geschafft, sie wiederzubeleben«, stellte Caroline tief beeindruckt fest. Vince Toscana hatte sich als Mann der Tat erwiesen; Passivität, der Hauptaspekt ihrer eigenen Persönlichkeit, gehörte offenbar nicht zu seinem Wortschatz.

Toscana zuckte nur mit den Schultern. Wiederbelebt nicht gerade, aber er hatte die alte Lady wieder zum

Atmen gebracht. Allerdings war die Hellseherin immer noch ohne Bewusstsein.

Caroline fragte besorgt: »Glauben Sie, sie kommt durch?«

Toscana war nicht gerade sehr mitteilsam. »Ich bin kein Arzt, das kann ich nicht sagen. Was führt Sie her, Mrs Blessing?«

Caroline bekam kaum ein Wort heraus, denn die grässlichen Fotos der armen Claudia beanspruchten ihre gesamte Aufmerksamkeit. Mit dem schlammverkrusteten Gesicht wirkte sie wie die groteske Parodie einer Tingeltangel-Sängerin.

Toscana schnaufte. »Ihre Mutter ist nicht hier, falls Sie deshalb gekommen sind.«

»Haben Sie sie verhaftet?«

Der Detective versuchte, sein Pokerface aufzusetzen, aber es gelang ihm nicht. Vermutlich hatte er der jungen Frau einen ziemlich bösen Blick zugeworfen, denn sie schreckte vor ihm zurück und machte unwillkürlich ein paar Schritte rückwärts, bis sie gegen die Wand prallte. »Nein, ich habe sie nicht verhaftet. Ich habe sie nur in Gewahrsam genommen und runter aufs Polizeirevier gebracht, um sie dort offiziell vernehmen zu lassen. Genau das hätte ich von Anfang an tun sollen, und zwar mit Ihnen allen.«

»Und warum haben Sie es nicht getan?«

»Weil das Beauty Spa sozusagen der Goldesel dieser Stadt ist, während die sonstigen Steuereinnahmen eher bescheiden ausfallen, falls Sie das noch nicht bemerkt haben. Aber so kann man nicht arbeiten. Man kann nicht immer nur auf Zehenspitzen herumschleichen und dieser Bande von ...« Er hielt sich zurück und biss sich auf die Lippen. Zu viel Gift in Gegenwart einer verdächtigen

Person zu verspritzen war unklug. »Was kann ich also für Sie tun?«

»Hat meine Mutter einen Anwalt?«, fragte Caroline.

»Mehrere sogar.«

»Ihre Anwälte oder ihre eigenen?«

»Ich glaube, sowohl als auch.«

Caroline trommelte nervös mit der Fußspitze auf den Boden. »Kann ich Sie kurz sprechen, Detective Toscana?«

Wieder deutete er auf den leeren Stuhl und dieses Mal setzte Caroline sich ihm gegenüber an den Tisch. Sie betrachtete ihn genau: Er hatte einen ernsthaften Blick und ein abgearbeitetes Gesicht. Als er sich eine Zigarette anzündete, fielen ihr seine kurzen Finger auf. Toscana bemerkte ihren prüfenden Blick.

»Was ist?«

»Rauchen ist hier verboten«, sagte Caroline leise.

Er nahm einen tiefen Zug, blies den Qualm aber nicht in ihre Richtung. »Falls es Sie stört, mache ich die Zigarette aus. Aber wenn es nur um die Hausordnung geht, machen Sie sich mal keine Sorgen.«

»Mich stört es nicht.«

Das überraschte Vince. »Tatsächlich?«

»Nein.« Caroline schlug die Augen nieder. »Mein Vater ... er rauchte Zigarren, bis meine Mutter auch diese Schlacht schließlich gewann. Aber immer wenn sie nicht da war, schmuggelte er heimlich welche ein, und bevor sie wieder zurückkam, verbrachten wir jedes Mal Stunden damit, den Geruch aus den Räumen zu verscheuchen.« Sie kicherte und gleichzeitig füllten sich ihre Augen mit Tränen. »Das hat aber nie was gebracht, Mom hat es sowieso immer gemerkt.«

»Das glaube ich Ihnen gern.« Vince sah sie fragend an. »Sie sprechen von Ihrem Vater, als wäre er ...«

»Ja, das stimmt.«

»Das tut mir Leid.«

»Mir auch.«

Eine Stimme mit leichtem Akzent unterbrach ihr Gespräch. »Wo soll ich das hinstellen, Sir?«

Caroline sah sich um und entdeckte einen gut aussehenden Mann Mitte Dreißig mit einer Kaffeemaschine unterm Arm, einer Dose Kaffee, einem Glas Kaffeeweißer, einem Zuckertopf und ein paar Thermosbechern. Er hatte dunkles Haar und blaue Augen und trug einen Ehering. Unwillkürlich spielte Caroline an ihrem eigenen Ring, den sie nur noch als Farce empfand.

»Irgendwohin, wo eine Steckdose ist, Mikey«, antwortete Toscana. Er ließ seinen Blick zwischen Caroline und seinem Mitarbeiter hin- und herwandern und fügte hinzu: »Officer LeMat, das ist Caroline Blessing, die Gattin von Douglas Blessing.«

»Dem Kongressabgeordneten?«

»Dem Kongressabgeordneten«, bestätigte Toscana. »Wir müssen also besonders nett zu ihr sein.«

»Sie sind ganz schön herablassend«, bemerkte Caroline.

»Das kann gar nicht sein«, erwiderte Toscana. »Leute wie Sie halten doch das Monopol darauf. Ginge es nicht um die Frau da drüben«, – er deutete mit dem Kopf auf Claudias Fotos – »würde ich annehmen, Sie alle wollen sich nur über mich lustig machen, so nach dem Motto: Los, wir führen diese Knalltüten aus dem Süden mal so richtig an der Nase herum.«

»Sie sind doch gar nicht von hier.«

»Stimmt.« Er warf ihr ein bitteres Lächeln zu. »Ich komme aus Philadelphia, Mrs Blessing, aber ich kann Ihnen und Ihren betuchten Freunden versichern, dass man hier in Virginia Mord verdammt ernst nimmt.«

»Niemand hier findet das lustig«, behauptete Caroline.

»Auf den Arm nehmen kann ich mich auch selbst«, sagte Vince. »Mikey, würde es Ihnen was ausmachen, mir einen Kaffee zu kochen?« Er zögerte. »Möchten Sie auch eine Tasse, Mrs Blessing, oder verstößt Koffein auch gegen die Hausordnung?«

»Wahrscheinlich.«

»Wollen Sie also eine Tasse? Ja oder nein?«

»Ja.«

»Dann machen Sie eine ganze Kanne voll, Mikey.«

LeMat setzte den Kaffee auf und verließ den Raum. Alles war still; außer dem Gurgeln der Kaffeemaschine war kein Laut zu hören. Caroline befeuchtete sich die Lippen. »Haben Sie eine Idee, wer Ms Talmadge in den See gestoßen haben könnte?«

»Wer sagt denn, dass sie gestoßen wurde?«, antwortete Toscana mit einer Gegenfrage.

»Ich hatte angenommen ...« Caroline sah ihn ungläubig an. »Wollen Sie etwa behaupten, sie sei gestolpert und von selbst reingefallen?«

»Wäre doch schließlich auch eine Möglichkeit.«

»Aber niemand hat sie schreien hören.«

»Und wenn jemand sie gestoßen hätte, glauben Sie, dann hätte sie nicht geschrien?«

Caroline blieb stumm.

»Wissen Sie irgendetwas über die Frau?«, fragte Toscana.

»Nicht das Geringste.«

»Nichts über ihre Gewohnheiten?«

»Zum Beispiel?«

»Hat sie getrunken?«

Caroline musste schlucken. »Sie glauben, sie war betrunken?«

»Schon möglich. In beschwipstem Zustand und mit den schweren Schuhen an den Füßen hätte sie leicht das Gleichgewicht verlieren können. Und falls sie mehr als nur beschwipst war, wäre es durchaus denkbar, dass sie auf Grund ihrer verminderten Reaktionsfähigkeit erst zu spät merkte, dass sie untergegangen war. Vielleicht hat sie sogar versucht zu schreien, aber bekanntlich dämpft Wasser Geräusche ganz gut.«

»Roch sie bei der Wiederbelebung denn nach Alkohol?«

»Nein.«

»Dann kann sie auch nicht so betrunken gewesen sein.«

Toscana lehnte sich zurück. »Nicht unbedingt, denn sie roch dermaßen nach Parfüm und Pfefferminz, als hätte sie sich ganz und gar mit frischer Minze eingerieben. Was würden Sie denn tun, wenn Sie trinken würden und nicht wollten, dass es jemand merkt?«

»Vermutlich würde ich Pfefferminz lutschen«, erwiderte Caroline.

Toscana nickte. »Na bitte.«

»Also war es nur ein Unfall?«

»Das habe ich nicht behauptet. Sobald sie wieder bei Bewusstsein ist, weiß ich mehr – falls sie überhaupt jemals das Bewusstsein wiedererlangt.« Der Detective warf Caroline einen prüfenden Blick zu. »Weshalb sind Sie hier, Mrs Blessing, und noch dazu ohne Anwalt? Plagt Sie auf einmal das schlechte Gewissen?«

»Ich dachte, vielleicht …« Caroline sah zur Decke hinauf. »Na ja, wenn wir einige Dinge zusammentragen …

ein paar Informationen ... vielleicht können wir dann den Fall gemeinsam lösen.«

Toscana lächelte. »Großartige Idee, Annie Oakley! Was darf's denn sein, eine Winchester zweiunddreißig oder lieber eine halbautomatische Beretta?«

Caroline blieb stumm.

Toscana seufzte. »Hören Sie, Mrs Blessing, Sie sind doch so eine hübsche Frau und obendrein noch superschlank. Weshalb in aller Welt sind Sie denn eigentlich hier?«

»Meiner Mutter zuliebe. Nachdem mein Dad gestorben war, hat mein Mann ...« Caroline erstickte fast an dem Wort. »Wir dachten, der Aufenthalt hier könnte meiner Mutter über die schwere Zeit hinweghelfen.«

»Das ist aber nett.« Toscana lächelte. »Wirklich nett von Ihnen.«

»Und jetzt ist ein richtiges Desaster daraus geworden!« Caroline sprang auf und ging auf und ab. »Da meine Mutter die Hauptaktionärin ist, haben wir beide natürlich ein begründetes Interesse, dass die Sache so schnell wie möglich aufgeklärt wird.«

»Hat sie Sie geschickt?«

»Nein, ich bin von mir aus gekommen. Ich bin durchaus in der Lage, selbständig zu denken.«

»Das bezweifle ich nicht.«

Doch Caroline sah ihm an, dass er vom Gegenteil überzeugt war. »Ich möchte, dass das Geschäft hier gut läuft, meiner Mutter wegen. Sowohl ihret- als auch meinetwegen, denn wenn es ihr gut geht, dann lässt sie mich wenigstens in Ruhe.«

»Was verschweigen Sie mir also?«

»Wenn ich Ihnen alles erzähle, was ich weiß, erzählen Sie mir dann auch, was Sie wissen?«

»Wohl kaum. Aber versuchen können Sie es ja, gehen Sie ruhig aufs Ganze ... ah, die Pizza.« Er nahm einen Stapel Papiere und legte sie auf den Boden. »Legen Sie sie nur hier hin, Mikey. Nehmen Sie sich ein Stück.«

»Oh, Pizza!«, rief Caroline.

Toscana bemerkte ihren hungrigen Gesichtsausdruck; die Frau brauchte dringend etwas zu beißen. Er schob ihr die Schachtel hinüber. »Tun Sie sich keinen Zwang an.«

Carolines Blick wanderte zurück zur Wand, zu den Aufnahmen von der Leiche. »Hier kriege ich jetzt keinen Bissen runter.«

»Wie Sie meinen.« Toscana öffnete den Deckel, nahm zwei Stücke heraus und klappte sie zusammen. »Echt lecker! Schmeckt fast wie zu Hause. Fahren Sie nur fort. Sprechen Sie frei von der Leber weg.«

Caroline nahm sich nun doch ein Stück Pizza aus der Schachtel, legte es auf eine Serviette und zog an der Käsekruste.

»Also ...« Toscana schluckte und wischte sich den Mund ab. »Was wissen Sie?«

»Wenn ich ganz offen bin, lassen Sie mich dann in Ruhe?«

»Vielleicht. Aber falls Sie nicht reden, lässt Ihr Gewissen Sie ganz bestimmt nie mehr in Ruhe.«

Caroline tupfte mit dem Finger in die Mischung aus Sauce, Öl und Käse und leckte ihre Fingerspitze ab. »In der Nacht, bevor Claudia de Vries ermordet wurde, hatte sie mit jemandem Streit.«

Toscana nahm einen Stift. »Woher wissen Sie das?«

»Ich habe zugehört, wie sie mitten in der Nacht miteinander stritten.« Auf der Stuhlkante hockend berichtete Caroline langsam, wie sie unfreiwillig – versteckt wie ein in die Enge getriebenes Tier zwischen den Sträuchern hockend – das Gespräch zwischen Claudia und ihrem Kontrahenten belauscht hatte. Vermutlich hatte sie dabei noch Glück gehabt.

Toscana sah sie verblüfft an. »Warum hatten Sie sich denn versteckt?«

Caroline spürte, wie ihr die Röte ins Gesicht stieg. »Das ist mir peinlich.«

»Ein Rendezvous?«

»Ja, mit einer Brotstange!« Sie sah ihm offen ins Gesicht. »Ich hatte die Küche geplündert! Als ich auf dem Rückweg in mein Zimmer war, hörte ich hinter mir jemanden kommen. Deshalb versteckte ich mich und ...« Sie ließ es so im Raum stehen.

Toscana neigte den Kopf. »Leiden Sie unter Essstörungen?«

»Nein, ich bin nur nicht satt geworden beim Abendessen, bei diesen spärlichen Portionen.«

»Und wie viel mussten Sie für Ihren Aufenthalt hier berappen?«

»Möchten Sie, dass ich weitererzähle?«

»Ja bitte.« Vince schob sich den letzten Bissen in den Mund und nahm sich ein neues Stück Pizza.

Caroline zupfte ein Stückchen Peperoni vom Teig und knabberte daran.

»Viel mehr gibt es eigentlich nicht zu erzählen, nur, dass bei dem Streit ziemlich bissige Bemerkungen fielen. Erschreckend, wie wütend und gehässig Claudia war.«

»Aber die andere Person haben Sie nicht erkannt?«

»Nein.«

»Sprach sie mit Akzent?«

»Nicht, dass ich wüsste. Oh, Sie denken an diesen Adonis mit der Schnur um die Hüften, der Claudia aus dem Schlamm gezogen hat. Wie war doch gleich sein Name?«

»Emilio Constanza. Immerhin war er schon da, als Sie mit Ihrer Mutter ins Badehaus kamen. Vermutlich war er der Letzte, der Mrs de Vries lebend gesehen hat. Er wird zurzeit auch gerade vernommen, während wir uns hier unterhalten. Sie alle werden in die Mangel genommen, und zwar gründlich. Falls Sie mir also noch etwas zu sagen haben, sollten Sie lieber so schnell wie möglich damit rausrücken.«

Der Detective machte es Caroline nicht gerade leicht. Seine abweisende Art bestärkte sie jedoch nur in ihrem Entschluss, das Richtige zu tun – was immer das auch sein mochte. Gelassen sagte sie: »Nur zu Ihrer Information: In den Sträuchern lag eine leere Flasche Whiskey. Wie ich weiß, hat Mr Fondulac zugegeben, dass er gestern Abend Jack Daniel's getrunken hat.«

»Woher wissen Sie denn das?«

»Meine Mutter hat es mir erzählt.«

»Fahren Sie fort.«

»Auch Alkohol verstößt gegen Claudias Hausordnung, wie ich weiß, und ich hatte den Eindruck, als ob Mr Fondulac hier eine Entziehungskur machen wollte. Meine Mutter erzählte mir, Claudia habe das Gepäck von Mr Fondulac persönlich durchsucht, damit er ganz bestimmt nichts hereinschmuggeln konnte. Wenn das stimmt, wo hatte er dann die Flasche her?«

»Alkoholiker sind äußerst geschickt im Verstecken.«

»Sie hatten vorhin angedeutet, dass Ms Talmadge womöglich auch Trinkerin sei. Somit könnte es doch genauso gut ihre Flasche gewesen sein.« Ihre Kenntnis darüber, dass Phyllis und Fondulac zusammen mit King David im Entzug waren, behielt sie für sich. Weshalb sie es ihm verschwieg, verstand sie selbst nicht so genau.

»Jack Daniel's ist eine ziemlich bekannte Marke.«

»Eine plausiblere Erklärung wäre, dass sie den Whiskey gemeinsam getrunken haben.«

Toscana machte sich eine Notiz. »Haben Sie mir sonst noch etwas zu sagen?«

Caroline zögerte. »Meine Mutter glaubt, Claudia hätte durch Ondine Gewinne unterschlagen.«

»Und was halten Sie davon?«

»Keine Ahnung! Davon verstehe ich nichts. Ich bin Musikerin, noch dazu Ex-Musikerin.«

»Ex-Musikerin? So was gibt es nicht, das ist ausgeschlossen. Fragen Sie nur mal so einen Altrocker wie King David. Mein Gott, der sieht aus, als wäre er mit dem Gesicht unter einen Laster gekommen. Hat seine besten Jahre auch schon hinter sich, aber manche werden eben nie erwachsen.« Toscana trank seinen Kaffee. »Was halten Sie übrigens von ihm?«

Caroline spürte, wie ihr wieder die Röte ins Gesicht stieg. Toscana musste etwas gemerkt haben, sonst würde er jetzt nicht nach ihm fragen. »Das ist ein ekelhafter Freak.«

»Und was macht ihn in Ihren Augen dazu?«

»Erstens belästigt er mich und zweitens jagt er mir immer einen Schrecken ein.«

»Tatsächlich?« Toscana beugte sich interessiert vor. »Erzählen Sie mal.«

»Er sagte, er sei hier, um nach etwas zu suchen, das ganz sicher in Claudias Besitz gewesen sei. Aus irgendeinem Grunde glaubt er nun, ich hätte es.«

»Sie wissen aber nicht, was er damit genau meint?«

»Nein«, log Caroline.

»Ziemlich undurchsichtig, das Ganze, Mrs Blessing, und alles so vage, dass ich Sie an keiner Stelle genau festnageln kann. Weshalb sollte ich Ihnen Ihre mysteriöse Geschichte abnehmen?«

»Warum sollten Sie mir nicht glauben?«

»Weil Ihre Mutter, Mrs Blessing, allen Grund hat, sich Claudia de Vries' Tod zu wünschen, angefangen von der Tatsache, dass sie jetzt den Hauptanteil an diesem Beauty Spa besitzt.«

»Und warum haben Sie sie dann nicht verhaftet, so wie sie es wollte?«

»Weil ich alter Trottel immer noch solche Dinge wie ein rechtmäßiges Verfahren respektiere.« Toscanas Ansicht nach war das Theater, das Hilda aufgeführt hatte, nichts als eine List. »Falls Sie mir noch etwas zu sagen haben, dann tun Sie es jetzt. Sie wollen Ihrer Mutter doch helfen, oder?«

»Selbstverständlich«, bestätigte Caroline, »aber ich habe Ihnen bereits alles gesagt, was ich weiß.« Sie hoffte, dass ihre Stimme überzeugend klang.

»Dann lassen Sie mich Ihnen folgende Frage stellen: Warum wollen Sie unbedingt David King belasten?«

»King David.«

»Zuerst erzählen Sie mir was von dem großen Unbekannten und einem Streit mit Mrs de Vries, und unmittelbar darauf, dass David King hier irgendwas Bestimmtes gesucht hat.«

»Er heißt King David.«

»Ist doch egal.«

Dieser Frau sah man ihre Ehrlichkeit, oder um genauer zu sein, ihre Naivität förmlich an – allein auf Grund der Tatsache, dass sie als Gattin eines Kongressabgeordneten ohne Anwalt mit ihm sprach. »Ist King David Ihnen vielleicht zu nahe getreten?«

»Irgendwie schon«, gab Caroline zu. »Als er damit keinen Erfolg hatte, wurde er aggressiv und bestand darauf, ich solle ihm das Gewünschte aushändigen. Dabei weiß ich nicht mal, was er überhaupt meint.« Wieder stiegen ihr Tränen in die Augen. »So langsam weiß ich gar nicht mehr, was ich noch glauben soll.«

Ihr Gesichtsausdruck stimmte Toscana nachgiebig, denn hier ging es um weit mehr als einen erlittenen Schock. Carolines Miene verriet ihm ihre Gedanken: Ich sehe die Scherben meines Lebens vor mir ausgebreitet und dieser Anblick gefällt mir absolut nicht.

Zweifellos weinte sie um ihren verstorbenen Vater und wegen ihrer herrischen Mutter. Der Art und Weise nach zu urteilen, wie sie mit ihrem Ehering spielte, – wie sie ihn vom Finger zog und wieder ansteckte – traf sie im Moment auch im Hinblick auf ihre Ehe eine drastische Entscheidung.

»Sie haben heute ein Paket bekommen, Mrs Blessing. Dürfte ich fragen, was drin war?«

Caroline tupfte sich die Tränen ab. »Ein Cello, das heißt mein eigenes altes Cello. Meine Mutter wusste, an wen ich es verkauft hatte. Sie hat die Frau ausfindig gemacht und es mir wieder zurückgekauft. Es steht in meinem Zimmer, und wenn Sie mir nicht glauben, können Sie sich ja selbst davon überzeugen.«

»Sie spielen also klassische Musik?«

»Es gab mal eine Zeit, da war ich sogar so gut, dass ich im Symphonieorchester spielen konnte.«

»Was ist dann passiert?«

»Ich habe geheiratet.«

»Und ...?«

»Die Geschichte würde Sie nur langweilen.« Caroline lächelte ihn mit feuchten Augen an. »Was zählt ist, dass meine Mutter etwas Selbstloses für mich getan und das Instrument wieder aufgestöbert hat. Es muss ziemlich viel Mühe gekostet haben und meine Mutter hat sich tatsächlich diese Mühe gemacht, um mir eine Freude zu bereiten.«

»Ist das so ungewöhnlich?«

»Völlig ungewöhnlich.«

»Wie verhält sie sich denn sonst? Engagiert sie einen Privatdetektiv, damit er von Ihrem Gatten mit anderen Frauen schmutzige Fotos macht?«

Der Hieb saß. Caroline warf den Kopf in den Nacken. »Das tut überhaupt nichts zur Sache.«

Der Gesichtsausdruck der jungen Frau ließ Toscana zusammenzucken. Fest und unnachgiebig zu sein war eine Sache, grausam zu sein eine andere. »Das war scheußlich von mir. Tut mir Leid.«

Caroline erhob sich. »Ich glaube, wir sind jetzt fertig.«

»Wenn Sie das wünschen«, sagte Toscana. »Es tut mir wirklich Leid.«

»Das glaube ich Ihnen nicht. Ich bin sicher, dass es hervorragend in das Klischee passt, das Sie von mir haben: Sie sehen in mir ein dummes, unschuldiges kleines Mädchen, das von ihrem Ehemann hintergangen wird.«

»Sie sind nicht dumm, Mrs Blessing. Außerdem muss man nicht dumm sein, um hintergangen zu werden. Ich zum Beispiel habe bei einer Börsenspekulation fast meine gesamte Altersvorsorge verloren und außerdem hätte es mich beinahe meine Frau gekostet. Deshalb bin ich jetzt auch hier, um meine bessere Hälfte wieder zu besänftigen. Wenn's nach mir gegangen wäre, hätte ich Philadelphia nie verlassen. Aber was macht man nicht alles, um seine Ehe zu retten. Man muss immer Kompromisse schließen.«

»Bis zu einem gewissen Grad!«, sagte Caroline.

»Bis zu einem gewissen Grad«, wiederholte Toscana.

»Darf ich fragen, wie lange Sie schon von der Flatterhaftigkeit Ihres Ehemanns wissen?«

Die Tränen rannen Caroline über die Wangen. »Seit heute Morgen, als meine Mutter mir den Umschlag gab.«

Toscana schüttelte den Kopf. »Warum mag sie das wohl getan haben? Warum hat sie Ihnen nur diese Fotos unter die Nase gehalten? Sieht fast so aus, als wollte sie, dass Sie sich genauso elend fühlen wie sie …«

»Oh, bitte! Haben Sie für heute nicht schon genug hässliche Dinge gesagt?«

»Vermutlich haben Sie Recht.«

Caroline warf ihm einen prüfenden Blick zu. »Woher wissen Sie das alles überhaupt?«

»Ich habe die Fotos gesehen, als ich in Ihrem Cottage war.«

Caroline wurde wütend. »Dann müssen Sie überall herumgeschnüffelt haben, ich hatte den Umschlag nämlich gut versteckt.«

»Versteckt?«, fragte Toscana verblüfft. »Sie haben die Bilder doch offen …«

»Nein, das ist nicht wahr! Ich sollte Sie anzeigen.«

Toscana bot ihr sein Handy an. »Wollen Sie die Nummer meines Vorgesetzten?«

Caroline schob das Handy beiseite. »Sollten Sie auch nur einen Gedanken daran verschwenden, diese Fotos bei Ihrer Untersuchung zu verwenden …«

»Mrs Blessing, selbst wenn ich ein rauchendes Gewehr gefunden hätte, könnte ich es nicht als Beweismittel verwenden. Ich habe nämlich gegen die Vorschriften verstoßen, indem ich ohne Durchsuchungsbefehl in Ihr Zimmer eingedrungen bin. Nicht gerade die feine Art, das ist mir schon klar. Aber immer noch besser als Mord.«

»Es scheint Ihnen nichts auszumachen, Ihre Nase in meine ganz persönlichen Sachen zu stecken!«

»Die Bilder lagen ganz offen da, Mrs Blessing.«

»Ich hatte nicht mal den Umschlag aufgemacht.« Sie warf ihm einen vernichtenden Blick zu. »Sie haben ihn geöffnet, nicht wahr? Sie haben den Umschlag gefunden und die Fotos für jedermann offen sichtbar liegen lassen!«

»Mrs Blessing«, begann Toscana, »ich käme nie auf die Idee, verschlossene Post zu öffnen. Das wäre ein Verbrechen. Und wenn Sie jetzt auch noch so leidenschaftlich protestieren, ich habe Ihr Versteck nicht gefunden. Also muss vor mir noch jemand anderer in Ihr Zimmer eingedrungen sein. Es wäre besser, wenn Sie sich beruhigen und wir überlegen, wer Ihre Sachen durchsucht haben könnte. Lassen Sie uns noch mal ganz von vorn beginnen. Wann haben Sie den Umschlag versteckt?«

Caroline dachte nach. »Vor ungefähr drei Stunden.«

»Okay. Ich bin unmittelbar, nachdem ich Ms Talmadge wiederbelebt hatte, in Ihr Cottage gegangen. Da alle draußen am See waren, habe ich die Gelegenheit genutzt und mich bei Ihnen etwas umgesehen. Das war vor zwei Stunden, also war davor noch jemand anderer in Ihrem Zimmer. Da fällt mir als Erstes natürlich Ihre Mutter ein, die ja bestimmt leicht Zugang zu Ihrem Zimmer hatte.«

»Nur war sie diejenige, die mir den Umschlag gegeben und mir gesagt hatte, ich solle ihn gut verstecken«, erklärte Caroline.

Toscana schlug das Blatt auf seinem Notizblock um. »Vielleicht wollte sie, obwohl sie Ihnen das gesagt hatte, dass die Fotos an die Öffentlichkeit kommen, damit es kein Zurück mehr gibt.«

»Nein, das sehen Sie falsch. Sie hat mir geraten, diesen elenden Bastard nicht bloßzustellen!«

»Und wenn sie Ihnen geraten hätte, es doch zu tun, hätten Sie ihren Rat dann befolgt?«

Caroline schwieg.

»Womöglich nahm sie an, sie würde Ihnen damit helfen.«

»Meine Mutter war es nicht. Sie fände es sicher schrecklich, wenn Douglas' Untreue ans Licht käme, weil es ihrem guten Ruf schaden würde.«

»Warum sollte sie das so schrecklich finden? Ein wenig Klatsch würde dem Spa doch nur gut tun.«

»Mom war's nicht!«, beharrte Caroline. »King David muss es gewesen sein. Bestimmt wollte er mich damit warnen, dass er die Fotos veröffentlichen lässt, falls ich ihm nicht das Gewünschte gebe.«

»Ich nehme an, wenn er irgendwelche schändlichen Absichten verfolgen würde, hätte er die Fotos doch sicher gestohlen und Ihren Gatten damit erpresst.«

»Na ja, irgendwer hat jedenfalls meine Post geöffnet! Irgendjemand ist in mein Privatleben eingedrungen ... daran gibt es nichts zu rütteln.« Caroline sah auf die Überreste der Pizza. Aus dem Käse war genug Fett ausgelaufen, um die Radachse eines Autos damit zu schmieren. Allein von dem Anblick wurde ihr übel und sie wollte nur noch nach Hause. Aber wo war jetzt ihr Zuhause? Mit Sicherheit nicht bei Douglas und zu ihrer Mutter würde sie auch nicht zurückgehen. »Wann können wir endlich weg von diesem furchtbaren Ort?«

»Zuerst mal bringe ich Sie einen nach dem anderen zur Polizeiwache runter.«

»Wie lange wird das dauern?«

»Nicht allzu lange«, log Toscana. »Warum machen Sie nicht ... ach, ich weiß auch nicht. Unternehmen Sie doch einen schönen langen Spaziergang, seien Sie aber vorsichtig und gehen Sie nicht allzu weit von den Häusern weg.«

Caroline sah ihn verwundert an.

»Okay«, gab Toscana zu, »ein Spaziergang ist wohl nicht die geniale Idee. Ihre Mom hat sich doch so viel Mühe gemacht und Ihnen Ihr Cello besorgt. Warum vergnügen Sie sich nicht ein bisschen mit dem Ding, bis Sie zur offiziellen Vernehmung dran sind?«

Toscanas Handy klingelte. Er ließ es aufschnappen und meldete sich: »Detective Toscana.«

Caroline sah, wie er erstaunt die Augen aufriss.

»Okay, bin gleich unten!« Er drückte die End-Taste. »Unser Dornröschen ist aus ihrem Tiefschlaf erwacht, Gott sei Dank.«

»Ich möchte gern mitkommen!«

»Das ist eine amtliche Angelegenheit, Mrs Blessing.«

»Und ich bin mit jemandem verheiratet, der ein öffentliches Amt im Staate Tennessee bekleidet … jedenfalls bin ich's im Moment noch.« Caroline richtete sich zu ihrer vollen Größe auf. »Zwingen Sie mich nicht, meine gesellschaftliche Stellung auszuspielen!« Aber schon einen Augenblick später wurde sie ganz kleinlaut und bat ihn zerknirscht: »Bitte, lassen Sie mich mitgehen, Detective!«

Was konnte es schaden? Diese hohen Tiere waren immer beeindruckt, wenn man die Gattin eines Kongressabgeordneten bei sich hatte. Mit einem Schulterzucken meinte er: »Ich willige nur ein, weil ich keine Probleme mit den Politikern kriegen will.«

»Gut, ich auch nicht!«

»Aber stehen Sie mir bloß nicht im Weg rum und sagen Sie kein Wort, vor allem nicht über das, was wir hier gerade besprochen haben!«

»Verstehe.« Carolines Lächeln war echt. »Sie vertrauen mir doch, nicht wahr?«

»Ja«, sagte Toscana mit spöttischem Grinsen. »Ich vertraue Ihnen. Meinem Bruder habe ich damals auch vertraut, als er mir den Tipp für den Aktienkauf gab ...«

»Ihr eigener Bruder war das? Dem haben Sie den Verlust Ihrer gesamten Altersvorsorge zu verdanken?«

»Ist das nicht überall so?«, fragte Toscana und zog sich den Mantel über. »Die liebe Familie. Man kann nicht ohne sie leben, man kann nur davon träumen.«

8 Lauren Sullivan wusste zwar nicht, ob es ihrem Gesicht gut tun würde oder nicht, aber sie achtete nicht weiter darauf, denn sie war völlig durchgefroren und wollte sich nur wieder aufwärmen.

Sie löste den Bindegürtel und ließ den blassgrünen hauseigenen Bademantel über die sanft gerundeten, weißen Schultern gleiten. Barfuß schritt sie über die warmen Zedernholzplanken, die den Saunaboden bedeckten, und spürte bei jedem Schritt ein angenehmes Kribbeln in den Zehen, deren Nägel sorgfältig pedikürt waren. Leichtfüßig kletterte sie bis zur obersten Bankreihe, breitete ihr Handtuch aus und legte sich auf den Rücken. Sogleich durchdrang die wohltuende Wärme des hellbraunen Zedernholzes ihren Körper. Wohlig streckte sie ihre nackten, schlanken Glieder und ließ sich von der heißen, trockenen Luft, die ihre bloße Haut umhüllte, verwöhnen.

Lauren war froh, die Sauna für sich allein zu haben, denn ihr war heute nicht danach zumute, sich den prüfenden Blicken auszusetzen, die sie auf Grund ihrer Popularität tagtäglich gewohnt war. Eine Fremde, die sie taxierte, wäre das Letzte, was sie im Augenblick ertragen konnte. Bei der ersten Gelegenheit würde sich diese heimliche Beobachterin doch nur vor ihrer Freundin damit brüsten, sie hätte die berühmte Lauren Sullivan in der Sauna gesehen und der Filmstar sähe in Wirklichkeit viel dünner oder fetter aus, viel kleiner oder größer, hübscher oder reizloser, ausgeruhter oder abgespannter und bei weitem jünger oder älter als auf der Kinoleinwand. Da machte Lauren sich gar nichts vor.

Mit ihren schmalen Fingern fuhr sie durch das zerzauste rote Haar, breitete es auf dem warmen Holz wie einen Fächer aus und spielte liebevoll damit. Sobald sie wieder in Hollywood wäre, käme es sowieso ab, denn ihre nächste Rolle erforderte eine jungenhafte Kurzhaarfrisur. Eigentlich machte es ihr gar nicht so viel aus, überlegte Lauren. Es wuchs ja wieder nach, oder vielleicht würde sie es auch kurz lassen. Es hieß immer, langes Haar stehe älteren Frauen nicht.

Was hieß hier *ältere Frauen?* Mit siebenunddreißig war sie nach Ansicht der meisten schließlich noch nicht alt, nach den Maßstäben der Glamourmetropole war es jedoch an der Zeit, etwas an ihrem Gesicht machen zu lassen, bevor es alle anderen für nötig hielten.

Sanft betastete sie mit den Fingerspitzen die untere Augenpartie, versuchte dabei aber jeden Druck auf die sich regenerierende Haut zu vermeiden. Die dunklen Ringe könnte eine erfahrene Maskenbildnerin durch ein geschicktes Make-up wohl verdecken, aber während der Dreharbeiten zu ihrem letzten Film war es selbst mit noch so großen Eispackungen irgendwann nicht mehr gelungen, die Tränensäcke unter ihren ausdrucksvollen Augen zu verbergen.

Vorsichtig befühlte Lauren noch einmal die empfindliche Haut. Die Schwellung war bereits zurückgegangen und auch die Blutergüsse waren fast verschwunden. Dieser Arzt, einer der besten plastischen Chirurgen Hollywoods, verstand sein Metier. Er meinte, die Tränensäcke seien erblich, und hatte sie gefragt, ob ihre Mutter oder ihr Vater auch welche hätten.

Gute Frage – eine der vielen, die Lauren ihr Leben lang kaum zu stellen gewagt hatte: Wer waren ihre Eltern? Wie sahen sie wohl aus? Warum hatten sie sie nur weggegeben? Ob sie noch Geschwister hatte?

Fragen, die sie sich auch nicht getraut hatte, den wechselnden Pflegeeltern im Laufe der Jahre zu stellen, denn sie sollten nichts von ihren geheimen Gedanken wissen. Vermutlich wären sie nur verärgert gewesen, hätten sie gewusst, dass Lauren oft von ihren »richtigen Eltern« träumte und insgeheim wünschte, sie würden kommen und sie zurückfordern.

Manche Pflegeeltern hatten sich mehr um sie gekümmert als andere, aber niemand von ihnen war so gewesen wie sie selbst, weder körperlich noch von den Veranlagungen her. Immer wieder stellte sie sich die Frage nach ihren Genen.

Meist hatte Lauren den Wunsch unterdrückt, diesen Fragen nachzugehen, und war schließlich als nervliches Wrack bei einem Psychotherapeuten gelandet. Eine Therapie konnte aber nur helfen, wenn man die Wahrheit sagte. Nachdem Lauren ein ganzes Jahr lang beim Psychotherapeuten gesessen und immer wieder unter Tränen jenen tragischen Autounfall geschildert hatte, bei dem die liebenswertesten ihrer Pflegeeltern ums Leben gekommen waren, wurde ihr klar, dass sie all ihren Mut zusammennehmen und zu Claudia kommen musste. Claudia de Vries hatte die Antworten auf ihre Fragen, davon war

Lauren überzeugt. Wäre es ihr vor Claudias gewaltsamem Tod doch nur gelungen, die Wahrheit aus ihr herauszubekommen!

Als Lauren hörte, wie die Saunatür aufging, zuckte sie unwillkürlich zusammen, ließ sich aber nichts anmerken. Die Bodenplanken knarrten leicht unter den Schritten. Am liebsten hätte Lauren die Augen zu gelassen und den Eindringling ignoriert, um nicht zum Reden gezwungen zu sein. Seit Claudias Tod befand sie sich jedoch in ständiger Alarmbereitschaft. Man musste schon auf der Hut sein, schließlich konnte jeder hier eine Gefahr bedeuten.

Lauren drehte den Kopf zur Seite und sah Caroline Blessing, die mit einem Handtuch um den Kopf geschlungen auf eine der anderen Bänke kletterte.

Obwohl Lauren es nicht ausstehen konnte, wenn jemand sie anstarrte, ertappte sie sich jetzt selbst dabei. Sie wandte den Blick ab und sah zur Decke. Außer dem gelegentlichen Knacken des Holzes, das sich durch die Hitze dehnte, war es völlig still in der Sauna. Caroline war es, die schließlich das Schweigen brach.

»Wie ist das mit Claudia wohl passiert? Was glauben Sie?«

»Ich habe nicht die geringste Ahnung«, antwortete Lauren mit ihrer berühmten rauen Stimme. »Aber am Ende wird die Polizei das schon rauskriegen, nehme ich an.« Sie hoffte, mit ihrer knappen Antwort zu signalisieren, dass die Unterhaltung für sie beendet war.

Aber Caroline ließ nicht locker. »Haben Sie mitbekommen, dass man die Hellseherin aus dem See gefischt hat? Sieht ganz so aus, als hätte jemand versucht, auch sie umzubringen.«

Lauren nickte, blieb aber stumm.

Caroline achtete nicht darauf, wie kurz angebunden

Lauren war, und fuhr fort: »Ich komme gerade aus dem Krankenhaus. Offenbar wird sie sich wieder erholen, aber ich habe nicht nachgebohrt, weil ich mir nicht die ganzen schaurigen Einzelheiten anhören wollte. Dieser intensive Krankenhausgeruch erinnerte mich so stark an ... na ja, jedenfalls musste ich plötzlich ganz schnell raus, um wieder einen klaren Kopf zu bekommen.« Caroline drehte sich auf den Bauch und stützte das Kinn auf die Hände. »Dieses Beauty Spa ist ein einziger Albtraum. Mir geht auch diese Ondine nicht aus dem Kopf. Wie kann man nur überleben, wenn man dermaßen dünn ist?«, sprach sie ihre Gedanken offen aus. »Man hat den Eindruck, als würde sie jeden Moment auseinander brechen. Oben ist sie flach wie ein Brett und die Beine sehen aus wie zwei knotige Stöcke. Ich finde, Ondine sieht eher aus wie ein schlaksiger Junge. Können Sie sich vorstellen, dass Millionen Amerikanerinnen sie als ihr Idol ansehen?«

Ohne eine Antwort zu geben, setzte Lauren sich auf und kletterte nach unten. Sie nahm ihren Bademantel vom Haken, wickelte sich darin ein und schob die Saunatür auf. Im Hinausgehen sagte sie über die Schulter hinweg: »Für jemanden, der Ruhe sucht, ist dieses Spa jedenfalls der falsche Ort. Wir sollten alle unser Geld zurückfordern.«

Im Krankenzimmer saß Toscana an Phyllis Talmadges Bett. »Sind Sie sicher, dass Sie niemanden gesehen haben?«, fragte er beharrlich.

Phyllis schüttelte schwach den Kopf auf ihrem weißen Kissen. »Wie ich Ihnen schon sagte, Detective, ich spürte einen starken Schmerz und dann wurde alles schwarz um mich herum. Ich kann mich nicht erinnern, dass ich ins

Wasser gefallen bin, und auch nicht, dass mich jemand wieder rausgezogen hat.«

Toscana gab noch nicht auf. »Wären Sie so nett und würden mir die ganze Geschichte noch einmal erzählen, Ms Talmadge? Berichten Sie mir doch noch mal ganz genau, was passiert ist. Ich bin mir nämlich nicht sicher, ob ich alles richtig mitbekommen habe.«

Phyllis sah Toscana skeptisch an. Er war einfach nicht der Mann, der etwas nicht mitbekam – das wussten sie beide. Im Laufe ihrer Karriere als Hellseherin hatte Phyllis auf Verlangen der Polizei schon an so manchem schwierigen Fall mitgewirkt. Deshalb kannte sie die Vorgehensweise der Cops und wusste, sie ließen ein Opfer oder einen Zeugen immer wieder aufs Neue berichten, woran er sich erinnerte. Und manchmal tauchte tatsächlich noch ein neues Detail auf.

»Also gut«, seufzte sie ergeben, schloss die schweren Lider und versuchte sich vorzustellen, was sie unmittelbar vor dem Schlag getan hatte. »Ich stand am Ufer und versuchte, in meinem Geist Ordnung zu schaffen. Ich wollte mich der ganzen negativen Energie, die sich da angesammelt hatte, entledigen und versuchen, mich auf Claudia und das, was ihr passiert war, zu konzentrieren, weil ich auf eine Eingebung hoffte, die Ihnen bei Ihren Untersuchungen weiterhelfen würde.«

»Und?«, bohrte Toscana weiter nach.

»Nichts.« Phyllis schlug die Augen auf und sah den Detective herausfordernd an. »Das habe ich Ihnen doch schon gesagt. Ich spürte den Schlag und dann wurde alles schwarz.« Die Hellseherin hob die Hand mit den hervortretenden blauen Venen und tastete an ihrem Hinterkopf nach der eiförmigen Beule, in der es laut pochte. Toscana bemerkte, wie sie zusammenzuckte, und empfand beinahe Mitleid. Als er jedoch sah, wie sie sich Raoul de Vries zuwandte und ihn mit honigsüßer Stimme ansprach, verwandelte sich dieses Gefühl augenblicklich in Abscheu.

»Das Erste, woran ich mich danach wieder erinnern kann, ist die besorgte Miene von Dr. de Vries.« Ihr Lächeln war der groteske Versuch, mit dem Mann an ihrem Bett zu flirten. »So ein lieber Mensch! Er hat sich so rührend um mich gekümmert, obwohl er doch gerade selbst einen so schweren, entsetzlichen Verlust erlitten hat!«

Toscana konnte sich ein Grinsen nicht verkneifen. Zum Glück erinnerte sich Phyllis Talmadge nicht daran, wer sie aus dem Wasser gezogen hatte, sonst würde die alternde Hellseherin jetzt womöglich ihm und nicht de Vries ihre liebevolle Aufmerksamkeit schenken. Toscana musterte gespannt den galanten Raoul de Vries. Der liebe Doktor machte ihm nicht gerade den Eindruck, als sei er gramgebeugt. Dann bemerkte er, dass Caroline Blessing, die während seiner ersten Befragung unmittelbar hinter de Vries gestanden hatte, bereits verschwunden war. Eine wichtige Verabredung, hatte sie gesagt, in der Sauna. Na ja, überall warteten Verpflichtungen. Auch wenn Toscana Phyllis nur zu gern mit Sir Galahad allein gelassen hätte, unternahm er doch noch einen letzten Versuch.

»Denken Sie nach, Ms Talmadge, bitte denken Sie genau nach. Fällt Ihnen irgendetwas ein, das uns helfen könnte, Ihren Angreifer zu finden? Haben Sie irgendwas gehört, bevor er Ihnen den Schlag versetzte? Haben Sie etwas gefühlt oder gespürt?«

Wiederum schloss Phyllis die Augen und machte eine dramatisch lange Pause, bevor sie sprach.

»Mir fällt tatsächlich wieder etwas ein«, erwiderte sie

mit überraschter Stimme. Sie öffnete die Lider und sah Detective Toscana mit blutunterlaufenen Augen an. »Zigaretten!«, erklärte sie triumphierend. »Direkt bevor mir jemand eins übergezogen hat, roch es nach Zigarettenqualm!«

In einem privaten Behandlungsraum, in dem Lauren vor Caroline Blessing sicher war, reichte sie der Masseurin lässig ihren Bademantel und kletterte auf die mit einem frischen Handtuch abgedeckte Liege. Während sie bäuchlings auf dem Massagetisch lag, war sie mit ihren Gedanken jedoch nicht bei dem Mineralsalz, mit dem die dralle Marguerite sie mit kräftigen Händen abreiben sollte, sondern fragte sich nur, wie sie von hier wegkäme.

Falls sie geglaubt hatte, sie würde hier ungestört sein und im Phoenix Spa Ruhe und Entspannung finden, hatte sie sich bitter getäuscht. Die Atmosphäre entsprach durchaus nicht den Verheißungen der Hochglanzbroschüren. Dachte man an die Polizei, die auf dem gesamten Grundstück patrouillierte, ganz zu schweigen von den Medien, die das Eingangstor belagerten, so herrschte im Phoenix Spa alles andere als heitere Gelassenheit. Als Marguerites muskulöse Hände das mit dem grobkörnigen Salz vermengte warme Lavendelöl auf ihrem Rücken verrieben, schloss sie die Augen und seufzte. Sie versuchte, sich zu entspannen, aber es fühlte sich an, als würde ihr jemand mit Schmirgelpapier die Haut abschleifen. Lauren musste sich zusammenreißen, um still zu halten.

Ihre Gedanken überschlugen sich. Wenn sie jetzt versuchte, Phoenix Spa zu verlassen, würde die Presse über sie herfallen und sich die Finger lecken, weil sie ein neues Detail für ihre Story »Mord im Spa« hätte. Lauren konnte die Schlagzeilen förmlich hören und sehen: *Zuschauer-*

liebling Lauren Sullivan in geheimnisvollen Mord verwickelt!

Das hätte ihr jetzt in ihrem Zustand gerade noch gefehlt: noch mehr Publicity. Obwohl ihr Agent und ihr Manager darüber sicher nicht unglücklich wären. Denen war jede Erwähnung in den Medien recht – solange man nur ihren Namen richtig schrieb. Schließlich setzten sie sich mit allen Mitteln dafür ein, dass Laurens bezauberndes Gesicht häufig genug in Zeitschriften wie *People* erschien oder in Sendungen wie *Entertainment Tonight* mit betörendem Lächeln in die Kameras strahlte und die Zuschauer entzückte. Da im nächsten Monat ein neuer Lauren-Sullivan-Film in die Kinos kommen sollte, wären sie – ebenso wie das Filmstudio – über die zusätzliche Publicity hellauf begeistert.

Marguerites kräftige Finger kneteten soeben Laurens schlanke Waden durch, als die Tür zum Massageraum vorsichtig geöffnet wurde. Lauren hörte das leise Quietschen von Gummisohlen auf dem Steinboden und schlug die Augen auf.

»Tut mir Leid, Miss Sullivan«, entschuldigte sich die junge Frau. Lauren erkannte sie als die Dame vom Empfang, die den Terminkalender für die Anwendungen führte.

»Was gibt's?« Lauren versuchte, sich ihren Ärger über das Eindringen in ihre Privatsphäre – nackt daliegend und mit klebriger Salzmischung überzogen – nicht anmerken zu lassen. Sie musste immer damit rechnen, dass jemand, der sie in einem so unvorteilhaften Zustand sah, Gott weiß wem davon berichten würde. Es war immer dasselbe und Lauren würde sich nie daran gewöhnen: Die Leute waren fasziniert von ihr, aber sie fühlte sich ihnen stets nur ausgeliefert.

»Verzeihen Sie, Miss Sullivan«, sagte die junge Dame vom Empfang mit sanfter Stimme, »aber Detective Toscana ist am Telefon. Er würde sich jetzt gern mit Ihnen unterhalten.«

»Ach, tatsächlich? Das ist ja großartig.« Lauren stieß einen tiefen Seufzer aus. »Na gut, in Ordnung. Die Abreibung hier reicht mir schon. Sagen Sie ihm, in einer Viertelstunde bin ich so weit.«

Kurz darauf stand sie in der Hydromassagedusche und spürte, wie sich das warme Wasser aus einem Dutzend nadelfeiner Düsen auf ihrem Körper verteilte und alles abspülte. Während Öl und Mineralsalz von Laurens gepeelter Haut flossen, überlegte sie sich, was sie dem Detective sagen sollte.

Der Filmproduzent Howard Fondulac lag in einem abgedunkelten Zimmer auf dem Rücken, genoss die Fußreflexzonen-Massage und dachte: Die chinesischen Heiler haben es mit ihrer Methode auf den Punkt gebracht: Sie glauben, dass alle Energiebahnen, die durch den Körper führen, in den Füßen zusammentreffen und jedes Körperorgan von einer entsprechenden Reflexzone im Fuß vertreten wird.

Während der Mittfünfziger auf dem Behandlungstisch lag, bearbeitete die zierliche, blonde Reflexzonen-Masseurin Muskeln, von deren Existenz er bis dahin noch keine Ahnung gehabt hatte. Howard gefiel es, wie die junge Frau mit Hingabe seine Füße rieb und knetete. Es hatte so etwas Dekadentes: Er fühlte sich wie ein König, der von einer blutjungen Sklavin verwöhnt wurde. Dass er sich das letzte Mal königlich gefühlt hatte, war verdammt lange her. Und nun rieb diese Dienerin mit dem goldenen Haar jeden einzelnen seiner Zehen.

»Zu welchem Körperteil gehört dieser Zeh?«, fragte er.

»Zur Nebenhöhle. Der Druck auf diesen Punkt löst Stauungen und bewirkt, dass die Energie wieder ungehindert fließen kann.« Die Frau fuhr fort, mit leichtem Druck die Unterseite des mittleren Zehs zu massieren.

»Ahhh.« Howard seufzte tief und versuchte sich vorzustellen, wie sich seine Nebenhöhlen reinigten. Genau das brauchte er, denn sicher waren es die Nebenhöhlen, die ständig seine Kopfschmerzen auslösten. Sein Arzt hatte gesagt, er solle auf Alkohol verzichten und mit dem Rauchen aufhören. Aber wenn er zu Hause in LA diese Fußreflexzonen-Massage regelmäßig fortführte, könnte er vielleicht damit seine Kopfschmerzen in den Griff bekommen. Den Fusel und die Glimmstängel, seine beiden bevorzugten Laster, wollte er nämlich unter keinen Umständen aufgeben. In den letzten Jahren hatte er sonst wenig Freude erlebt und irgendetwas musste der Mensch ja schließlich haben.

In dem abgedunkelten Raum liegend, lauschte Howard Fondulac den Flötenklängen und dem Meeresrauschen vom Band. Er versuchte, sich zu entspannen und den Kopf freizubekommen. Aus diesem Grunde war er ja hergekommen – unter anderem zumindest.

Natürlich war er auch ins Phoenix Spa gekommen, weil Claudia ihm mitgeteilt hatte, dass Lauren Sullivan sich hier aufhielte.

Er brauchte unbedingt ein neues Projekt und hoffte inständig, Lauren Sullivan wäre die Lösung seiner Probleme. Mit seiner Karriere ging es immer weiter bergab. Seit Jahren hatte er nicht mehr genug Geld aufgebracht, um einen Film zu produzieren, und auch wenn er es sich selbst gegenüber nicht eingestehen wollte – in Hollywood war Howard Fondulac bereits »out«. Keiner der dort Mächtigen ließ sich zu einem Telefongespräch mit ihm herab, geschweige denn zu einer persönlichen Unterredung. Sollte es ihm jedoch gelingen, Lauren Sullivan für sein Projekt zu interessieren, dann würden diese Snobs in den Studios seine Anrufe schon entgegennehmen. Es würde sicher ein richtiges Gedränge geben, wenn sie alle Schlange standen, um ihm die massierten Füße zu küssen.

Mit festem Druck ließ die Blonde den Daumen über Howards Rist auf- und abgleiten, während er bei dem Gedanken, einen Lauren-Sullivan-Film zu produzieren, vergnügt lächelte. Damit wäre er wieder im Geschäft. Er musste Lauren unbedingt allein zu fassen kriegen. Wenn er nur mal die Gelegenheit bekäme, unter vier Augen mit ihr zu reden, könnte er sie mit Sicherheit für sein Projekt begeistern.

Selbst der abgestumpfte Detective Toscana war fasziniert, als der Filmstar im weich fließenden purpurroten Kleid zu ihm ins Zimmer rauschte. Lauren Sullivan war hinreißend schön. Toscana bemühte sich, auf alle Einzelheiten ihrer Erscheinung zu achten, denn sobald er nach Hause käme, würde Mary Elizabeth ihn über ihren Lieblingsstar auf der Leinwand gründlich ausquetschen.

»Ja, mein Schatz, sie war einfach umwerfend.«

»Nein, Liebling, sie hatte kein Make-up aufgelegt, sah aber trotzdem großartig aus.«

»Ich bin mir nicht sicher, meine Süße, aber ich glaube schon, dass die Haarfarbe echt ist.«

Mary Elizabeth hatte noch keinen Lauren-Sullivan-Film ausgelassen und schleppte ihn so oft wie möglich mit ins Kino. Toscana stöhnte zwar immer, als würde er nur seiner Frau zuliebe mitgehen, aber in Wahrheit gefiel ihm Lauren Sullivans Anblick durchaus, und er sah sie auch gern spielen. Vermutlich traf das auf die meisten amerikanischen Männer zu.

Und jetzt saß ihm das Objekt so vieler Phantasien in seinem behelfsmäßigen Vernehmungsraum gegenüber. Er beobachtete, wie Lauren einen Blick auf die Fotos von Claudia de Vries' Leiche warf, die er an die Wand geheftet hatte. Rasch wandte sie die Augen wieder ab, doch Toscana war nicht entgangen, dass sie den Anblick abstoßend fand und sich fast unmerklich schüttelte.

»Macht es Ihnen etwas aus, wenn ich rauche?«, fragte der Detective routinemäßig, wartete die Antwort aber gar nicht erst ab, sondern zündete sich sofort eine Zigarette an.

Lauren saß ganz ruhig da und wartete darauf, dass er mit seinen Fragen begann. Gedankenverloren spielten ihre eleganten Finger mit einer Haarsträhne, die sich aus ihrer lose auf dem Hinterkopf zusammengesteckten Frisur gelöst hatte.

»Wieso sind Sie den weiten Weg bis nach Virginia gekommen, Miss Sullivan? Man sollte meinen, dass es genug andere Spas gibt, die für Sie doch viel bequemer zu erreichen gewesen wären.«

Lauren zuckte mit den Schultern. »Natürlich hätte ich auch zur Canyon Ranch oder nach Palm Springs gehen können. Die liegen natürlich viel näher bei LA. Aber wie Sie sicher bemerkt haben, Detective Toscana, habe ich mir das Gesicht liften lassen und wollte daher irgendwo hin, wo ich nicht ständig über Leute stolpere, die ich aus Hollywood kenne. Ich wollte ungestört sein und meine Ruhe haben.«

»Na, Letzteres haben Sie hier wohl kaum gefunden, was?«

»Nein, leider nicht, und wenn ich an die Reporter denke, die draußen lauern, wird Ersteres wohl auch nicht möglich sein, fürchte ich.«

Wie mochte es wohl sein, wenn die Leute einen ständig beobachteten, ging es Toscana durch den Kopf, wenn man nicht mal im Park spazieren oder kurz in die Apotheke laufen konnte, ohne dass einen jemand angaffte und dann überall herumerzählte, man hätte ein Abführmittel gekauft. Ruhm hatte seinen Preis, und er war plötzlich ganz froh, relativ anonym zu leben.

»Sind Sie früher schon mal in diesem Spa gewesen, Miss Sullivan?«

»Ja, Sir, schon mehrmals.«

»Also kannten Sie Mrs de Vries bereits?«

»Ja, ich kannte Claudia recht gut.« Lauren hatte sich schon vorher entschlossen, es ihm zu sagen, denn er würde es ja doch herausfinden. »Claudia ist, ich meine, sie war meine Tante. Sie war die Schwester meiner Mutter.«

Der Detective fuhr herum, um sich die Fotos der Toten anzusehen. Aber es war schwierig, in dem leblosen Antlitz auch nur die entfernteste Ähnlichkeit mit der strahlenden Schönheit zu entdecken, die vor ihm saß.

»Falls Sie nach einer Familienähnlichkeit suchen, Detective, muss ich Sie leider enttäuschen. Sehen Sie, meine leiblichen Eltern haben mich nämlich weggegeben.«

»Oh, das tut mir wirklich Leid«, sagte Toscana bekümmert. »Haben Sie Ihrer Mutter vom Tod ihrer Schwester erzählt?«

»Nein, das erübrigt sich. Meine Mutter und mein Vater kamen im vergangenen Jahr bei einem Autounfall ums Leben.«

Toscana war ein wenig durcheinander, denn er empfand Mitleid mit ihr.

»Möchten Sie vielleicht eine Zigarette, Miss Sullivan?«, bot er ihr verlegen an.

Lauren lächelte schwach. »Normalerweise verzichte ich lieber darauf, weil vom Rauchen die Haut vorzeitig altert, wissen Sie? Aber eine Zigarette kann sicher nicht schaden.«

Toscana zog eine Zigarette zur Hälfte aus der Schachtel, bot sie der Schauspielerin über den Tisch hinweg an und ließ sein Feuerzeug aufflackern.

Lauren hielt die Zigarette zwischen ihren schönen, schmalen Fingern und inhalierte.

Diese Finger. Toscana blickte wie gebannt auf ihre Finger – lang, zart und ausdrucksstark. Irgendwie kamen sie ihm bekannt vor.

Er hatte jemanden mit ähnlichen Händen gesehen, konnte sich aber nicht mehr daran erinnern, wer das gewesen war. Aber es würde ihm schon wieder einfallen.

Nur wenige Meter von der Stelle entfernt, an der man Claudia de Vries' Leiche gefunden hatte, lag Christopher Lund am Beckenrand ausgestreckt und sah auf das kristallklare Wasser. Er hoffte inständig, Claudias Tod möge das Ende seiner finanziellen Probleme bedeuten.

Seinen Job als Ondines Manager nahm Christopher sehr ernst, denn von Ondines Einkommen hing schließlich auch seines ab. Das Buchen der lukrativen Aufträge war nur ein kleiner Teil seiner Arbeit. Er hatte dafür zu sorgen, dass Ondine gut ausgeruht war, pünktlich zu ihren Terminen erschien, stets hervorragend aussah und die nötige Energie aufbrachte, das rüberzubringen, was immer der Kunde von ihr erwartete.

Die doppelseitigen Aufnahmen in den Modemagazinen und die Arbeit auf dem Laufsteg bei den Modenschauen der Topdesigner waren wirklich sehr gut bezahlt, und zwar so gut, dass Christopher mit seiner fünfzehnprozentigen Beteiligung an Ondines Bruttoeinnahmen seine großzügige Dachwohnung im New Yorker Stadtteil SoHo finanzieren konnte, ferner ein Wochenendhäuschen am Strand von Amagansett auf Long Island, im Winter den einen oder anderen Kurztrip nach St. Maarten in der Karibik, um dem grauen Schmuddelwetter von Manhattan zu entfliehen, und seinen Range Rover einschließlich der vierhundert Dollar im Monat, die ihn ein Garagenplatz in New York City kostete. Hinzu kam sein Kokainkonsum zur Entspannung, der inzwischen zu einer täglichen Gewohnheit geworden war und erhebliche Summen verschlang.

Jung und ehrgeizig, wie er war, genoss Christopher seinen Lebensstil mit allen Attributen des Erfolgs und dachte nicht im Traum daran, sich in irgendeiner Form einzuschränken – ganz im Gegenteil, er wollte noch mehr. Auch er wurde nicht jünger und es war Zeit, sich um den Aufbau seines Vermögens ein paar Gedanken zu machen. Er konnte nicht immer nur alles für Prestigeobjekte ausgeben, sondern würde darüber hinaus gerne noch etwas in ausgesuchten Kunstwerken oder in Aktien anlegen.

Das alles kostete Geld und Ondine war sein Goldesel.

Der Gedanke, sie könne zu oft in der Öffentlichkeit zu sehen sein, kam ihm nicht. Je öfter sie auf den Titelseiten der Modezeitschriften erschien, je häufiger sie von Plakatwänden lächelte, je mehr Restauranteröffnungen, Filmpremieren oder Partys sie besuchte, wo überall die grellen Blitzlichter der Paparazzi aufflammten, desto besser für ihn. Schließlich war sie ein Star, und je mehr die Öffentlichkeit sie zur Kenntnis nahm, umso zugkräftiger wurde sie – und Christopher trieb sie schonungslos an.

Zwar war Ondine mit zweiundzwanzig noch jung, aber die Gutwetterlage dafür, das große Geld zu machen, war schnell vorüber. Im Augenblick befand sie sich auf dem Höhepunkt ihrer Karriere, was sich aber jederzeit ändern konnte, denn immer wieder rückten neue, jüngere Frauen nach, die begierig darauf warteten, in die Riege der Topmodels aufzusteigen. Christopher wusste, dass das Publikum wankelmütig und rasch übersättigt war, denn hinter der nächsten Ecke wartete schon die neue Sensation. Niemand vermochte sicher zu sagen, wie lange Ondine sich noch ganz oben würde halten können.

Da Christopher Ondines Manager war, flossen alle Gelder durch seine Hände. Die Firmen, die Ondine buchten, um für ihre Produkte zu werben, stellten die Schecks auf die »Lund Agency« aus. Christopher behielt seinen Anteil von fünfzehn Prozent und führte den Rest an Ondine ab.

Sie kümmerte sich aber nicht weiter um die Buchführung. Ondine hatte kein Interesse, sich mit den Banalitäten der Verwaltung ihrer Finanzen abzugeben, und außerdem schenkte sie ihrem Manager volles Vertrauen. Als Ondine anfing, richtig Geld zu verdienen, hatte Christopher ihr vorgeschlagen, für sie Rücklagen zu bilden und ihre Mittel zu verwalten. Allerdings hatte er ihr dabei verschwiegen, dass seine Mitwirkung ihm auch die Möglichkeit einräumte, Gelder zu hinterziehen. Ferner hatte er den Vorschlag gemacht, sich auch um ihre Steuererklärung zu kümmern, und Ondine hatte das Angebot gerne angenommen, denn Gelddinge langweilten sie.

Bei jedem Engagement hatte Christopher seinen Anteil fast unmerklich erhöht. Möglichkeiten, Ondine zu betrügen, gab es genug. Sich selbst gegenüber rechtfertigte

Christopher sein Verhalten mit der Überlegung, dass Ondine dafür, dass sie lediglich vor einer Kamera stehen musste, immer noch schamlos hohe Beträge kassierte, während er wie ein Irrer ranklotzen und sich um alle Aspekte ihrer Karriere kümmern musste.

Mit Claudia de Vries hatte er einen besonders lukrativen Deal abgeschlossen, jedenfalls hatte es am Anfang so ausgesehen. Claudia wollte Phoenix Spa auf ein höheres Niveau heben. Sein solider, guter Ruf genügte ihr nicht, sie wollte es auf die Spitzenplätze der exklusivsten Spas in ganz Amerika bringen und dachte, Ondine könne ihr helfen, dieses Ziel zu erreichen. Und Claudia war bereit gewesen, für die Verwirklichung ihres Traums anständig zu zahlen.

Bei ihrem ersten Kontakt mit Christopher hatte Claudia an ein doppelseitiges Foto von Ondine in einer Hochglanzbroschüre über Phoenix Spa gedacht, doch Christopher hatte sie davon überzeugt, dass ihr Konzept nicht weit genug griff. Ein so großer Star wie Ondine konnte schließlich ihren Namen, ihr Gesicht und ihren Körper nicht einfach für den Prospekt eines kleinen Beauty Spa in den Hügeln von Virginia hergeben. Wenn Claudia Ondine haben wollte, würde sie schon in größeren Dimensionen denken und auch zahlen müssen.

Die »Lund Agency« konzipierte eine ausgeklügelte Werbekampagne. Christopher legte Claudia den Entwurf vor und sie war begeistert von den Ideen, weniger dagegen vom Preis. Also schraubten sie die Pläne wieder zurück und einigten sich schließlich darauf, Ondine solle ins Phoenix Spa kommen und dort vor der landschaftlichen ebenso wie der von Menschenhand geschaffenen Schönheit für Aufnahmen posieren. Mit diesen Fotos sollte dann exklusiv in dem Modemagazin geworben werden, das weltweit mehr Leser und Leserinnen erreichte als irgend ein anderes und dessen Abonnenten der exquisiten, anspruchsvollen Klientel entsprachen, die Claudia gewinnen wollte.

Christopher versprach Claudia, sich selbst um alles zu kümmern, angefangen von Ondines Kleidung über das Buchen des besten Fotografen bis hin zu den Verhandlungen mit *Elle*, damit die künstlerisch anspruchsvollen Anzeigen auch sicher an exponierter Stelle erschienen. Der Grundpreis für eine einzige ganzseitige Schwarz-Weiß-Anzeige in *Elle* belief sich auf fünfundsechzigtausend Dollar, in Farbe auf fünfundsiebzigtausend. Doch Christopher machte Claudia das Angebot schmackhaft, dass man mit *Elle* einen besseren Preis aushandeln könne, wenn man sich verpflichtete, ein ganzes Jahr lang in jeder Ausgabe eine Anzeige zu platzieren. Er versuchte, Claudia für das begehrte »Second Cover« zu erwärmen, die Rückseite des Titelblatts, die sich noch bis auf die nächste Seite erstreckte. Aber Claudia waren über achtzigtausend Dollar für Schnappschüsse von Ondine dann doch ein zu dicker Brocken. Schließlich müsse sie irgendwo eine Grenze ziehen, hatte sie gesagt, und es bringe sie schon um den Schlaf, dass sie für die Anzeigenseiten in *Elle* allein schon fast eine Million Dollar veranschlagen müsse.

Daraufhin stellte Christopher zwei große Forderungen: Wenn Claudia Ondines Preis von zwei Millionen Dollar fast um die Hälfte kürzen wolle, müsse sie Ondines Honorar im Voraus und in bar bezahlen. Außerdem dürfe sie nichts direkt mit Ondine absprechen. Christopher wolle nicht, dass sein Goldkind mit geschäftlichen Details belästigt werde, erklärte er, denn er müsse Ondine von den kommerziellen Aspekten ihrer Karriere den Rücken freihalten.

Darauf erpicht, auf ihrem Weg zu internationalem Erfolg zügig voranzukommen und dabei noch eine Million Dollar zu sparen, stimmte Claudia zu. Und so kam es, dass die Besitzerin des Spa Ondine und ihren Manager zu einem kostenlosen Aufenthalt einlud und Ondine, beginnend am Erntedankfest vergangenen Jahres, insgesamt 1 025 000 Dollar auszahlte. Das Geld händigte sie Christopher Lund unmittelbar aus und vermerkte in ihren Akten sorgfältig den jeweiligen Betrag hinter Ondines Namen.

Das war auch alles so lange gut gegangen, bis Claudia die vereinbarten Gegenleistungen einforderte. Seit vergangenem Herbst hatte Christopher sich immer wieder neue Ausflüchte einfallen lassen: Ondines Terminkalender sei randvoll, Ondine habe eine leichte Erkältung – wahrscheinlich eine Infektion, die sie sich während eines Fototermins in Peru eingefangen habe –, Ondine brauche Ruhe.

Christopher ließ gedankenverloren die Finger durch das Wasser des Pools gleiten und sann darüber nach, wie wütend Claudia auf die Verzögerungen reagiert hatte.

»Na, dann bringen Sie sie eben in Gottes Namen hierher, damit sie sich hier ausruhen kann!«, hatte Claudia schließlich völlig entnervt gefordert.

»Das werde ich auch tun, Claudia, ganz bestimmt, sobald ihr Terminkalender es zulässt«, hatte Christopher die Besitzerin des Spa zu beschwichtigen versucht.

»Hören Sie gut zu, Christopher, wenn ihr verdammter Terminkalender es nicht sehr bald zulässt, nehme ich mir den besten Anwalt, den man für Geld kriegen kann, und mache Sie zur Schnecke! Außerdem wird jeder erfahren, was für ein Betrüger Sie sind!«

Er hatte versucht, Ruhe zu bewahren. Ondine hatte

nichts davon mitbekommen, dass ihr Verdienst auf Christophers Bankkonto gelandet war. Aber er hatte Claudias Vorschuss schon fast komplett ausgegeben und jetzt wurde es allmählich Zeit, die Zeche zu zahlen.

Als Erstes redete Christopher der fast krankhaft abgemagerten Ondine immer wieder ein, es sähe so aus, als hätte sie leicht zugenommen. Als er sie dann so weit hatte, dass sie sich große Sorgen machte und weinte, tröstete er sie und kam auf die rettende Idee, mit ihr ins Phoenix Spa zu fahren, wo sie in Ruhe ein paar Pfunde loswerden konnte, ohne dass die wachsame, gnadenlose New Yorker Modeszene es mitbekommen würde. Deshalb waren sie hergekommen – angeblich, damit Ondine ihre Fettpölsterchen los wurde, in Wirklichkeit aber, um Claudia noch etwas hinzuhalten.

Jetzt allerdings brauchte er sich um Claudia keine Sorgen mehr zu machen.

Am nächsten Morgen nach dem Frühstück nahm Caroline ihr geliebtes Cello aus dem Kasten und setzte sich auf den Stuhl mit der geraden Lehne, der in der Ecke ihres Schlafzimmers stand. Sie stimmte das Instrument und lauschte. Dann nahm sie, wie schon so oft zuvor, die richtige Position ein und strich mit dem Bogen über die Saiten.

Bei den melancholischen Klängen verschmolzen Musikerin und Instrument zu einer Einheit. Mit ihren langen, feingliedrigen Fingern hielt Caroline anmutig den Bogen, den sie meisterhaft führte, und entlockte dem kostbaren Cello die betörendsten Klänge.

Tränen rannen ihr über die Wangen und schmeckten salzig auf ihren Lippen. Das Weinen empfand sie auch dieses Mal wieder als Erleichterung und die traurige Musik spendete ihr Trost.

Alles war ganz anders gekommen als geplant. Caroline hatte es sich so schön vorgestellt und war mit großen Hoffnungen und romantischen Träumen in die Ehe gegangen. Aber all die Hoffnungen und Träume hatten sich zerschlagen, weil Douglas ihr nicht treu geblieben war. Wie sollte sie ihr Leben mit einem Mann teilen, dem sie nicht mehr vertrauen konnte?

Caroline wischte sich mit dem Handrücken die Tränen ab. Warum sollte sie sich jetzt noch Gedanken darüber machen, Douglas zu schützen? Douglas Blessing, der frisch gebackene Kongressabgeordnete des Staates Tennessee, der gut aussehende junge Mann mit dem Ehrgeiz, Karriere in der Politik zu machen, war genau genommen längst nicht mehr ihr Ehemann, denn er hatte sich weder um ihre Gefühle gekümmert noch um sein feierliches Eheversprechen. Warum also sollte sie ihn länger schützen?

Caroline hatte nicht übel Lust, auf der Stelle zu dem großen Eingangstor hinunterzugehen und den Reportern, die da draußen ihr Lager aufgeschlagen hatten, alles zu erzählen, was sich hier im Phoenix Spa zugetragen hatte. Je länger sie darüber nachdachte, desto besser gefiel ihr diese Idee.

Sollten die Dinge ruhig ihren Lauf nehmen.

9 Wild entschlossen war Caroline aus dem Haus gestürzt und zielstrebig die alleeartige Auffahrt hinabgelaufen, die zum Eingangstor des Phoenix Spa führte. Auf halbem Wege verlangsamte sie jedoch ihren Schritt. Hinter dem Tor mit dem kunstvoll gearbeiteten schmiedeeisernen Gitter, vor einer Kulisse von Pkws und Übertragungswagen, deren Satellitenschüsseln auf langen, dünnen Stangen gen Himmel ausgerichtet waren, lauerte die gierige Meute der Reporter. Als Caroline näher kam, glaubte sie, einige bekannte Gesichter zu erkennen, zum Beispiel diesen Reporter mit Brille und Kraushaar von CNN und – Gott bewahre – diesen Kerl mit dem Schnurrbart, Geraldo Rivera. Gleich daneben stand ein gut frisierter Mann, der sie an einen der Moderatoren erinnerte, dessen Sendungen sie zu Hause immer auf Kanal fünf geschaut hatte.

Zu Hause – schon wieder dieses Wort. Es versetzte ihr einen so schmerzhaften Stich, dass sie schluchzend stehen blieb. Obwohl sie eben noch vorgehabt hatte, die Wahrheit in die ganze Welt hinauszuschreien, konnte sie nicht weitergehen und rang nach Atem. Wo war sie denn jetzt eigentlich daheim? Das Haus, in dem sie aufgewachsen war, existierte schon lange nicht mehr, der Bungalow am Forest View in Nashville, wo sie vor ihrer Heirat gelebt hatte, war verkauft worden – und zurückzukehren in das Reihenhaus im georgianischen Stil auf der Einunddreißigsten Straße in Georgetown, in das der Kongressabgeordnete Blessing seine junge Braut vor knapp einem Jahr gebracht hatte, konnte sie sich erst recht nicht vorstellen. Die Möbel, Teppiche, Tapeten und Vorhänge, die sie mit so viel Sorgfalt und Freude ausgesucht hatte, könnten ihr jetzt keine Geborgenheit mehr bieten. Sie spürte nur noch Angst und Wut, die ihr wie mit eiskalter Faust das Herz zusammenpressten.

Caroline kannte die Anzeichen der Panik nur zu gut: Erst dieses Kribbeln in Fingern und Zehen, dann die Hitze, die den Rücken hochschoss bis in den Kopf, das Gesicht rot überzog und Schwindel auslöste. Wie hatte sie nur so dumm sein können zu glauben, sie sei in der Lage, der Presse gegenüberzutreten? Verzweifelt hielt Caroline Ausschau nach einem ruhigen Winkel, in den sie sich zurückziehen konnte, aber die Auffahrt wurde zu beiden Seiten von einer gewundenen Mauer aus dicken Ziegelsteinen begrenzt. Ihr blieb nur die Wahl, beherzt weiter auf die schreiende Meute der Medienvertreter zuzugehen oder umzukehren und sich wieder auf den Weg zu ihrem Cottage zu machen, das sie mit ihrer Mutter teilte. Ihr Schlafzimmer dort unter dem Dach war zurzeit ihr einziges Zuhause.

Caroline hastete auf die Mauer zu und suchte Zuflucht hinter einer der Kurven, in der sie vor den Blicken der Reporter geschützt war. Erleichtert holte sie tief Luft, ging in die Hocke und lehnte sich an die Backsteinwand, deren Wärme sie durch ihre dünne Baumwollbluse angenehm auf der Haut spürte. Unwillkürlich überkam sie der schmerzliche Wunsch, Douglas möge jetzt bei ihr sein: Er hatte Erfahrung mit der Presse und könnte ihr sagen, was sie tun sollte. Von rechts stürmte das hektische Geschrei der Reporter auf sie ein, links dagegen herrschte nichts als Stille. Ein Vogel zwitscherte, eine Biene summte – und ein junger Mann kam geradewegs auf sie zu geschritten.

»Mrs Blessing!«, rief er schon von weitem.

Caroline wischte sich die Tränen von den Wangen und sah zu ihm hin. Seinem grünen Polohemd nach zu urteilen, musste er zu den Angestellten des Phoenix Spa gehören. Emilio Constanza war es aber nicht, der war größer und schlanker. »Ja bitte? Wer sind Sie?«, fragte sie. Doch die Antwort erübrigte sich, denn der junge Mann war inzwischen so nah herangekommen, dass sie das Namensschild auf seinem Hemd lesen konnte. Darauf stand »Dante«.

»Ich bin der Masseur«, stellte er sich vor.

»Was wünschen Sie?«

»Dr. de Vries hat mich nach Ihnen geschickt, weil Sie gestern um halb drei einen Termin mit ihm hatten.«

Caroline zog die Stirn kraus. »Was für einen Termin?«

»Den hat jeder, gehört mit zum Gesamtpaket. Sie sprechen Ihre Bedürfnisse mit ihm durch, er beurteilt Ihren Allgemeinzustand und legt dann für die Dauer Ihres Aufenthalts die Therapie fest.«

Caroline blickte zu Dante hoch und musste wegen der Sonne die Augen zusammenkneifen. Sie konnte einfach nicht glauben, dass der frisch verwitwete Raoul einfach so zur gewohnten Tagesordnung überging. »Ach ja, natürlich, jetzt erinnere ich mich.« Sie stand auf, klopfte sich die Hose ab und ging auf den jungen Mann zu. »Wie haben Sie mich überhaupt gefunden?«

Dante deutete mit ausgestrecktem Arm in eine bestimmte Richtung und Caroline folgte mit dem Blick seinem gerundeten Bizeps bis hin zur Spitze seines Zeigefingers. »Das Vogelhaus?«

Glucksend schüttelte er den Kopf, wobei sein Pferdeschwanz von einer Schulter zur anderen wippte. »Darin sind Überwachungskameras – die sind hier überall aufgestellt.«

Erschrocken hielt Caroline den Atem an. »Raoul hat hinter mir herspioniert?«

»Spionieren kann man das eigentlich nicht nennen. Ein Sicherheitsbeamter sitzt in einem Kellerraum des Hauptgebäudes, während die Software von einer Kamera zur nächsten wechselt und alles auf Video aufnimmt.«

»Ich bin auf Video aufgenommen worden?« Caroline war fassungslos.

Als ahnte Dante bereits ihre nächste Frage, legte er ihr beruhigend die Hand auf den Arm. »Die Kameras sind nur am Eingang und auf dem gesamten Gelände installiert. Innerhalb der Räume gibt es keine.«

»Das ist ja beruhigend«, stellte Caroline fest und fragte sich, ob Detective Toscana wohl von dieser Sicherheitsanlage wusste. Als Caroline plötzlich an ihr nächtliches Abenteuer in der Küche des Beauty Spa dachte, war sie froh, dass sie ihm reinen Wein eingeschenkt hatte. »Weiß die Polizei …?«

»Oh ja. Dieser Toscana und seine Schlägertypen haben sich heute Morgen das komplette Sicherheitssystem angesehen.«

Für Caroline war Dante ein Retter in der Not und dankbar über seine Begleitung machte sie vor den Reportern kehrt und ging schweigend und erschöpft neben ihm her die Auffahrt hinauf zum Hauptgebäude. Als sie am Küchentrakt vorbeikamen, stieg ihr ein verführerischer Essensduft in die Nase.

»Mrs Blessing, dürfte ich Ihnen einen Vorschlag machen?«

Caroline war in Gedanken bei ihrem kärglichen Frühstück gewesen und hatte bedauert, dass sie sich die Belgischen Vollkornwaffeln mit frischem Obst zugunsten einer Scheibe trockenen Toast hatte entgehen lassen. Ihr Magen knurrte laut und vernehmlich. »Was für einen Vorschlag?«

»Sobald Sie bei Dr. de Vries fertig sind, kommen Sie zu mir.« Er trat hinter sie und legte ihr die Hände auf die Schultern. »Sie sind völlig verspannt, ganz steif, und Ihre Wirbelsäule ist so stark belastet wie eine Matratzenfeder.«

Caroline ließ die Schultern kreisen. »Ja, ich weiß.«

»Um drei habe ich noch was frei.« Er nahm die Hände wieder herunter. »Haben Sie schon mal von Rolfing gehört?«

Caroline lachte. »Rolfing? Das haben Sie sich wohl selbst ausgedacht.« Als sie jedoch seine ernsthafte Miene sah, fragte sie höflich: »Ist das so etwas wie Shiatsu?«

Dante schüttelte den Kopf. »Keineswegs, Rolfing ist eine hochwirksame spezielle Bindegewebsmassage – offen gesagt, nichts für jedermann. Aber ich habe noch selten jemanden getroffen, der es nötiger hatte als Sie.«

Dankbar lächelte Caroline den Masseur an und dachte sich, es könne ja nicht schaden. »Ich werde es Raoul gegenüber erwähnen«, versprach sie.

»Normalerweise schlagen wir eine acht- bis zehnwöchige Behandlung vor«, fuhr der junge Mann fort. »Aber wir können eine Probebehandlung machen, und wenn sie anschlägt, kann ich Ihnen für zu Hause jemanden in Ihrer Nähe empfehlen, der sich mit dieser Massagetechnik auskennt.«

Wo immer mein Zuhause dann sein wird, dachte Caroline bitter und blickte Dante mit einem gezwungenen Lächeln an. »Also gut, dann tragen Sie mich für drei Uhr ein.«

Bereits durch dic halb offene Tür erkannte Caroline, dass die Einrichtung von Raouls Büro das Titelblatt der Juni-Ausgabe des *Architectural Digest* geschmückt hatte, angefangen von den Brokatvorhängen über die Blattmuster-Tapete bis hin zu den riesigen, teuren Kunstbänden, die scheinbar achtlos auf dem Louis-Quinze-Tischchen lagen. Rechts in den Regalen, die in die Wand eingelassen waren, standen Klassiker-Gesamtausgaben in farblich passenden Ledereinbänden. An der linken Wand befand sich auf einem Sideboard ein Globus in der Größe eines Basketballs, auf dem die einzelnen Länder aus Halbedelstein-Intarsien gebildet waren.

Eine Urkunde mit Raouls ärztlicher Qualifikation, falls er überhaupt über eine solche verfügte, war allerdings nirgendwo zu sehen. Andererseits hätte so ein schwarz gerahmtes Diplom wohl kaum zur Einrichtung gepasst und nur nach Angeberei ausgesehen. So stolz Caroline auch auf ihr Juilliard-Diplom war, das in ihrem Arbeitszimmer hing, hätte es auch bei ihr sicher nicht viel Überredungskunst gekostet, es gegen die Miró- oder Klee-Gemälde auszutauschen, die in geschnitzten Goldrahmen über Raouls Sideboard hingen.

In der Nähe des Kamins hatte sich eine getigerte Katze – die der Designer mit Sicherheit passend zu den rostfarbenen Medaillons des türkischen Teppichs ausgewählt hatte – dekorativ auf die Lehne eines dick gepolsterten Ohrensessels gelegt. Als Caroline eintrat, öffnete die Katze ein Auge, musterte sie und befand sie für zu unwichtig, um ihr Mittagsschläfchen zu unterbrechen.

Raoul dagegen schien schwer beschäftigt. Auf seinem Schreibtisch türmten sich Stapel von Papieren und Heftern, bei denen Caroline Patientenakten vermutete. Hektisch blätterte er darin herum und bemerkte seine Besucherin erst gar nicht.

»Raoul? Sie wollten mich sprechen?«

»Wie?« Durch die Brillengläser wirkten seine Augen riesengroß. »Ach, Caroline, nett von Ihnen, dass Sie kommen.« Er schob die Akten beiseite und schaffte unmittelbar vor sich auf dem Schreibtisch etwas Platz, dann sicherte er den größten Stapel mit einem Briefbeschwerer aus massivem Messing in der Form eines Propellers, riss sich die Brille von der Nase und sprang auf: »Setzen Sie sich doch. Bitte, nehmen Sie Platz.«

Der gut aussehende Witwer trat hinter seinem Schreibtisch hervor und bot Caroline den Ohrensessel an. Die Katze rührte sich dabei nicht von der Stelle. Er selbst machte es sich Caroline gegenüber auf einem zweisitzigen Sofa bequem, dessen Stoffbezug einem wunderschönen mittelalterlichen Wandteppich nachempfunden war. Wenn man sich allerdings überlegte, welche Unsummen die übrige Einrichtung dieses Raums verschlungen haben mochte, handelte es sich dabei womöglich sogar um einen echten Wandteppich.

»Nach allem, was gestern passiert ist, Raoul, bin ich ehrlich überrascht, dass Sie heute Ihre Sprechstunde abhalten«, äußerte Caroline, um das momentane peinliche Schweigen zu überbrücken.

»Ich habe keine andere Wahl«, entgegnete er mit entschuldigender Geste. »Schließlich bin ich medizinischer Leiter eines Spas, wie Ihre Mutter mir immer wieder in Erinnerung ruft.«

»Über die Entwicklung der Dinge bin ich genauso überrascht wie Sie.«

»Überraschung trifft es nicht ganz«, bemerkte er. »Überraschung hat was mit Weihnachtsgeschenken oder Geburtstagsfeiern zu tun. Man kann wohl behaupten, dass ich schockiert, entsetzt und völlig am Boden zerstört war.« Nachdenklich legte er den Finger an die Nasenwurzel. »Claudia muss von den finanziellen Ambitionen Ihrer Mutter am Phoenix Spa gewusst haben und Sie hatten doch gewiss auch Ihre Vermutungen.«

Da Caroline ihm darauf keine Antwort geben konnte, wechselte sie das Thema. »Warum haben Sie den Masseur beauftragt, nach mir zu suchen, Raoul? Bestimmt nicht nur, um meine Anwendungen mit mir abzusprechen, oder?«

»Nein«, gestand er und errötete bis zu den Ohren.

»Weshalb dann?«

»Ich hatte gehofft, Sie könnten mir die Pläne Ihrer Mutter für das Phoenix Spa mitteilen.«

»Meine Mutter und ich standen uns nie sehr nahe.« Caroline brach ab und schluckte, denn sie spürte einen Kloß im Hals.

Raoul ließ den Kopf hängen. »Ich komme mir vor wie ein Fisch auf dem Trockenen. Als Claudia noch lebte, wusste ich genau, was jeden Tag zu tun war. Aber jetzt ...« Er hob den Blick. »Ihre Mutter kann ganz schön schwierig sein.«

»Was hat sie Ihnen denn gesagt?«

»Ich soll hier nicht länger rumsitzen, sondern endlich weitermachen.« Er schüttelte den Kopf und war den Tränen nahe. »Aber womit, um Himmels Willen. Ich muss zuerst meine Frau beerdigen!«

Caroline legte über das Tischchen hinweg ihre Hand auf die seine. »Das tut mir so Leid, Raoul, wegen Claudia, aber auch wegen meiner Mutter …« Sie holte tief Luft. »Wegen allem.« Caroline tätschelte seine Hand, lehnte sich wieder zurück und ließ sich tief in den bequemen Ohrensessel sinken. »Kann ich irgendetwas für Sie tun?«

»Solange die Polizei Claudias Leiche nicht freigibt, kann niemand etwas tun, und wer weiß, wie lange das noch dauert.« Er beugte sich vor, stützte die Ellbogen auf die Knie und legte die Finger zusammen. »Die sind sich ja noch nicht mal sicher, wie sie gestorben ist. Zwar deutet alles darauf hin, dass sie erwürgt wurde« – Raoul erschauderte bei dem Gedanken –, »aber was ist, wenn sie noch gelebt hat, als man ihr Gesicht in den Schlamm drückte?«

»Denken Sie besser gar nicht darüber nach, Raoul, sonst werden Sie noch verrückt.«

»Ich kann nicht mehr schlafen und nicht mehr essen«, murmelte er mit leerem Blick.

»Raoul …«

Er schüttelte sich, als müsse er sich von etwas befreien, und blickte Caroline an, als sähe er sie zum ersten Mal. Dann umfasste er ihre Hand und zog sie beim Aufstehen mit sich hoch. »Ach, Caroline, verzeihen Sie mir bitte mein dummes Gefasel.«

Caroline hielt ihn keineswegs für dumm. Ruhig entzog sie ihm ihre Hand und streichelte die Katze.

Raoul gab sich gelassen. »Wir sollten besser über Sie reden.«

Dieses Thema würde ich lieber vermeiden, dachte Caroline bei sich, sagte aber: »Erzählen Sie mir lieber etwas über den jungen Mann, der mich suchen sollte, über Dante. Er hat mich nämlich nach dem Essen für eine Bindegewebsmassage eingetragen.«

Raoul strahlte. »Großartig! Die wird Ihnen hundertprozentig gut tun. Auf diesem Gebiet ist Dante erstklassig. Wir haben ihn vom Broadmoor-Spa in Colorado Springs abgeworben. Claudia hielt das für einen genialen Schachzug!«

Während Raoul weiter über die vortrefflichen Referenzen Dantes alias Daniel Shemanski und über die Vorzüge der Makrobiotik sowie der Homöopathie dozierte und darauf verwies, welch wahre Wunder durch die Colon-Hydrotherapie bewirkt wurden, bewegte Caroline sich ganz langsam zur Tür und hoffte, ihm möglichst bald entkommen zu können. »Wollen Sie mir vielleicht beim Lunch Gesellschaft leisten?«, schlug Raoul vor.

Caroline spürte, wie sich ihr Magen aufbäumte und gegen die Rippen schlug. Wenn sie nicht bald etwas zu essen bekäme, würde sie noch wie Ondine enden. »Ja natürlich«, willigte sie ein, »warum nicht?«

Vince Toscana sah verwundert auf seinen Teller und fragte sich, womit er wohl anfangen sollte. Ganz oben auf einem rosafarbenen, schwammartigen Würfel lag eine Frühlingszwiebel mit fransig geschnittenen, gekräuselten Enden, die wie ein erschrockener Vogel von dem Würfel hüpfte. An den vier Ecken befanden sich winzige Shrimps, jeweils in einen rosettenartig geschnittenen Möhrenkringel gebettet. Dieser wiederum thronte auf einer durchsichtigen Gurkenscheibe, die so dünn geschnitten war wie eine Laborprobe. Angerichtet war das Ganze auf einem welken, wie Löwenzahnblätter aussehenden Yuppie-Grünzeug.

Vince stocherte mit der Gabel im Salat herum. Warum nahmen die hier nicht einfach einen Eisbergsalat, fragte er sich, sägten ein ordentliches Stück davon ab und schütteten direkt aus der Flasche einen Schuss Catalina-Dressing darüber. Tja, das wäre wenigstens ein anständiger Salat!

Ihm gegenüber saß das spindeldürre Model und schob einen Shrimp an den Tellerrand, wo sie ihn mit dem Messer in vier winzige Stückchen teilte. Dann steckte sie eines davon in den Mund und er hätte schwören mögen, sie kaute mindestens hundert Mal darauf herum. Ihr Blick war ins Leere gerichtet, als benötige sie ihre gesamte Energie, um diesen Fitzel Meeresfrucht zu zerkauen.

Als Vince bemerkte, wie krankhaft dünn ihre Arme waren, zuckte er unwillkürlich zusammen und dachte, so knochige Mädchen sollten besser keine ärmellose Kleidung tragen. Rechts neben Ondine saß Christopher Lund und Vince schien es, als betrachte er sie mit einem Interesse, das weit über das übliche Verhältnis eines Managers zu seinem Schützling hinausging. Verdammt, was mochte dieser Kerl bloß wissen? Er selbst war nur ein alter treuer Pantoffelheld, und wenn er diesen Fall nicht bald löste, würde er hier sicher noch verhungern.

An einem Vierertisch in der Nähe der Küche saß Raoul de Vries mit der Gattin des Kongressabgeordneten und dieser gehässigen Hilda Finch, ihrer Mutter. Zu gern hätte er ihre Unterhaltung belauscht – er hätte sogar ein hausgemachtes, mit Käse überbackenes Steak mit allem Drum und Dran dafür gegeben. Hilda war stur wie ein Panzer, aber vielleicht würde es ihm später ja gelingen, Caroline ein paar Würmer aus der Nase zu ziehen. Seit Raoul ihn gestern in der Aktenkammer praktisch auf frischer Tat ertappt hatte, versuchte Vince, dem Mann aus dem Weg zu gehen. Es war ihm gerade noch gelungen, Ondines Akte in den richtigen Schuber zu stecken. Dann war er wieder in die Rolle des umständlichen Fernsehkommissars mit dem zerknitterten Regenmantel und der qualmenden Zigarre geschlüpft, um Raouls Aufmerksamkeit von der Aktenkammer abzulenken.

Während Vince gedankenverloren an einem Möhrenkringel kaute, ließ er seine Blicke durch den Raum schweifen. Vor der Schwingtür, die vom Speisesaal in die Küche führte, standen King David und Emilio Constanza in ein Gespräch vertieft. Emilio wollte eben etwas sagen, doch der Rockstar hob abwehrend die Hand, ging zu de Vries an den Tisch und griff nach der Lehne des leeren Stuhls. Achselzuckend sah Emilio ihm nach. Raoul würdigte King David kaum eines Blickes und schickte ihn nur mit einer Handbewegung fort. Aber der Rockstar fand rasch neue Gesellschaft und kurz darauf saßen Seine Majestät und die Schauspielerin zusammen an dem Tisch am Fenster, steckten die Köpfe zusammen und schwatzten drauflos wie zwei gute alte Freunde, die sich schon ewig nicht mehr gesehen hatten. Sichtlich befangen aßen ihre vier Tischnachbarn artig ihren Salat und mühten sich, das berühmte Paar nicht ständig anzugaffen. So viel also zu Lauren Sullivans Behauptung, sie kenne keinen der anderen Gäste.

Vince kratzte mit den Zinken seiner Gabel über den rosafarbenen Schwamm auf seinem Teller und probierte vorsichtig mit der Zungenspitze davon: Lachscreme. In drei Happen war das gesamte Essen – Shrimps, Möhren, Gurke und alles andere – verschwunden. Dann machte er sich über diese gewellten Pappdeckel her, die man an diesem gottverlassenen Ort als Brot ausgab, und schnappte sich schließlich vom Tablett eines der vorbeieilenden Kellner ein paar Weintrauben.

Nachdem er sich eine Weintraube in den Mund gestopft hatte, wandte er sich dem Mädchen zu. »Ondine heißen Sie also?«

Das Model führte die Gabel, auf der sie ein Stückchen Gurkenscheibe balancierte, nicht weiter zum Mund, und sah vom Teller auf. »Ja, Sir.«

»Haben Sie auch einen richtigen Namen, Ondine?«

»Ondine ist mein richtiger Name.«

»Und wie weiter?«

Erst warf sie Lund einen fragenden Blick zu, als wolle sie sich seiner Zustimmung vergewissern, dann wandte sie Vince ihr Gesicht mit den hohen Wangenknochen in einem Frontalangriff zu. Und plötzlich sah Vince, was schon Hunderte von Fotografen und Millionen von Zeitschriftenlesern und -leserinnen vor ihm fasziniert hatte: die knabenhafte Schönheit und kindliche Verletzlichkeit dieser jungen Frau. Auch ohne jedes Make-up war ihr Lächeln bezaubernd. »Einfach nur Ondine.«

Christopher Lund fuchtelte mit seinem Messer herum und bestätigte: »Ondine, wie sie schon sagte. Sie hat ihren Namen offiziell ändern lassen.«

Hielten diese Leute ihn eigentlich für einen Volltrottel? Vince verdrückte die allerletzte Weintraube und überlegte seufzend, ob er sich auch noch über die Blumendekoration auf dem Tisch hermachen sollte. »Sehen Sie mal, Miss«, begann er geduldig, »Sie waren doch bestimmt mal im ersten Schuljahr, nicht?«

Ondine nickte.

»Welcher Name stand denn da auf Ihrem ersten Zeugnis?«

Ondine legte die Gabel aus der Hand, stützte die spitzen Ellbogen auf das weiße Tischtuch und überlegte lächelnd. »Mary Louise Thorvald.«

»Thorvald«, knurrte er. Vermutlich gehörten über die Vokale solche merkwürdigen Pünktchen, aber wenigstens stammte nicht auch noch sie von diesen verfluchten Italienern ab. »Wo kommt der Name denn her?«

»Aus Norwegen.«

»Also Ms Thorvald«, fing er an.

»Ich habe diesen Namen nicht lange getragen, Detective, ich war nämlich ein Pflegekind und habe meinen Familiennamen so oft gewechselt wie meine Frisur. Sie tupfte sich die Lippen – das einzig Füllige an ihr – mit der Serviette ab, faltete sie sorgfältig zusammen und legte sie neben die Gabel. »Ich war ein ziemliches Problemkind, müssen Sie wissen, deshalb wollte mich niemand lange bei sich behalten.«

Vince sah sie schweigend an. Ganz gleich, welchen Namen sie trug, dachte er, jedenfalls war sie nicht stark genug, um es mit Claudia de Vries aufzunehmen. Ondine hatte ja kaum genug Kraft, eine Gabel hochzuheben, geschweige denn eine hundertdreißig Pfund schwere Frau zu erwürgen und in eine Wanne voller Schlamm zu stecken. Claudia hätte ihr bestimmt mehrfach die zarten Arme gebrochen.

Vince traute seinen Augen kaum, als ein Kellner mit einem Stapel schmutzigen Geschirrs auf dem linken Arm neben Ondine auftauchte und sie ihm einen Wink gab, er könne ihr kaum angerührtes Essen wieder mitnehmen. Mit hungrigen Blicken verschlang er den übrig gelassenen Klecks Lachscreme auf dem lapislazuliblauen Teller. »Mögen Sie Ihren Salat nicht mehr?«

Ondine schob ihm mit ihren sorgfältig manikürten

Nägeln den Teller zu. »Tun Sie sich keinen Zwang an, Detective.«

Im feudalen Empfangsbereich lehnte Caroline sich über die Marmortheke, um sich von Ginger, die an der Rezeption den gesamten Terminkalender führte, bei der Wahl einer Body Lotion, von Feuchtigkeitsprodukten für extrem trockene Haut und einer Haarpflegeserie beraten zu lassen. Vor ihr auf der Theke standen etwa zwanzig Fläschchen in verschiedenen Farben, Formen und Größen aufgereiht, alle mit dem silbernen Etikett der hauseigenen Marke. »Ich weiß nicht so recht«, meinte Caroline zweifelnd, während sie die Inhaltsstoffe einer zart lavendelfarbenen Flasche Body Lotion studierte, »hier ist Kokosöl drin. Diesen Geruch mag ich absolut nicht.«

Mit eingefrorenem, künstlichem Lächeln riss Ginger ihr die Flasche aus der Hand. »Das war alles, was an Body Lotions da ist, Mrs Blessing. Ach, warten Sie …« Ginger drehte sich um, kniete sich hin und zog eine Schublade auf. Mit flinken Fingern durchsuchte sie die dicht gestellten Reihen. Während die junge Frau ihr den Rücken zukehrte, langte Caroline über die Theke und schlug die Seiten des Terminkalenders um einen Tag zurück. Beim Überfliegen der Eintragungen stellte sie fest, dass gestern um die Zeit, als Phyllis Talmadge in den See gestürzt war, überall Anwendungen stattgefunden hatten. Unter den ihr bekannten Namen befanden sich Lauren Sullivan und Ondine, die um dreizehn Uhr dreißig beziehungsweise um vierzehn Uhr einen Termin hatten. Und auch Howard Fondulac hatte es offenbar geschafft, sich um drei zu einer Fußreflexzonenmassage aufzuraffen. Zu Carolines Überraschung hatte sogar ihre Mutter zwischen fünfzehn und sechzehn Uhr Zeit gefunden, im Fitnessraum am

StairMaster zu arbeiten, während Christopher Lund für etwas eingetragen war, das sie nicht entziffern konnte, irgendwas wie: siebzehn Uhr beim Krafttraining.

»Da haben wir noch was!« Triumphierend wandte Ginger sich wieder Caroline zu und bot ihr eine schlanke weiße Flasche an. Auf das Etikett waren grüne Blätter aufgeprägt, die verdächtig nach Marihuana aussahen. »Das hier ist einfach wunderbar und enthält nicht einen Tropfen Kokosöl!«

Caroline las die Liste der Inhaltsstoffe mit einer Aufmerksamkeit, als handelte es sich um eine Textaufgabe bei der Aufnahmeprüfung fürs College: Lanolin, Aloe, Hanf. Sie schraubte den Verschluss ab und schnupperte. Oh ja, der unerwartet leichte, reine Duft gefiel ihr. »Ja, das könnte hinkommen.«

Als Caroline wenige Minuten später bäuchlings und nackt auf dem mit weichem Leder bespannten Massagetisch lag, Beine und Po mit einem Handtuch bedeckt, musste sie an King David denken. Vielleicht wegen der Hanfblätter auf der Body Lotion. Zwar hatte sie Detective Toscana von ihrer Unterhaltung mit dem Rockstar erzählt, aber warum hatte sie dabei eigentlich nicht den Schlüssel erwähnt, den King bei Claudia vermutet hatte? Trotz seiner rauen Großstadtmanieren hatte Toscana sich alle Mühe gegeben, nett zu ihr zu sein. Beim Verhör von Phyllis Talmadge nach deren beinahe tödlich ausgegangenem Sturz in den See hatte er sie sogar zum Krankenhaus mittraben lassen, als wäre sie seine Assistentin. Jedenfalls stand sie in seiner Schuld und hätte den Schlüssel wirklich erwähnen sollen.

Da Caroline schon früher Massagen bekommen hatte, reagierte sie gleich bei der ersten leichten Berührung auf die langen gleitenden, streichenden Bewegungen von

Dantes Handflächen, die kein einziges Mal den Kontakt mit ihrer Haut verloren. Er hatte die Bindegewebsmassage mit warmen ätherischen Ölen eingeleitet – mit Majoran gegen Kummer und Sandelholz gegen Depressionen – und er hatte ihr sogar heiße, eingeölte Steinchen zwischen die Zehen gesteckt. »Ich fühle mich wie die reinste Hedonistin«, schwärmte Caroline.

Dante beugte sich zu ihr und blickte ihr in die Augen. »Und ich verbiete Ihnen, sich deswegen schuldig zu fühlen, denn hier dreht sich alles ausschließlich um Sie.«

Caroline hoffte, diese Konzentration auf ihr Wohlbefinden möge ihr das Gefühl geben, wichtig, wertvoll und liebenswert zu sein.

Doch im Augenblick fühlte sie sich lediglich, als hätte sie keinerlei Knochen im Leib.

Je länger Dantes erfahrene Handflächen und Finger mit der Präzision eines Chirurgen über ihren erschöpften Körper glitten, desto mehr spürte sie, wie sich ihre Muskeln lockerten, die Verspannungen nachgaben und sich schließlich gänzlich auflösten. Zufrieden seufzte sie. Einmal schrie sie sogar kurz auf, als Dante die verkrampften Muskeln entlang der Wirbelsäule lockerte. Er meinte, das sei normal und wäre zu erwarten gewesen. Als er sich mühte, die Verspannungen in ihren Schenkeln zu lösen, biss Caroline sich fest auf die Unterlippe, um nicht erneut aufzuschreien. Sie fragte sich ob dieser Schmerz, der ihr solche Erleichterung verschaffte, wohl mit einer Geburt vergleichbar war.

Eine Geburt! Oh ja, sie hatte sich Kinder gewünscht, Kinder von Douglas. Dazu würde es jetzt nicht mehr kommen und ihre biologische Uhr tickte.

Aber irgendwo lebte ihre Schwester oder ihr Bruder!

Caroline rechnete zurück bis zu dem Jahr, das ihre Mutter am Brown-College verbracht hatte. Das musste 1962 oder 1963 gewesen sein, also wäre ihre Halbschwester oder ihr Halbbruder jetzt über dreißig. Ob sie sich wohl jemals begegnet waren – vielleicht in der Metro, in der Bücherei oder im Wahlkampf –, ohne etwas von ihrer Verwandtschaft zu ahnen?

Theoretisch konnte sie die Schwester der Kassiererin im Supermarkt, die des Mechanikers bei ihrem Volvo-Händler oder die ihrer Friseuse, ja sie konnte sogar Ondines Schwester sein! Ach nein, Ondine war zu jung. Aber die Schwester von Lauren oder Christopher Lund, oder wie wäre es mit Dante? Während seine Hände ihre Füße und Knöchel massierten, kreisten ihre Gedanken um ihren Masseur. Es war schwierig, sich ihn als Bruder vorzustellen. Der Blick seiner bernsteinfarbenen Augen wirkte weise und erfahren, aber sein Gesicht war faltenlos und sein Alter schwer zu schätzen.

Caroline war so entspannt, dass sie nicht klar unterscheiden konnte, ob sie das Geräusch zuerst spürte oder hörte, aber nach und nach wurde das Geknatter eines Helikopters immer deutlicher vernehmbar.

»Entspannen Sie sich!«, beruhigte Dante sie. »Achten Sie gar nicht darauf, wir haben nichts damit zu tun.« Seine Hände wanderten hoch zu ihren Schultern.

Ein Helikopter! Wie dumm von Raoul zu denken, er könne die Presse vom Grundstück fern halten. Bestimmt war das die Regenbogenpresse, dachte Caroline und stellte sich vor, wie die Paparazzi mit ihren Teleobjektiven den Boden absuchten in der Hoffnung, Lauren Sullivan ohne Make-up oder Ondine ohne Kleidung zu erwischen. Wie die Aasgeier! Vage erinnerte sich Caroline an Fotos, auf denen Fergies Liebhaber an ihren Zehen lutschte, während sie oben ohne dasaß. Ihr war klar, dass die Boulevardpresse für ein Foto, auf dem die Gattin des Kongressabgeordneten Blessing mit einem anderen Mann zu sehen war, der ihr an die Schenkel fasste, jede Menge zahlen würde. Nur gut, dass sie hier drinnen lag, außer der Reichweite neugieriger Kameras.

Wie befohlen, achtete sie nicht weiter auf den Helikopter und schwelgte die nächsten zehn Minuten nur in Selbstvergessenheit. Sie fühlte sich wohlig schlaff und träge, wie in einem Kokon. Vielleicht war sie ja schon tot.

»Caroline!«, drang von weit her Douglas' Stimme an ihr Ohr, als käme sie vom anderen Ende eines langen Tunnels. Dante hielt inne und ließ seine Hände sanft auf Carolines Rücken liegen. Es kostete Caroline enorme Anstrengung, den Kopf zu heben und zur Tür zu drehen. Mit gelangweiltem Blick sah sie ihren Ehemann an.

Er füllte fast den gesamten Türrahmen aus. Caroline wunderte sich ein wenig, warum er nicht wie üblich einen Anzug mit Weste trug, sondern Jeans und einen grobmaschigen gelben Pullover. Hinter ihm tauchte bedrohlich sein Pilot Brice auf, der manchmal auch als Bodyguard fungierte. Douglas musste noch mehr Leute mitgebracht haben, denn Caroline hörte die ergebnislosen Proteste der jungen Dame am Empfang: »Halt, da können Sie nicht rein.«

»Lass mich in Ruhe, Douglas«, sagte Caroline, legte die Wange zurück auf das weiche Frotteetuch und schickte ihn mit einer lässigen Handbewegung fort.

Douglas deutete Brice an, er solle draußen warten, und schloss die Tür hinter sich. Caroline hatte den Eindruck, dass Douglas sicher zu gern auch Dante los geworden wäre, aber die Hände des Masseurs begannen mit ihrem letzten Angriff auf die Sehnen in ihrem Nacken, und wieder wurde sie eins mit dem Tisch.

Anscheinend hielt Douglas es für klüger, Distanz zu wahren. Schlank, groß und selbst in seiner Freizeitkleidung elegant wie immer, stand er an der Tür. Durch die halb geschlossenen Lider warf Caroline ihm einen Blick zu und freute sich, dass seine stets verbindliche, selbstsichere Art, die er vor den Fernsehkameras und den Wählern zur Schau stellte, verflogen war. Mit herabhängenden Armen stand er da und ballte mehrmals hintereinander die Hände zur Faust, als sei ihm kalt. »Caroline«, platzte er endlich heraus, »ich werde dir alles erklären.«

»Spar dir deinen Atem, Douglas.«

Er machte einen Schritt auf den Massagetisch zu. »Schatz, es ist nicht so, wie du denkst!«

Widerwillig richtete Caroline sich auf und setzte sich. Bislang hatte sie sich in Douglas' Gegenwart nie unwohl gefühlt, wenn sie nackt war, aber jetzt war es ihr peinlich. Sorgfältig wickelte sie sich das Handtuch um, strich es über ihren bloßen Beinen glatt und verknotete es über der Brust. Dann warf sie ihm einen vernichtenden Blick zu und sagte: »Sie kotzen mich an, Herr Kongressabgeordneter Blessing!«

»Aber Schatz …«

»Es hat sich ausgeschatzt!«

»Ich kann dir alles erklären.«

»Gut, dann erklär mir mal die Hochglanzfotos im Großformat mit genauer Datums-, Zeit- und Ortsangabe.«

Douglas stand mit offenem Mund da. »Du hast einen Privatdetektiv beauftragt?«

»Ich nicht, aber meine liebe Mama.« Dante reichte

ihr den Arm, damit sie vom Tisch rutschen und auf den Boden springen konnte.

»Wo sind die Fotos?«, wollte Douglas wissen.

»Sie waren in meinem Zimmer …«

»Gott sei Dank! Dann kann sie wenigstens niemand …«

»Kommt darauf an, was du mit niemand meinst«, gab sie mit dem Anflug eines Lächelns zurück. »Ich hatte sie versteckt, aber irgendjemand hat gestern mein Zimmer durchsucht. Irgendwer hat sie gefunden.« Sie beobachtete, welche Wirkung diese Nachricht auf ihren Mann hatte. »Detective Toscana hat sie gesehen, als er unser Cottage durchsucht hat. Aber als ich später in mein Zimmer zurückkam, waren sie nicht mehr da.«

Einen Augenblick lang sah Douglas aus wie ein verlassener kleiner Junge und Caroline musste aufpassen, dass sie sich nicht erweichen ließ. Aber genauso rasch war dieser Ausdruck auf Douglas' Gesicht auch wieder verschwunden und er hatte seine Pressekonferenz-Miene aufgesetzt, wie sie es immer nannte.

»Ganz recht, du solltest wohl besser sofort dein Team zur Schadensbegrenzung anrufen.« Caroline schob ihren Ehemann mit einer Hand beiseite und verschwand durch die Tür, die ins Heiligtum der Damensauna führte. »Aber sag deinen Spezialisten im Wiederhinbiegen auch gleich, dass sie keine Zeit damit verschwenden sollen, mich zu bearbeiten!«

Ginger Finnegan an der Rezeption bekam die gelegentlichen Aufschreie mit, die aus dem Massageraum drangen, und hatte sich bereits daran gewöhnt. In die entsprechende Spalte ihres Terminkalenders trug sie ein, wann Mrs Blessings Anwendung beendet war, und fragte sich wieder einmal, warum jemand sich freiwillig diesem ganzen Geknete und Gezerre aussetzte. Seit dieser neue Typ, dieser Dante, da war, hörte man sogar noch mehr Geschrei als vorher, aber alle seine Kunden kamen mit einem verklärten Lächeln heraus und fühlten sich offenbar wie neu geboren. Es ist wohl schon was dran: Wer schön sein will, muss leiden.

Ginger klickte ein paar Mal mit der Maus und schon hatte sie die Eintragungen des Spätnachmittags aus ihrem Terminkalender in den Computer übertragen. Ihr Job erschien ihr als der langweiligste der Welt. Dr. de Vries hatte ihr zwar eine bessere Stelle versprochen, aber das war zwei Tage her, noch bevor seine Frau umgekommen war und diese andere Frau den ganzen Betrieb an sich gerissen hatte. Jetzt war wieder alles offen. Allerdings war Raoul immer der Vernünftigste von allen gewesen, denn immerhin hatte er Claudias albernen Plänen, die Angestellten »Guides« und ihre Anwendungen »Journeys« zu nennen, Einhalt geboten.

Ginger knabberte an ihrem Daumennagel und kratzte mit den Zähnen den veilchenblauen Lack ab. Wenn de Vries auf seiner Runde um halb fünf bei ihr vorbeikäme, würde sie ihn auf ihre Zukunft ansprechen, beschloss sie. Ginger sah sich um und mit einem Anflug von Trotz gepaart mit leichtem Schuldgefühl ging sie zur Musikanlage an der Wand und drehte die Lautstärke herunter, weil sie diese singenden Wale nicht länger ertragen konnte. Enya, Regenwälder, inneres Kind und dieser ganze Mist – sie konnte damit einfach nichts anfangen.

Ihr fiel ein, dass in ihrer obersten Schreibtischschublade die neueste Ausgabe der Zeitschrift *People* auf sie wartete. Mel Gibson, ja das war wenigstens ein Thema, von dem sie etwas verstand. Das Lesen von Zeitschriften während der Arbeit war zwar strengstens verboten.

Trotzdem hatte sie die Schublade bereits halb aufgezogen, als Howard Fondulac, sein Handy ans Ohr geklemmt, hereingeschneit kam.

»Kann ich …?«, begann Ginger, aber er forderte sie zum Schweigen auf, indem er den Zeigefinger an die Lippen legte.

»Wir haben einen Deal abgeschlossen, Kumpel, vergiss das nicht!« Dabei nickte er nachdrücklich. »Ja, sicher doch. Du machst das schon.« Fondulac drückte die End-Taste und stopfte das Handy in seine Hosentasche.

Ganz beiläufig schob Ginger die Schublade mit ihrer Zeitschrift wieder zu, sie hatte bereits Übung darin. So ein Pech aber auch! Zuerst platzte dieser Kongressabgeordnete mit seinen Schlägertypen hier herein und jetzt auch noch dieser Blödmann. »Handys sind im Phoenix Spa nicht erwünscht«, erinnerte sie ihn mit sanfter Stimme.

Fondulac lehnte sich über die Theke zu ihr und grinste sie an. »Ich weiß, Schätzchen, aber wer sollte mich jetzt daran hindern, nachdem die alte Hexe den Löffel abgegeben hat?« Er streckte die Hand aus und berührte mit dem Finger das Namensschildchen auf der Brusttasche von Gingers Uniform. »Sie etwa?«

Ginger schlug ihm die Hand weg und zog die Stirn kraus, denn Fondulac war eindeutig nicht ihr Typ. »Lassen Sie sich durch mich nicht stören«, sagte sie, »ich bin nur eine Angestellte.« Sie reckte sich, so hoch es ging, bis sie in ihren vernünftig flachen Schuhen auf gleicher Augenhöhe mit ihm war. »Wie kann ich Ihnen helfen, *Sir?*«

Er zeigte auf seinen Namen im Terminkalender. »Fondulac. Ich soll mich mit Gustav zum Krafttraining treffen.«

Mit einem leichten Nicken deutete Ginger auf die rechte Tür. »Hier geht's zum Badehaus, Sir. Zum Fitnesscenter gehen Sie da durch, den Weg ein Stückchen geradeaus und dann links. Wenn Sie an den See kommen, sind Sie schon zu weit.« Plötzlich fiel ihr ein, dass Fondulac einmal mit Mel – mit ihrem Mel – zusammengearbeitet hatte, und sie strahlte ihn an wie ein Kronleuchter. »Gustav erwartet Sie sicher bereits.«

Nachdenklich sah sie Fondulac hinterher, bis sich die Pendeltür hinter seinen schmalen Schultern geschlossen hatte, und hoffte, Gustav werde diesem arroganten Kerl die Flötentöne beibringen. Bevor Gustav ins Phoenix Spa kam, war er zwölf Jahre lang mit einem russischen Gewichtheberteam aufgetreten. Ginger lächelte bei dem Gedanken an ihn. Oh ja, mit Gustav könnte sie schon warm werden oder auch mit diesem stattlichen Detective Toscana, der sich zurzeit draußen auf der Wiese um den Helikopter dieses feinen Kongressabgeordneten kümmerte. Sie bevorzugte ältere Männer, die so leicht nichts aus der Bahn warf.

Als Ginger hier noch ganz neu war, gab es unter den jungen weiblichen Angestellten großes Getuschel und Gekicher um Emilio Constanza – die reine Zeitverschwendung! Ihr selbst war sogar eine Verabredung mit Emilio gelungen, aber Jean-Claude, der Ernährungsberater, hatte sie beiseite genommen, die fein säuberlich gezupften, blondierten Brauen hochgezogen und sie belehrt: »Schätzchen, auch wenn du es schon mal bis auf den Bahnsteig geschafft hast – dieser Zug ist für dich längst abgefahren.« Damals war Steve, der Bademeister, ihr Konkurrent gewesen, aber in letzter Zeit hing Emilio immer mit dem Gehilfen des Konditors zusammen rum, einem untersetzten Fiesling mit Haaren auf der Brust namens Geoff. Ginger zog endlich ihre Zeitschrift aus der Schublade und balancierte sie vorsichtig auf den Knien, wo sie hinter dem Schreibtisch vor neugierigen Blicken geschützt war. Mel war verheiratet und hatte sieben Kinder, las sie – er hatte sich also in allen Lebenslagen bewährt. Womit ihre Vorliebe für ältere Männer wieder mal bestätigt wäre.

Vielleicht waren nur Minuten vergangen, vielleicht aber auch Stunden, als Ginger plötzlich einen Schrei hörte. Sie achtete nicht weiter darauf, denn sie nahm an, Dante leiste bei seinem Vier-Uhr-Patienten ganze Arbeit. Die Schreie wiederholten sich jedoch, lang und schrill, als ob jemand eine Katze quälte. Ginger merkte, dass sie gar nicht aus Dantes Kabine kamen, sondern aus dem Fitnessraum.

Sie verließ ihren Posten – was ebenfalls strengstens verboten war – und folgte dem Geschrei. Sie sauste zur Tür hinaus, rannte den Weg entlang, dann mit ausgestreckten Armen durch mehrere Pendeltüren bis in den Raum für das Krafttraining. Ondine, das dünne Model, stieß die Schreie aus und zerrte mit ihren knochigen Armen an den langen Lederriemen des Pilates-Geräts. Ihr schmales Gesicht war rot angelaufen und tränenüberströmt. »Los, helfen Sie mir! So helfen Sie mir doch!«

Ginger schnaufte tief durch. Meine Güte, bei dem Gekreisch konnte man ja glauben, das Model hätte sich eine Brust oder sonst was in dem Apparat eingequetscht – nur dass das arme Mädchen überhaupt keine Brüste besaß. Vielleicht hatte sie sich ja den Finger eingeklemmt. Ginger fragte sich, wo Gustav wohl steckte, und rannte auf Ondine zu, um ihr zu helfen.

Ginger kannte sich mit dem Pilates-Gerät bestens aus, denn als sie noch neu war hier im Phoenix Spa, hatte

Claudia de Vries ihr alles ganz genau gezeigt. Mrs de Vries war durch eine Anzeige in der *Washington Post* auf dieses Gerät aufmerksam geworden und hatte beschlossen, unbedingt eines für ihr Spa anzuschaffen. Sie hatte sich für das Modell »Reformer« entschieden. Für ein Fitnessgerät, das aussah wie eine Kreuzung zwischen einem Krankenhausbett und einem Rudergerät zur erotischen Selbststimulierung, fand Ginger den Namen durchaus passend. Das Gerät war ausgestattet mit Riemen, Steigbügeln, Sprungfedern und Stangen einer Stütze für Nacken und Schultern und einem Gleitpolster, auf dem der Körper ruhte.

Nun ruhte Howard Fondulacs Körper darauf und sein Kopf war gut abgestützt. Allerdings hatte jemand die Lederriemen ganz herausgezogen, sie dem Filmproduzenten wie eine Hundeleine um den Hals gelegt und in einem makabren Bogen festgebunden. Als Ginger nahe genug herangekommen war und Fondulacs Gesicht sah, fasste sie Ondine an den Schultern und zog sie sanft zurück. »Ich glaube, wir müssen Detective Toscana rufen«, sagte sie und versuchte, Ondine zu beruhigen. Ginger nahm das schluchzende Mädchen in die Arme und rieb ihr kräftig den Rücken, ganz oben, wo Ondines Schulterblätter wie marmorne Flügel hervorstanden.

Beim Anblick Fondulacs – der fest in seinen Hals schneidenden Riemen, des verzerrten Gesichts, der weit aufgerissenen, vorquellenden Augen, als blicke er erschrocken auf eine Schrift an der Decke – war Ginger sofort klar, dass weder Detective Toscana noch sonst jemand mehr etwas für ihn tun konnte. Auch wenn es ihnen gestern gelungen war, diese Hellseherin wiederzubeleben, dachte Ginger, bei dem Hollywood-Produzenten Howard Fondulac kam jede Hilfe zu spät.

10

Detective Toscana kam sich vor wie in einem Albtraum. Schon wieder blickte er fassungslos auf eine Leiche, ohne dass es für den Mörder oder das Motiv den geringsten Anhaltspunkt gab. Auch wenn es sich bei Howard Fondulac nicht um einen so spektakulären Mord handelte wie bei Claudia de Vries – fest stand, dass der Mann ebenso unwiederbringlich tot war wie sie. Und ebenso offensichtlich handelte es sich um Mord.

Toscana wünschte sich inständig, es wäre Selbstmord! Damit könnte er den Fall – ordentlich verpackt und gut verschnürt – als erledigt ansehen und endlich diesen unnatürlichen Ort mit seinen unnatürlichen Menschen und vor allem mit seinen unnatürlichen Häppchen-Mahlzeiten verlassen und nach Hause gehen zu seiner Frau. Die konnte wenigstens gut kochen und stellte sich auch sonst ganz geschickt an; im Übrigen war sie lustig und vernünftig und nicht so besessen von ihrem Aussehen.

Bevor er aber woanders hingehen konnte und mal wieder was Anständiges zu essen bekam statt immer nur dieses fade Zeug, musste er erst den Mörder von Claudia de

Vries und Howard Fondulac finden. Und gebe es der Himmel, er möge ihn bald finden, bevor es noch weitere Opfer gab, die erwürgt oder ertränkt wurden oder sonst wie zu Schaden kamen.

Christopher Lund, diese merkwürdige Mischung aus Kindermädchen und Bodyguard, hatte Ondine vom Tatort weggeführt, weil sie ausgesehen hatte wie ein Gespenst. Die Beziehung der beiden war ein interessantes Beispiel für gegenseitige Abhängigkeit. Toscana fragte sich, wer wen letztendlich mehr brauchte. Ondine war einzigartig, jedenfalls so lange, bis ein anderes Mädchen zum Topmodel aufstieg; Lund hingegen konnte durch jeden beliebigen ehrgeizigen jungen Mann ersetzt werden, der einen Blick hatte für ein lukratives Geschäft.

Wer von beiden kassierte das große Geld, beide oder nur sie?

Was mochte der wirkliche Grund für Ondines Aufenthalt im Phoenix Spa sein? Ob sie wohl versuchte, etwas mehr Fleisch auf die Rippen zu bekommen, um ein paar Kurven zu haben und mehr nach Frau auszusehen? Bei dem spärlichen Kaninchenfutter hier war das so gut wie aussichtslos! Vince konnte sich sowieso nicht erklären, wie man hier Leib und Seele zusammenhalten sollte. Wären die beiden Opfer verhungert, hätte ihn das nicht weiter überrascht, aber Howard Fondulac war eindeutig mit den Lederriemen stranguliert worden. Diese Höllenmaschine sah tatsächlich aus wie eines jener Folterinstrumente, die sich die spanische Inquisition ausgedacht hatte, um ihre Opfer zu quälen, was schon mal mit dem Tode enden konnte. Zu schade, dass er es nicht einsetzen konnte, um die Wahrheit aus dem Täter herauszupressen.

Der Polizeiarzt und die Spurensicherung waren schon

unterwegs, aber abgesehen von Fingerabdrücken würden sie ihm nichts Neues bieten können, was er nicht selbst schon gesehen hatte. Da dieser Apparat zur Ausrüstung des Beauty Spa gehörte, konnten alle Gäste mit Fug und Recht von sich behaupten, sie hätten ihn als Fitnessgerät benutzt; und falls man ihre Fingerabdrücke an den Griffen und verstellbaren Teilen des Gerätes fand, hätten sie dafür eine plausible Erklärung. Diese Art der Beweisaufnahme würde ihn also nicht weiterbringen.

Seufzend wandte sich Detective Toscana vom Tatort ab. Jetzt gingen die Verhöre wieder von vorne los. Wieder musste er jedem dieselben alt bekannten Fragen stellen und die Antworten miteinander vergleichen, um in ihren Aussagen eine Lüge oder, besser noch, eine Erklärung zu entdecken. Ach ja, das wäre nicht schlecht, denn dieser verlogene Haufen flunkerte das Blaue vom Himmel herunter.

Caroline Blessing war die Einzige, die noch wie ein normaler, anständiger Mensch wirkte. Kein Wunder, dass sie so angegriffen aussah, nachdem sie Claudia de Vries' Leiche gefunden hatte, ganz zu schweigen von dem Schock, den sie erlitten hatte, als sie die Wahrheit über ihren Ehemann erfuhr. Das nette kleine Ding konnte jetzt bestimmt ein wenig Trost gebrauchen und er würde einen Hamburger und eine Peperoni-Pizza darauf wetten, dass sie von ihrer Mutter verdammt wenig Wärme bekam!

Ondine sah Toscana mit feuchten Augen an. Das arme Mädchen sah aus wie jemand auf dem Plakat einer Wohltätigkeitsorganisation, das die Leute zum Spenden bewegen sollte, frei nach dem Motto: Das könnte auch dir passieren!

»Was hatten Sie eigentlich im Fitnessraum verloren?«,

fragte Toscana. Höchst unwahrscheinlich, dass sie selbst eines der Geräte benutzen wollte; dafür war sie vermutlich viel zu zerbrechlich. »Ich warte, Miss, eh, Ondine!«

Wie ein schmollendes Kind senkte sie den Blick und sah unverwandt auf ihre Hände im Schoß. »Ich habe Emilio Constanza gesucht«, erwiderte sie.

»Wie kamen Sie darauf, er könnte im Fitnessraum sein?«

»Nur so. Er hätte doch durchaus dort sein können.«

»Waren Sie irgendwo mit ihm verabredet? Wann haben Sie ihn das letzte Mal gesehen?«

»Ich kann mich nicht daran erinnern«, sagte sie ärgerlich, »vielleicht gestern oder vorgestern. Und nein, ich war nicht mit ihm verabredet.«

»Warum haben Sie ihn dann gesucht?«

Sie warf ihm einen verächtlichen Blick zu. »Muss ich Ihnen das wirklich in allen Einzelheiten erklären, Detective?« Fragend sah sie ihn an und wartete.

»Machen Sie mir die Freude«, forderte er sie auf, »ich habe nämlich schon vergessen, wie es mit zwanzig war, und ich selbst war nie ein weltbekanntes Model.«

Ondine sah ihn fassungslos an und schnappte nach Luft.

Toscana wartete geduldig.

Ihr Gesichtsausdruck wechselte schlagartig von Wut über Demütigung, Angst, Verwirrung bis wieder hin zu Wut und schließlich zu Selbstmitleid. »Bestimmt nicht, und vermutlich haben Sie auch keine Ahnung, wie es sich anfühlt, einsam zu sein«, entgegnete sie vorwurfsvoll. »Sie können sich das ja gar nicht vorstellen, wie es ist, wenn die Leute Sie nur deshalb mögen, weil es ihr Ego stärkt, mit Ihnen zusammen gesehen zu werden, oder weil selbst die formlosesten Klamotten an Ihnen noch gut aussehen, oder weil Sie sich ein Bein ausreißen, um deren miese Lumpen zu verkaufen, die sonst kein Mensch anrühren würde! Ich musste einfach mal mit jemandem sprechen, der nicht nur darauf aus ist, möglichst viel aus mir herauszuholen!« Sie beugte sich vor. »Ich weiß Bescheid über Emilio. Sagen wir, er wäre bestimmt nicht hinter mir her, weder hinter mir noch hinter einer anderen Frau.«

An ihren Worten war wohl etwas Wahres dran, dachte Toscana. »Machen Sie das häufiger, Miss Ondine, dass Sie Ihr Herz beim Personal ausschütten, wenn Sie sich einsam fühlen?«

Ihr blasses Gesicht verfärbte sich schlagartig dunkelrot und sie stand so abrupt auf, dass ihr Stuhl ins Wanken geriet und beinahe umkippte.

»Setzen Sie sich!«, befahl Toscana.

Ondine blieb stehen, machte aber keine Anstalten, den Raum zu verlassen.

»Na gut, wie Sie wünschen«, sagte er und lehnte sich zurück. »Wann haben Sie Mr Fondulac zum letzten Mal lebend gesehen?«

Da sie so lange darüber nachdachte, war Vince beinahe sicher, dass sie sich eine Lüge zurechtlegte und innerlich abwog, was sie ihm wohl auftischen konnte.

»Ich erinnere mich nicht«, sagte sie schließlich und sah ihm fest in die Augen. »Vielleicht beim Frühstück, vielleicht verwechsle ich es aber auch mit einem anderen Tag.«

Ruckartig beugte er sich vor. »Erzählen Sie mir ganz genau, was Sie gesehen haben, als Sie in den Fitnessraum kamen. Fangen Sie am besten damit an, was geschah, als Sie Ihr Zimmer verließen. Wen haben Sie gesehen, wo und wann? Mit wem waren diese Leute zusammen und was haben sie gemacht?«

Gehorsam begann sie, langsam wie ein Kind, das seine Lektion aufsagt: »Christopher und ich haben miteinander geredet – besser gesagt, er hat geredet und ich habe ihm zugehört oder zumindest so getan als ob. Er merkt es sowieso nicht. Dann blieb er in meinem Cottage und ich bin zum See runtergegangen. Da sah ich diese Hellseherin und dachte mir, ich könnte mich ja mal mit ihr unterhalten.« Sie zuckte die Achseln. »Man weiß ja nie, vielleicht taugt sie schließlich doch was. Aber in Wirklichkeit war sie stinklangweilig und sprach die ganze Zeit nur von sich – und das fünfzehn Minuten lang, ohne wirklich etwas zu sagen. Mir ist schleierhaft, wie so was geht.«

»Sie waren also fünfzehn Minuten mit ihr zusammen?«

»So ungefähr, kam mir allerdings viel länger vor.« Sie machte eine verächtliche Miene. »Ich habe gesehen, dass King David zum Fitnessraum ging.« Bei dieser Aussage beobachtete sie Toscanas Gesicht genau. »Nach einer Minute oder zwei kam er wieder heraus ...«

»Seien Sie bitte etwas präziser! Wie viele Minuten waren es genau?«, wollte er wissen, »zwei, fünf oder zehn?«

Sie verzog den Mund zu diesem leichten, träumerischen Lächeln mit den weit geöffneten Augen, so wie vor der Kamera, wenn sie für ein sündhaft teures Parfüm warb, dank dessen Duft einem angeblich alle Männer zu Füßen lagen. »Zeit kann ich nicht gut schätzen«, sagte sie sanft.

»Versuchen Sie es!« Vince bemühte sich, nicht laut zu werden, aber es gelang ihm nicht.

»Ich kann es nicht, es hängt zu viel davon ab«, protestierte Ondine. »Ich soll hier etwas sagen, was einen anderen Menschen seine Freiheit kosten könnte, wenn nicht sogar sein Leben!«

Plötzlich kam Vince eine Idee. »Ich sage Ihnen jetzt mal was: Sie sind zu Howard Fondulac gegangen, weil Sie die Nase voll haben, nur als Kleiderständer zu arbeiten, und lieber Schauspielerin werden möchten! Howard Fondulacs Comeback und Ondines erster Film!«, knurrte er. »Sie wären bestimmt gut.«

»Meinen Sie?« Ondine fühlte sich offenbar geschmeichelt.

»Natürlich! Sie könnten sich gewiss auf jede Rolle einstellen, denn Sie können die Wahrheit ja nicht mal dann von Dichtung unterscheiden, wenn sie leibhaftig vor Ihnen steht!«

Ondine atmete tief durch und sagte kein Wort.

Auch Toscana schwieg. Glaubte er wirklich, Ondine könnte Fondulac getötet haben? Warum hätte sie das tun sollen? Fondulac hätte Ondine weit mehr gebraucht als sie ihn. Es sei denn – natürlich ... Ihm kam noch eine Idee: Was wäre, wenn es Fondulac gelungen wäre, Lauren Sullivan zur Zusammenarbeit mit ihm zu überreden? Dann hätte er Ondine vielleicht abgewiesen.

»Das ist alles«, entließ er sie, »im Moment jedenfalls.«

Lauren Sullivan reagierte mit ausgelassener Heiterkeit auf seine Frage und lachte aus vollem Halse, als wäre es das einzig Lustige in dieser ganzen schrecklichen Angelegenheit.

»Du lieber Himmel, Detective«, sagte sie, als sie sich endlich wieder beruhigt hatte, »ich weiß, dass es nicht Ihre Absicht ist, mich zu beleidigen, aber ich versichere Ihnen, dass ich es nicht nötig habe, mit so einem Mann zusammenzuarbeiten. Ich gehe mal davon aus, dass Sie nicht mit ihm darüber gesprochen haben. Zugegeben, er tat mir irgendwie Leid, aber nicht einmal er kam auf die

Idee, ich würde mich darauf einlassen. Sogar wenn er betrunken war besaß er noch genug Verstand, um mir ein solches Angebot gar nicht erst zu unterbreiten.«

Obwohl Toscana sich immer wieder sagte, dass auch sie zu den Verdächtigen zählte, war er doch von ihrer strahlenden Schönheit fasziniert. Während er hier so gemütlich mit ihr plauderte und ihrer melodiösen Stimme lauschte, kam er sich vor wie in einer ganz anderen Geschichte, in der alle Beteiligten – selbst wenn es im Moment auch noch so unwahrscheinlich schien – glücklich bis an ihr Ende lebten. Mochte sie zwischendurch auch schuldig erscheinen oder sich Indizien anhäufen, die gegen sie sprachen, so würde sich am Ende doch alles aufklären und der wahre Mörder entlarvt werden.

»Wann haben Sie Mr Fondulac zum letzten Mal gesehen?«, fragte er deutlich vernehmbar.

»Etwa zehn Minuten vor diesem entsetzlichen Schrei«, entgegnete sie. »Ich war nur einen Flur weiter unter der Dusche.«

»Hat Sie jemand gesehen?«, fragte er.

Verblüfft sah sie ihn an und ließ ihr spontanes, helles Lachen hören. »Oh nein, Detective! Als Schauspielerin akzeptiere ich zwar, dass mir das Publikum bei vielen Verrichtungen zusieht, aber gewisse Dinge mache ich grundsätzlich nicht vor Zuschauern. Und dazu gehört auch das Duschen!«

Toscana spürte, wie sein Gesicht glühte, und er hätte sich für seine Taktlosigkeit am liebsten selbst einen Tritt gegeben. Er versuchte es mit Erklärungen und Entschuldigungen, fand es jedoch plötzlich an der Zeit, seine Autorität wieder geltend zu machen.

»Miss Sullivan, es handelt sich hier um einen Doppelmord und ich kann während der Ermittlungen jeden Verdächtigen festnehmen lassen, um die Wahrheit zu erfahren, bevor es zu einem dritten oder gar noch weiteren Morden kommt.«

Sofort wurde Lauren Sullivan wieder ernst und ihr blasses Gesicht verriet, dass ihre Selbstsicherheit nur aufgesetzt war. »Vermutlich war ich die Letzte, die ihn lebend gesehen hat«, gab sie zu, »natürlich abgesehen von seinem Mörder, aber das war nicht ich, so viel steht fest. Im Fitnessraum war ich nur deshalb, weil ich Hilda Finch suchte und gesehen hatte, wie sie in diese Richtung ging. Aber sie war nicht da. Weil es nicht so wichtig war, gab ich die Suche auf und ging stattdessen unter die Dusche.«

»Mrs Finch ging auch in diese Richtung? Wann war das?«

Lauren Sullivan biss sich auf die Lippen. »Circa fünf Minuten vor mir.« Sie war sich ihrer Aussage wohl bewusst und sah ihn mit festem Blick an.

»Warum wollten Sie sie sehen?«, drängte er.

»Sie ist jetzt die Besitzerin«, erwiderte Lauren Sullivan überzeugend. »Es ging um die Anwendungen und ... um etwas Privates.«

Toscana ließ es durchgehen, denn er konnte ihr sowieso nicht das Gegenteil nachweisen. »Vielen Dank, Miss Sullivan, im Moment wäre das alles.«

Sie stand auf und ging. Wie immer bewegte sie sich mit der ihr eigenen Anmut, so dass er ihr unwillkürlich nachschaute, und auch, nachdem sie den Raum schon verlassen hatte, blieb ihr Bild noch minutenlang in seinem Kopf haften.

Als Nächste ließ er natürlich Hilda Finch kommen, die ihn eine Viertelstunde warten ließ. Kurz und knapp stand sie ihm Rede und Antwort, bestritt jedoch jegliche Verantwortung für den Tod von Howard Fondulac oder Claudia de Vries.

»Aber um Himmels willen, Detective«, fuhr sie ihn an, »schließlich bin ich jetzt die Besitzerin. Glauben Sie denn im Ernst, ich möchte hier noch mehr Tote haben? Claudia hat Millionen in die Werbung gesteckt und einen einzigen Mord zu verkraften ist schon schwer genug. Wenn ich mir genug Mühe gebe, akzeptiert man ihn vielleicht als Unglück, aber eine ganze Mordserie wäre schlichtweg eine Katastrophe!«

Solange er ihre vornehmen, scharfen Züge betrachtete und sie ihn mit ihrem durchdringenden Blick ansah, nahm er es ihr durchaus ab, dass ihr Hauptanliegen der Ruf des Spas war und die Morde in erster Linie ein finanzielles Problem für sie darstellten. Mehr bekam er natürlich auch nicht aus ihr heraus. Als sie ging, schien ihm alles noch verworrener als vorher, und er fragte sich, wen er als Nächstes rufen und welche Fragen er ihm stellen sollte.

Nach ihrer ersten kurzen, aber heftigen Begegnung hatte Caroline sich geweigert, Douglas wiederzusehen. Dass früher oder später eine Auseinandersetzung unvermeidbar war, wusste sie aber genau. Schließlich konnte sie sich nicht ewig in ihrem Zimmer einsperren und sie würde sich von diesem verdammten Kerl auch nicht zu einer Gefangenen machen lassen!

Bereits am nächsten Morgen war es dann so weit. Caroline ging runter zum See, auf dessen Oberfläche die ersten Sonnenstrahlen glitzerten. Ein leichter Wind wehte den Blütenduft der Sträucher, die vor den Cottages standen, herüber. Als Caroline die vertraute Gestalt auf sich zukommen sah, empfand sie bei ihrem Anblick unwillkürlich die altbekannte Freude – wie noch vor einer

Woche, als wäre zwischenzeitlich nichts geschehen und alles noch in bester Ordnung.

Doch leider sah die Realität anders aus. Wäre sie nicht so naiv gewesen, hätte sie es gewiss gemerkt. Caroline schluckte, straffte die Schultern und stellte sich Douglas.

Er trat sehr nah an sie heran und seine Gegenwart löste die unterschiedlichsten Gefühle in ihr aus: Trauer über alles, was sie verloren hatte; Hoffnung, es wäre vielleicht doch noch etwas zu retten; Scham über ihre Dummheit, sich von ihm hintergehen zu lassen; und Wut darüber, dass er so falsch war und sie dermaßen ausgenutzt hatte. Caroline rang um Fassung und kämpfte dagegen an, dass ihre Gefühle die Oberhand über ihren Verstand gewannen. »Was willst du von mir, Douglas?«, fragte sie leicht atemlos.

»Hast du dir Zeit genommen, deinen Entschluss hinsichtlich der Scheidung noch mal zu überdenken?« Er kam sofort auf den Punkt. Erstaunlich, dass er nicht zuerst seinen Charme einsetzte oder irgendwelche Ausflüchte suchte. Es sah ihm so gar nicht ähnlich, nicht erst den einfacheren Weg zu versuchen, obwohl er doch immer von sich überzeugt war und genau wusste, dass er die anderen für sich einnehmen konnte. Um ehrlich zu sein, hatte er auch Grund dazu, das zu glauben oder besser gesagt, sie hatte ihm verflixt noch mal allen Grund dazu gegeben! War sie ihm bisher nicht noch jedes Mal in die Arme gesunken, wenn er sich nur stark genug um sie bemüht hatte?

»Weshalb sollte die Zeit an meinem Entschluss etwas geändert haben?«, fragte sie eisig. »Was soll sich denn etwa einen Tag oder ein Jahr später an den Tatsachen ändern?«

Sein Lächeln war völlig unterkühlt. Caroline hatte

ihren Mann auf Grund seines Selbstvertrauens, seines Charmes und seiner Liebenswürdigkeit immer für gut aussehend, wenn nicht gar für schön gehalten. Jetzt aber war er hässlich und irgendwie wirkte er gleichgültig und niederträchtig.

»Könnte doch sein, dass du die Fakten mit etwas Abstand anders siehst«, erwiderte er. »Vielleicht ist dir inzwischen klar geworden, was wichtig ist und was nicht.«

»Du meinst, was dir wichtig ist!«, sagte sie mit einem vernichtenden Blick. »Gott bewahre! Bevor ich eines Tages davon überzeugt bin, Macht und Karriere ist alles und Aufrichtigkeit bedeutet nichts, möchte ich lieber tot sein!«

»Ja.« Douglas steckte die Hände tief in die Taschen, senkte den Blick und sah sie gleich darauf wieder durchdringend an. »Der Tod ist ein ganz anderes Thema, und wenn möglich, möchte ich es lieber meiden.«

Caroline lief es eiskalt den Rücken hinab und sie wusste, dass nicht der Wind vom See dafür verantwortlich war.

»Meine Karriere bedeutet mir viel, Caroline«, fuhr er fort, »und ich habe vor weiterzukommen. Anscheinend hast du das noch nicht begriffen.«

Caroline witterte Gefahr, ließ aber jede Vorsicht außer Acht. »Und ob ich das begriffen habe!«, warf sie wütend ein. »Ich wollte dir ja sogar dabei helfen. Ich hatte mir vorgestellt, an deiner Seite ...« Die überwältigenden Gefühle schnürten ihr fast die Kehle zu. Warum wehrte der Mensch sich nur so verzweifelt dagegen, mit ansehen zu müssen, wie sich ein Traum in Nichts auflöst?

»Das ist genau meine Absicht«, betonte er und einen Moment lang schien er zu schwanken, ob er seinen Charme spielen lassen sollte oder nicht. Sein flüchtiges Lächeln verschwand auf der Stelle und der harte Gesichtsausdruck kehrte wieder zurück. Vielleicht sah er ein, dass es zu spät war.

»Ich will aber nicht!«, protestierte Caroline und ihre Stimme klang wie die eines bockigen Kindes.

»Werde endlich erwachsen, Caroline!«, entgegnete er scharf, während er mit versteinerter Miene auf den See blickte. »Es wird langsam Zeit, dass du wie ein erwachsener Mensch denkst und dich den Realitäten des Lebens stellst. Das hier ist keine Kinderei, bei der du mit deinem Spielzeug um dich werfen und schmollend wegrennen kannst, wenn dir was nicht passt.« Er wandte sich ihr wieder zu. »Wenn du dir nicht ins eigene Fleisch schneiden willst, dann solltest du dir langsam über die Folgen deines Benehmens Gedanken machen.«

Caroline platzte mit einem Lachen heraus, das vor Wut und Entrüstung ganz heiser klang. »Ausgerechnet du musst das sagen! Schließlich steht nicht meine Karriere auf dem Spiel, weil ich mit allem herumgebumst hätte, was nicht niet- und nagelfest ist oder vier Beine hat. Und schließlich habe nicht ich mich dabei auch noch fotografieren lassen!«

Douglas wurde tiefrot. Caroline fragte sich jedoch, ob aus Scham über das, was er getan hatte, oder aus Verlegenheit über seine eigene Dummheit, sich erwischen und alles für die Nachwelt festhalten zu lassen – vor allem für die Zeitungen und das Scheidungsgericht. Könnte sie von Ersterem ausgehen, hätte sie ihm vielleicht vergeben, aber sie fürchtete, dass Letzteres der Grund war.

Douglas' Augen leuchteten, doch sein Blick war hart und viel kälter als die glitzernden Sonnenstrahlen auf dem blauen See. »Damit werde ich schon fertig«, fauchte er.

»Ach ja? Wie denn?«, spottete Caroline. Wut war leichter zu ertragen als Tränen, denn Selbstmitleid wäre jetzt ihr Untergang. Vor ihr öffnete sich eine abgrundtiefe, alles verschlingende Grube, in der all ihre Träume – die zartesten, zerbrechlichsten und wertvollsten Träume, die sie je gehabt hatte – begraben lagen. Auch das war eine Art Mord und sie würde lernen müssen, ihn für den Verrat und seine absichtliche Grausamkeit zu hassen!

Langsam verlor Douglas die Geduld. »Als Erstes wirst du den ganzen Vorfall vergessen und dich genauso wie vergangene Woche als liebende, loyale und ihren Ehemann bewundernde Gattin benehmen. Dann wirst du …«

»Oh, nein! Ich werde mich von dir scheiden lassen«, schrie sie. »Und solltest du auch nur den Bruchteil einer Sekunde annehmen, du könntest mich noch einmal im Leben anfassen, dann hast du dich schwer geschnitten!«

Er sah sie mit großen Augen an. »Mein liebes Kind, du kannst dir nicht vorstellen, wie gleichgültig es mir ist, ob ich dich noch mal anfasse oder nicht! Inzwischen hast du ja wohl mitbekommen, dass ich so viele bezaubernde und willige Frauen haben kann, wie ich nur will.«

»Mach dir bloß nichts vor, Douglas. Für Frauen, die so willig und gefällig sind, gibt es einen Namen. Normalerweise muss man für ihre Dienste bezahlen!«

Er stieß ein kurzes Lachen aus. »Ich habe Dutzende von Freunden, die sehr viel Verständnis für mich hätten. Sie können es sich auch gar nicht anders leisten!« Er schüttelte den Kopf und seine Stimme verlor an Festigkeit. »Nein, Caroline, was auch immer sich privat zwischen uns abspielen mag, in der Öffentlichkeit wirst du die loyale, hingebungsvolle Gattin spielen. Ich habe nämlich die Absicht, eines Tages in den Senat zu kommen, vielleicht sogar ins Weiße Haus, und ich werde bestimmt nicht tatenlos zusehen, wie du mich mit deiner aufgesetzten beleidigten Kleinstadttugend daran hinderst.«

Caroline spürte die von ihm ausgehende Gefahr immer deutlicher und dennoch konnte sie sich nicht zurückhalten. »Kleinstadttugend, wie du es nennst, hat schon mächtigere Männer als dich zu Fall gebracht, Männer, die sich nicht so leicht erwischen ließen!«, sagte sie voller Verachtung. »Du liebe Güte, Douglas, selbst wenn deine mächtigen ›Freunde‹ deine Seitensprünge und Ausschweifungen tolerieren, haben sie sicher kein Verständnis für deine plumpe Ungeschicklichkeit, dich dabei erwischen zu lassen. So viel Grips solltest du ihnen schon zutrauen. Ein Schuft zu sein ist eine Sache, ein Dummkopf dagegen etwas ganz anderes!«

Als sie sein wutverzerrtes Gesicht sah, überkam sie ein wohliges Gefühl der Zufriedenheit. Sie wusste genau, er würde es hier draußen, wo ihn jeder beobachten konnte – womöglich sogar ein herumstreunender Reporter –, nicht einmal wagen, sich seinen Zorn an seiner Körpersprache anmerken zu lassen, geschweige denn, sie zu schlagen. Viel fehlte nicht und sie hätte gelacht.

»Wo wir gerade davon reden, sich erwischen zu lassen«, sagte Douglas gedehnt mit zusammengepressten Lippen, »war schon auch ein wenig leichtsinnig von deiner Mutter, sich auf dem College ›erwischen‹ zu lassen, meinst du nicht? Das sieht der Hilda Finch, die ich kenne, gar nicht ähnlich, aber damals war sie ja auch noch keine Finch!«

Caroline spürte, wie ihr das Blut aus dem Gesicht wich. Woher wusste er das? Die Sonne blendete sie und sie fühlte sich leicht benommen.

»Sag nicht, du wüsstest nichts davon!« Douglas' Stimme klang wie aus weiter Ferne. »Natürlich weißt du Bescheid, sonst würdest du jetzt nicht so reagieren und ein Gesicht machen, als hättest du gerade ein Gespenst gesehen, hab ich Recht?«

»Woher willst du denn davon etwas wissen?«, fragte sie herausfordernd, als wäre die Tatsache, dass er darüber nichts wissen sollte, gleichbedeutend damit, dass er tatsächlich nichts wusste. »Dir hätte sie das nie erzählt, weil sie dir noch nie über den Weg getraut hat!« Aber was spielte es letztlich für eine Rolle, wie er es erfahren hatte? Jedenfalls wusste er davon und nur das zählte – so hässlich und schrecklich diese Erkenntnis auch war.

»Ich weiß es von Claudia de Vries, mein Liebling, von wem denn sonst?« Jetzt war es an ihm, sich über sie lustig zu machen. »Also ehrlich, ich hätte dir ja zugetraut, dass du von selbst darauf kommst. Du bist wirklich eine einzige Enttäuschung, Caroline, denn du bist nicht nur prüde, kindisch und wirklichkeitsfremd, sondern außerdem noch schwer von Begriff. Ich werde dir das ja wohl nicht in allen Einzelheiten erklären müssen. Akzeptiere einfach die Tatsachen und benimm dich wie die wohlerzogene Gattin eines Kongressabgeordneten.«

»Und wenn nicht?« Caroline wollte provozierend, tapfer und vor allem selbstbewusst wirken, aber ihre Stimme klang nur defensiv und voller Panik.

»Ich bitte dich!«, sagte er genervt. »Müssen wir das wirklich alles bis zum bitteren Ende durchspielen?«

Die schrecklichsten Vorstellungen tauchten vor Carolines innerem Auge auf. Würde Douglas etwa versuchen, ihre Mutter zu erpressen, so wie Claudia de Vries es getan hatte? Was hatte er wohl vor? Wusste er nur von dem Kind, weil Claudia ihm davon erzählt hatte, oder verfügte er auch über Beweise?

Aber wen störte so etwas denn heutzutage noch? Vermutlich würde es einem ansonsten eher biederen und oberflächlichen Durchschnittsleben vielmehr noch etwas mehr Glanz und einen Hauch des Geheimnisvollen verleihen.

Ihren Vater konnte damit niemand mehr verletzen oder in Verlegenheit bringen. Und wem drohte durch eine Jugendsünde denn heute noch der gesellschaftliche Ruin?

Dann blieb da aber noch diese andere Frage, die sie sich am liebsten nie gestellt hätte. Wie viel machte es ihr selbst aus? Sie hatte nie ein besonders enges Verhältnis zu ihrer Mutter gehabt, darüber konnten auch die wenigen vertrauten Momente der vergangenen zwei Tage nicht hinwegtäuschen. Wäre sie tatsächlich bereit, sich ihr Leben lang an Douglas zu binden und die Farce ihrer Ehe nach außen hin aufrechtzuerhalten, nur um ihrer Mutter eine peinliche Situation zu ersparen?

Nein, ganz sicher nicht! Hilda konnte sich selbst aus der Patsche ziehen.

Caroline stemmte die Hände in die Hüften. »Du hast dir von Claudia wohl auch den Beweis für deine Behauptungen geben lassen, nehme ich an?«

»Glaubst du vielleicht, ich will deine Mutter erpressen?«, fragte er überrascht.

»Etwa nicht?«, konterte sie. »Oder, genauer gesagt, wohl eher mich.«

»Aber bestimmt nicht damit!«, entgegnete er mit einer wegwerfenden Handbewegung. »Zumindest nicht direkt«, verbesserte er sich. »Wen kümmert's, ob Hilda Finch vor über dreißig Jahren ein uneheliches Kind hatte? Das würde heute wohl kaum noch Schlagzeilen machen.«

Dass es sie nun doch mächtig ärgerte, wie beiläufig er ihre Mutter abtat, überraschte Caroline. Ihr Stolz war verletzt und merkwürdigerweise trat sie sofort zu Hildas Verteidigung an. Auch wenn ihre Mutter besser als jeder andere in der Lage war, auf sich selbst aufzupassen, konterte sie: »Größere Schlagzeilen würde bestimmt ein Kongressabgeordneter machen, fotografiert in sicher sehr eindrucksvollen Stellungen! Das würde einschlagen wie eine Bombe! Hübsch bebildert und nicht so leicht zu leugnen ... mein Liebster!«

Douglas war kreideweiß, aber seine Augen funkelten. »Wahrscheinlich hat nur einer wirklich Interesse an dem Fehltritt deiner Mutter, der aber dafür umso mehr, vor allem wenn ich ihm mitteile, dass ich es von Claudia de Vries weiß.«

»Meinst du ... meinen Halbbruder? Ich nehme an, es handelt sich um einen Bruder, weil du ›er‹ gesagt hast,« vermutete Caroline atemlos und mit klopfendem Herzen.

»Nein, du Dussel!«, erwiderte er scharf. »Ich meine Detective Toscana!«

Mit einem Mal wurde Caroline alles entsetzlich klar. Sie konnte an seiner triumphierenden Miene und an seinem gehässigen Grinsen ablesen, dass er nur zu gut wusste, welchen Schrecken er ihr eingejagt hatte.

»Ein ziemlich gutes Motiv für einen Mord, meinst du nicht?«, fuhr er in ruhigem Ton fort. »Diese jahrelange Erpressung, die Macht, der Hass und ganz zu schweigen davon, dass sie dadurch dieses lukrative, hübsche Unternehmen hier geerbt hat.« Er machte eine ausladende Geste auf die Gebäude, den See, die Bäume und Blumen und auf die umliegenden Cottages. »Andere haben schon für weit weniger jemanden umgebracht und so gierige Frauen wie deine Mutter, die jahrelange Demütigungen und Angst vor Entdeckung durchgemacht haben, erst recht.«

Carolines Mund war trocken und ihr Herz schlug so heftig, dass sie meinte, ihr ganzer Körper müsse davon erbeben.

»Das würdest du nicht ...«

»Natürlich nicht«, stimmte Douglas zu und beugte sich leicht vor. »Ich helfe dir, das Verbrechen deiner Mutter zu vertuschen, mein Liebling«, das letzte Wort betonte er sarkastisch, »und du hilfst mir, meine kleinen Affären zu vertuschen. Was hältst du davon?«

Caroline starrte ihn ungläubig an. »Das ... das geht nicht! Ich habe dir doch schon gesagt, dass ich die Fotos nicht mehr besitze. Irgendwer hat sie mitgenommen!«

»Ich bitte dich! Fällt dir nichts Besseres ein?« Seine Stimme triefte nur so vor Spott.

»Das ist die Wahrheit!«, versicherte sie ihm verzweifelt. »Ich habe sie nicht, das schwöre ich dir, Douglas!«

Er sah sie an, als hätte sie ihn geschlagen. Eine Weile stand er reglos da; Angst und Wut spiegelten sich auf seinem Gesicht, doch rasch hatte er sich wieder im Griff und warf ihr einen giftigen Blick zu: »Dann solltest du dich schleunigst darum kümmern, dass sie wieder auftauchen – oder deine Mutter wird wegen Mordes verhaftet. Das ist mein voller Ernst!«

»Aber ... ich ...«, begann sie.

»Kümmere dich darum!« Mit diesen Worten drehte er sich um und ging mit gestrafften Schultern und hoch erhobenen Hauptes davon. Seine Schritte waren im Gras kaum zu hören.

Caroline war selbst erstaunt, wie sehr ihr daran gelegen war, ihre Mutter zu retten. Das hätte sie sich nie träumen lassen. Was auch immer zwischen ihnen gewesen sein mochte, spielte jetzt keine Rolle mehr. Nur das Cello zählte, als hätte diese eine freundliche Geste allen Streit, alle Kritik und Einsamkeit getilgt. Um jeden Preis musste sie diese Fotos finden und sie Douglas geben. Später, wenn Detective Toscana Claudias und Howard Fondulacs Mörder gefunden hätte, würde sie Douglas verlassen. Und falls es Toscana nicht gelang, würde sie selbst den Mörder finden … und die Tat beweisen. Zum Teufel mit Douglas! Zum Teufel mit ihm!

11

Mit hochrotem Kopf stand Caroline da und spürte das Blut so stark in ihren Schläfen pochen, dass sie glaubte, jeden Augenblick müsse ihr vor Wut der Schädel platzen und ihre Blicke müssten Douglas eine geballte Ladung Granatsplitter hinterherschicken. Hauptsache, sie träfen ihn mitten ins Herz!

Auf der Terrasse am Swimming-Pool stand Detective Toscana und hielt ein Glas mit einem bräunlichen Getränk in der Hand. Er winkte ihr durch den Gitterzaun zu, aber sie achtete nicht auf ihn, sondern ging – den Kopf gesenkt und den Blick fest auf den Boden gerichtet – an ihm vorbei. Sein Bild ging ihr jedoch nicht mehr aus dem Kopf: Wie ein dicker Braunbär im Zoo hatte er durch die Gitterstäbe gespäht. Zweifellos würde er gern ihre Mutter so sehen – hinter Gittern, wie sie auf die tägliche Fütterung wartete!

Kaum befand sich Caroline außer Sichtweite des Detectives, zögerte sie. In ihrem Cottage würde sie ihre Mutter antreffen und im Moment war ihr nach Gesellschaft, wie teilnahmsvoll auch immer, einfach nicht zumute. Nicht einmal die professionellen, wohltuenden

Anwendungen der Spa-Mitarbeiter könnte sie derzeit ertragen.

Das Einzige, was sie brauchte, war ihr Cello – eine stürmische Auseinandersetzung mit Zeller, um die schlimmste Wut zu vertreiben, danach eine halbe Stunde Bach. Johann Sebastian Bach verstand es, mit der Schönheit und Klarheit seiner Musik selbst den aufgewühltesten Geist zu besänftigen.

Vor lauter Sehnsucht danach, die metallenen Saiten zu berühren und das feste, warme Holz des Cellohalses zu fühlen, zuckten die Finger ihrer linken Hand. Aber leider befand sich das Cello bei ihrer Mutter im Cottage und im Augenblick konnte sie keinen anderen Menschen um sich ertragen. Voller Verzweiflung schaute sie sich nach einem Zufluchtsort um, wo sie den Blicken aller entzogen wäre.

Aus den Zweigen der Bäume hinter dem Hauptgebäude wehte ihr ein plötzlich aufkommender leichter Wind den reinen, intensiven Duft nach Harz entgegen und es erschien ihr wie ein schwacher Gruß ihres Cellos. Entschlossen bog sie in den erstbesten Weg ein, der sie aus dem bebauten Teil des Spa-Bereichs hinausführte, und machte sich auf in die lockende grüne Tiefe des Waldes.

»Sieht aus, als wäre die Lady nicht so ganz glücklich mit ihrem Ehemann, meinen Sie nicht auch, Detective?« Emilio Constanza wippte in seinen makellos weißen Mokassins vor und zurück, während er lässig ein Tablett auf einer Hand balancierte. »Worum ging es da wohl, was glauben Sie?«, fragte er und deutete mit dem Kopf in die Richtung, wo soeben der Ehestreit stattgefunden hatte, dessen unfreiwillige, wenn auch sicher nicht uninteressierte Zeugen der Detective und er geworden waren –

wenn man von dem Hausmeister, der die Filter des Pools reinigte, einmal absah.

»Gut, dass Sie kommen.« Die Sonne hatte den Gitterzaun am Swimming-Pool stark aufgeheizt und Toscana spürte die Wärme der Metallstäbe. Rasch zog er das Gesicht vom Zaun zurück und nahm gedankenverloren einen langen Schluck von dem Eistee, den Emilio ihm gebracht hatte. »Oh ja, der schmeckt.«

»Spezialrezept«, lächelte der Kellner, »Phoenix Sun Tea, besteht aus Orange Pekoe, grünem Tee, Ginseng und Ginkgo. Außerdem noch ein Spritzer Papayakonzentrat, ein Tropfen Kiwinektar, und voilà!«

»Was Sie nicht sagen!« Toscana spähte tief ins Glas, schnupperte argwöhnisch und schüttelte den Kopf. Dann deutete er in Richtung Rasen, auf dem – immer noch starr vor Wut – Douglas Blessing stand. Wie aus dem Nichts war plötzlich seine Assistentin aufgetaucht. Bei ihrem Anblick musste Toscana an Moskitos denken, die auch immer aus dem Nichts auftauchen und einem ins Ohr summen. Blessing nahm sie gar nicht zur Kenntnis, sondern stand nur mit geballten Fäusten da, während sie ihm die Hand auf den starren Arm legte und ihm geschäftig etwas zuflüsterte. Toscana trank sein Glas leer und stellte es auf Emilios Tablett zurück.

»Ich sag Ihnen was, Kumpel. Gehen Sie und sagen Sie diesem Kongressabgeordneten, dass ich ihn gern mal eine Minute sprechen möchte. Und bringen Sie doch noch mehr von diesem Zeug da in mein Büro, ähm, wenn's geht, eine ganze Kanne voll – und zwei saubere Gläser.«

»*Saubere* Gläser«, wiederholte Constanza würdevoll und machte eine kleine Verbeugung, wobei ihm das dichte dunkle Haar ins Gesicht fiel. »Hab's notiert, Sir.«

Zwischen den Blättern des Efeus, der sich aus dem Blumenkübel auf dem Boden über die ganze Wand ihres winzigen Nagelstudios rankte, suchte Karen McElroy nach einem verloren gegangenen Gegenstand. Plötzlich tauchte hinter den Glasbausteinen oberhalb des Efeus ein fahles, gespenstisches Gesicht auf; es sah aus, als sei es von Wasserpflanzen umrahmt. Große, vorquellende Augen starrten sie an und der Mund öffnete sich lautlos wie bei einem Fisch, der nach Luft schnappt.

»Huch!« Erschrocken sprang Karen zurück und stieß gegen den Wagen mit dem Depiliergerät, das mit heißem Wachs gefüllt war. Der Wagen schoss quer durch den Raum und ein wahrer Metallregen von Nagelhautscheren, Nagelfeilen und Hornhautraspeln ergoss sich auf den Boden. Im selben Augenblick öffnete sich die Tür.

»Ach du lieber Gott.« Karen drückte sich die Hand auf den üppigen Busen, als wolle sie ihr Herz fest halten, damit es ihr nicht aus der Brust sprang und mit lautem Platsch in dem Aloe-Zitrus-Bad landete. »Ich dachte, Sie wären ein Gespenst!«

»Tut mir Leid«, entschuldigte sich Ondine, die zögernd in der Tür stand und fast ebenso erschrocken aussah wie Karen. »Ich wollte Sie nicht erschrecken. Sind Sie ... könnten Sie ... na ja, ich meine, es ist nicht so wichtig ...«

»Nein, nein, kommen Sie nur herein!« Karen fasste Ondine am Handgelenk und war froh, dass es sich warm anfühlte. Das arme Ding sah aus wie ein wandelndes Skelett, aber wenigstens war sie lebendig. »Ich war gerade auf der Suche nach meinem Wasserspeier und auf einmal sehe ich Sie dort durch das Glas. Vorher war ich nämlich in der Lounge und da reden alle nur von dieser Lady, die in den See gefallen ist. Ich musste gerade daran denken und ausgerechnet in diesem Moment tauchen Sie auf – mit dem weißen Gesicht und dem üppigen Haar …« Karen deutete auf ihren ordentlich gekämmten, blonden Pferdeschwanz und danach auf Ondines wolkige Mähne. »Ehrlich gesagt, ich dachte, Sie wären eine Ertrunkene.«

Karens Erklärung trug nicht gerade dazu bei, dass der entsetzte Ausdruck von Ondines Gesicht wich. »Einen Wasserspeier suchen Sie, haben Sie gesagt?«

»Jaja, Sie kennen doch sicher diese kleinen Männchen aus Stein, die immer oben auf den Kirchen sitzen.« Mit einer aufwärts gerichteten Geste deutete Karen auf ein imaginäres gotisches Gemäuer, dessen Dachfirst mit steinernen Wächtern flankiert war. »Eine meiner Kundinnen hat ihn mir aus Frankreich mitgebracht. Er stammt aus Notre-Dame, wie in dem Film mit dem Buckligen«, fügte sie stolz hinzu. »Eigentlich ist hier sein Platz« – sie zeigte auf den Rand des Pflanzkübels –, »das sieht nämlich so niedlich aus, wenn er sich da zwischen den Blättern versteckt. Leider landet er immer wieder im Kübel, weil der Typ, der die Pflanzen gießt, ihn nicht sieht und ihn beim Gießen jedes Mal umstößt. Aber das macht nichts, bisher habe ich ihn noch jedes Mal wiedergefunden. Was kann ich für Sie tun?«, fragte sie und setzte ihr charmantes, hilfsbereites Lächeln auf.

Ondine lächelte zurück, denn wie alle Gäste war auch sie von Karens liebenswürdiger Gefälligkeit und ihrem breiten West-Virginia-Akzent angetan. »Tja, ich will Sie nicht belästigen, ich habe mir nur …« Sie streckte ihre schmale, blasse Hand aus, an der ein rosa Nagel abgebrochen war. »Ob Sie mir den wohl reparieren könnten?«

»Mich belästigen? Aber wo denken Sie hin? Was glauben Sie wohl, wofür man mich hier bezahlt?« Mit einem herzlichen Lachen winkte Karen Ondine zu dem gepolsterten, cremefarbenen Ledersessel, der hinter ihrem Arbeitstisch mit dem Spiegel darauf stand. »Nehmen Sie Platz, Schätzchen. Das bringen wir gleich wieder in Ordnung.«

Sofort fing sie an und entfernte professionell den rosafarbenen Lack. Außer dem abgebrochenen Nagel waren noch zwei weitere eingerissen, wobei dem einen sogar ein Stückchen an der Seite fehlte. Als Karen den Schaden sah, schnalzte sie mit der Zunge und legte sich Nagelpuder, Pinsel und flüssigen Nagelkleber zurecht.

»Ach du liebe Güte, was haben Sie denn da gemacht?«

Ondines Haut nahm einen rosigen Schimmer an. Man konnte sie nicht unbedingt als hübsch bezeichnen, dachte Karen, aber sie hatte einen verflixt feinen Teint. Abgesehen von dieser kleinen Hautverfärbung am Auge störten keinerlei Sommersprossen, kein Muttermal und nicht mal eine einzige erweiterte Pore ihr makelloses Gesicht. Das kurze Erröten – falls man überhaupt davon reden konnte – erinnerte an eine weiße Rose in voller Blüte, dachte Karen und war ganz angetan von ihrem poetischen Vergleich.

»Ich habe mir die Hand an einem Fitnessgerät eingeklemmt«, erklärte Ondine. »Es schnellte zurück und riss mir dabei den Nagel ein.« Zur Illustration bewegte sie den Finger mit dem eingerissenen Nagel hin und her.

»Ach ja, das kriege ich hier alle Tage zu sehen.« Karen tupfte kurz in die Klebeflüssigkeit, dann in den Puder, formte daraus ein winziges Kügelchen und gleich darauf breitete sich auf dem eingerissenen Nagel eine wunderbar glatte Acrylschicht aus, die den Riss abdichtete und verschwinden ließ. »Besonders leicht passiert so was an diesem Pilates-Dings, aber … Ach, je! Das haben Sie doch wohl nicht benutzt?«

Entsetzt bei dem Gedanken an das, was ihr die anderen Kollegen über diesen armen Mann erzählt hatten, der in diesem Apparat stranguliert worden war, schüttelte sie den Kopf. Das war doch der gewesen, dessen Name sie an ein Gericht aus geschmolzenem Käse erinnert hatte, ja genau, Fondue sagte ihre Mama dazu – für Karen war es allerdings nichts als warmer Schmelzkäse. Der Tod dieses Mannes hatte sie nicht allzu tief berührt; sie wunderte sich nur, dass solche Unfälle hier nicht noch viel häufiger passierten.

»Oh nein«, wehrte Ondine ab, »natürlich nicht.«

Da Karen den Blick auf ihre Arbeit konzentriert hielt, konnte sie Ondines Gesichtsausdruck nicht sehen. Ihre Stimme aber klang aufgewühlt. Das war ja schließlich auch kein Wunder, dachte Karen. Die Stirn in Falten gelegt, die Zungenspitze zwischen den zusammengepressten Lippen, konzentrierte Karen sich darauf, den abgebrochenen Nagel zu reparieren, indem sie ihm eine künstliche Spitze aufsetzte und ihm die richtige Form gab.

Seit die Nachricht von Mrs de Vries' Tod bekannt geworden war, hatte ihre Mama in halbstündlichen Abständen angerufen und Karen gebeten, ihre Stelle aufzugeben und sofort nach Hause zu kommen. Nachdem Mr Schmelzkäse erstickt war, hatte auch Großmutter McElroy ständig zum Hörer gegriffen, bis Karen schließlich den Stecker rausgezogen hatte, damit sie überhaupt noch mal zum Arbeiten kam. Inzwischen aber überlegte sie selbst, ob es ratsam war, noch länger hier zu bleiben. Beim kleinsten Geräusch sprang sie auf und hatte das Gefühl, als krabbelten ihr kleine Mäuse die Wirbelsäule hoch.

Eigentlich konnte es ihr ja egal sein, was hier im Spa los war, denn schließlich hatte es nichts mit ihr zu tun. Immerhin war das der beste Job, den sie je gehabt hatte; sie verdiente drei Mal so viel wie bei einer vergleichbaren Tätigkeit in der Stadt und hatte nicht mal halb so viel zu tun. Außerdem hatte sie sowohl Mama als auch Großmama erzählt, dass es hier vor Polizei nur so wimmelte und dieser nette Detective ab und an auch bei ihr vorbeikam, sie anlächelte und ihr zuwinkte. Der würde schon aufpassen, dass kein Killer hinter ihr her wäre, da konnte sie ganz sicher sein.

»Na bitte.« Karen bewunderte ihr Werk; alle Nägel waren wieder gleich lang, an den Spitzen leicht oval geformt und glänzend. »Sie haben richtig schöne Hände, Schätzchen, so lange Finger und ein so hübsches Nagelbett – ich meine, Sie haben einen so schön tiefen Nagelansatz. Ja, genau so müssen elegante Nägel aussehen. Meine sind leider nicht so.« In einer kurzen Demonstration bewegte sie die Finger ihrer freien Hand. »Selbst wenn ich mir lange Nägel aufklebe, nutzt das nichts. Dann sehen sie trotzdem nicht so aus wie bei Ihnen ... wissen Sie, ich könnte schwören, ich hätte solche Hände wie Ihre vor kurzem schon mal irgendwo gesehen. Wenn auch nicht ganz genau die gleichen, aber doch fast so. Möchten Sie sich jetzt nicht einen hübschen Lack aussuchen? Wie wäre es noch mit einer Pediküre, dann können wir dieselbe Farbe auch gleich auf die Zehnägel auftragen.«

Karen ließ Ondine ganz vertieft vor dem großen Regal mit Dutzenden von Fläschchen des speziell für Phoenix Spa angefertigten Nagellacks zurück und ging zu der kleinen Nische, in der sie die Pediküre vornahm. Der thronähnliche Sessel, der prachtvoll in ein kühles blaues Licht getaucht dastand, war ihr ganzer Stolz. Hier sollte sich die Kundin, umgeben von einem wohltuenden Duft nach Seetang und Meersalz, wie eine Meerjungfrau fühlen, die auf einem Felsen sitzt, während die Fische des Riffs an ihren Zehen knabbern.

Unbewusst tippte Caroline mit den langen, schlanken Fingern ihrer linken Hand, deren Nägel sorgfältig manikürt waren, an das Hosenbein ihrer Jeans und drückte im Geiste auf den Steg ihres Cellos, während sie sich vorstellte, das Allegretto von Saint-Saëns' *Danse Macabre* zu spielen. Sie befand sich jetzt offenbar irgendwo ein Stück weit von den Hauptgebäuden entfernt. Wie eine reinigende Flut hatte sich das grüne Blättermeer über den Schieferdächern geschlossen, als sei das Spa wie Atlantis in den Tiefen des Ozeans versunken. Welch ein Glück!

Carolines Schritt verlangsamte sich und ziellos wanderte sie weiter, während ihr das lange vernachlässigte musikalische Repertoire nach und nach wieder einfiel. Sie war froh, denn die Töne kamen wie von selbst. Dass es nicht leicht sein würde, mit ihrem gegenwärtigen Können wieder aufzutreten, war ihr durchaus bewusst, aber es war schon aufregend und beruhigend zugleich, an wie vieles sie sich doch noch erinnerte und wie sich ihre Finger ganz instinktiv streckten und nach den Klängen in ihrem Inneren automatisch die richtigen Bewegungen ausführten.

Caroline wich vom Weg ab und schlurfte durch dichte Lagen trockenen Laubs, das vom letzten warmen Sommerregen noch dampfte und unter ihren Schritten zerdrückt wurde. Durch die Fichten- und Buchenzweige fiel ein sanftes blaugrünes Licht ein und das Flüstern des Windes in den Blättern erinnerte an das entfernte Rauschen der Brandung. Die leisen Geräusche des Waldes störten jedoch nicht die Klänge in ihrem Kopf.

Dam, da-da-da-da dam, da-da-da-da dam, dam, dam, dam ... Wie immer beschwor die Musik vor ihrem inneren Auge Bilder herauf: Kobolde, die mit gottloser Schadenfreude um einen Zauberkessel tanzten, in den sie ihre Zutaten hineinwarfen, und plötzlich zurücksprangen, wenn der Inhalt hochschoss und sich wie die Funken eines Feuerwerks über sie ergoss.

Die, diedel-diedel die-die-die, die, diedel-diedel die-die-die ... Plötzlich blieb Caroline wie angewurzelt stehen, denn sie merkte, dass die hohen Töne nicht aus ihrem Inneren kamen, sondern jemand ganz in ihrer Nähe den Violinpart sang.

Die Hände wie zum Schutz erhoben, drehte sie sich auf dem Absatz um.

»Diedel-diedel, die-die-dam!«, beendete Phyllis Talmadge ihren Auftritt und verbeugte sich mit einem Lächeln wie nach einer erfolgreichen Darbietung. »Ich wusste doch, dass Sie das nicht vergessen würden«, sagte sie und erhob sich wieder. Das Lächeln lag immer noch auf ihren Lippen, aber ihr Blick war leer, als sähe sie durch Caroline hindurch.

Durch die unerwartete Begegnung erschreckt und verwirrt, reagierte Caroline nicht mit Protest, sondern stammelte nur: »Dass ich was nicht vergessen würde?«

»Na, was wohl!« Phyllis zog verwundert ihre buschigen Augenbrauen hoch. »Ihre Musik natürlich. Sie müssen wissen, dass ich Sie immer beobachtet habe, wenn Sie mit den Symphonikern spielten. Auch innerhalb des Orchesters wirkten Sie immer so ... so voller Leben! Und bei einem Solo waren Sie einfach genial, meine Liebe.« Seufzend schüttelte Phyllis den Kopf.

»Sie haben mich spielen hören ... oh.« Der Schreck saß Caroline zwar immer noch in den Gliedern, aber sie musste zugeben, dass das Echo aus ihrer Vergangenheit sie durchaus angenehm berührte. »Ich hatte ja keine Ahnung, dass Sie Musikliebhaberin sind. Spielen Sie auch selbst oder kennen Sie den Violinpart von den Aufführungen her?«

Die ältere Frau hatte sich wieder in Bewegung gesetzt und Caroline ging ganz selbstverständlich neben ihr her.

»Oh, ich spiele tatsächlich ein wenig, aber natürlich kann ich mich nicht mit Ihnen messen«, sagte sie mit wegwerfender Handbewegung.

»Ich bin längst nicht mehr so gut, wie ich mal war«, gestand Caroline wehmütig. »Vielleicht werde ich es irgendwann mal wieder sein, aber jedenfalls nicht,« – sie deutete zu den Hauptgebäuden hinüber – »solange das hier nicht alles zu Ende ist.« Sie räusperte sich, denn ihr fiel wieder ein, dass Phyllis selbst angegriffen worden war – zumindest dem Anschein nach.

Plötzlich wurde Caroline bewusst, dass außer ihnen weit und breit niemand war. Wie zufällig ließ sie die Hand über ihren Schenkel gleiten und vergewisserte sich, dass sie den Schlüssel zu ihrem Cottage mit dem schweren Anhänger in der Tasche hatte. Das war zwar keine großartige Waffe, aber schließlich war sie jünger, größer und kräftiger als die ältliche Hellseherin.

»Geht es Ihnen auch wirklich gut, Ms Talmadge? Dürfen Sie denn schon wieder Spaziergänge unternehmen?«

Erst jetzt, als Caroline sich die Zeit nahm, die ältere Frau genauer anzusehen, bemerkte sie, dass diese tatsächlich sehr blass und unwirklich aussah und ihre Haut fast ebenso grau war wie ihr Haar. Statt auf die Frage zu antworten, sah Phyllis Caroline nur eindringlich an.

»Spielen Sie auf jeden Fall weiter«, beschwor sie Caroline, »das wollte ich Ihnen nur gesagt haben, und lassen Sie sich durch nichts, was hier passiert, davon abhalten.«

»Was meinen Sie damit?« Carolines ursprünglicher Schreck über das plötzliche Auftauchen der Hellseherin machte einem deutlichen Unbehagen Platz. »Was soll denn noch alles passieren?«

Phyllis neigte den Kopf zur Seite, als höre sie etwas oder als lausche sie jemandem.

»Das brauchen Sie nicht zu wissen«, entgegnete sie.

»Wie bitte? Was meinen Sie damit?«

»Es wird noch so manches passieren«, verkündete Phyllis geheimnisvoll, »aber Ihnen geschieht nichts. Menschen, die Ihnen nahe stehen« – erneut neigte sie den Kopf zur Seite und ihr Gesicht nahm wiederum diesen lauschenden Ausdruck an – »Menschen, die Ihnen sehr nahe stehen«, verbesserte sie sich, »werden Schaden erleiden, aber Ihnen passiert nichts.«

»Wer? Wen meinen Sie damit? Meine Mutter? Wird meiner Mutter etwas zustoßen?«

Das ist ja lächerlich, dachte sich Caroline, geradezu absurd! Hätte man sie noch vor einer halben Stunde gefragt, hätte sie auf die Vorstellung, jemand könnte übernatürliche Kräfte besitzen, mit äußerster Skepsis reagiert und jeden, der vorgab, über solche Fähigkeiten zu verfügen, links liegen gelassen. Doch kaum sah es so aus, als könnte es für sie persönlich relevant sein, war sie genauso interessiert wie jeder andere Anrufer bei einer Wahrsager-Hotline.

Andererseits wusste sie ganz genau – und bei diesem Gedanken lief es ihr eiskalt den Rücken hinunter –, dass sie nicht laut gesummt hatte, und trotzdem hatte Phyllis Talmadge genau im richtigen Augenblick mit dem

Violinpart eingesetzt. Das war in der Tat ein *Danse Macabre*!

»Das hängt von Ihnen ab«, sagte Phyllis geheimnisvoll. »Auf jeden Fall müssen Sie wieder Cello spielen. Das ist sehr wichtig.«

Caroline spürte plötzlich, wie Ärger in ihr hochstieg. Sie schloss einen Moment die Augen und holte tief Luft. »Sehen Sie«, begann sie mit energischer Stimme und schlug die Augen wieder auf, »Sie können nicht einfach ...«

Aber sie stand völlig allein inmitten eines kleinen Eichenhains. Das glänzende Laub raschelte leise im Wind und durch die Zweige fiel eine Eichel herab und kollerte ihr bis vor die Füße. Sonst rührte sich nichts.

»Ms Talmadge?«, fragte sie mit schwacher Stimme. Sie räusperte sich und rief noch einmal etwas lauter: »Ms Talmadge!«

Doch es kam keine Antwort. Lediglich die Geräusche des Waldes waren zu vernehmen, aber die Einsamkeit wirkte jetzt alles andere als beruhigend auf Caroline. Erst als sie sich auf den Rückweg zum Spa machen wollte, fiel es ihr wieder ein: Man hatte Phyllis Talmadge nach dem Angriff auf sie doch ins Krankenhaus gebracht! War sie bereits entlassen worden oder war Caroline mit einem ...

»Unsinn!«, sagte sie laut, drehte sich entschlossen um und ging zum Spa-Gelände zurück.

Karen drehte den Wasserhahn auf und warf eine Hand voll Badesalz der Duftnote »Strandflieder« ins Fußsprudelbecken. Während das Wasser für das Pediküre-Fußbad einlief, ging sie zur Tür des Nagelstudios zurück und hob unterwegs eine Nagelhautschere auf, die noch von ihrer ersten heftigen Schreckreaktion her dort auf dem Boden lag.

»Vergiss es!«

Dieses Mal erschreckte Karen Ondines leise, aber wütende Stimme, der eine Männerstimme ebenfalls leise, aber in scharfem Befehlston antwortete.

»Oh nein, Baby, das werde ich bestimmt nicht, und du auch nicht. Also, wie komme ich daran?«

»Ich weiß gar nicht, wovon du sprichst!« Es klang wie ein leichtes Handgemenge, dann hörte Karen, wie das Mädchen tief Luft holte und sagte: »Lass los! Da musst du schon Howard fragen, aber der ist ja tot. Jetzt hat's bestimmt jemand anderer.«

»Was du nicht sagst! Wenn wir hier von derselben Sache reden, dann kommst du noch am ehesten dafür in Frage! Aua!«

Ach du heiliges Kanonenrohr, hauchte Karen. Worum ging es hier bloß? Vielleicht um Drogen. Dass Mr Schmelzkäse etwas entwendet hatte, wäre ihm durchaus zuzutrauen gewesen. Und wenn es gleich so viel war, dass ihn jemand dafür umgebracht hatte, ging es bestimmt nicht nur um seinen Privatkonsum. Womöglich war er ein Dealer. Falls Ondine Koks nahm, würde das natürlich erklären, warum sie so dünn war!

Karen reckte den Hals und versuchte, einen Blick auf den Mann zu erhaschen, der mit Ondine sprach, aber er war außerhalb ihres Blickfelds. Sie sah lediglich ein paar Haarsträhnen des Models hinter dem Efeuvorhang, als Ondine energisch den Kopf zurückwarf und den anderen anzischte: »Lass los oder ich rufe um Hilfe!«

»Das glaube ich dir nicht. Das kannst du dir gar nicht leisten.« Die tiefe Stimme des Mannes klang selbstsicher, aber zu leise, als dass Karen sie hätte erkennen können.

Sie musste Hilfe rufen. Karen befeuchtete sich die Lippen und spähte in die schattig blaue Nische. Ganz hinten um die Ecke, wo sie die Vorratsbehälter mit Meersalz-Peeling und Pfefferminzlotion aufbewahrte, stand ein Telefon. Sie wischte die schweißigen Hände an ihrer blassblauen Uniform ab und machte verstohlen einen Schritt in Richtung Telefon – dann noch einen, passte aber auf, dass das Quietschen ihrer Gummisohlen auf dem weißen Marmorboden sie nicht verriet.

Sie könnte am Empfang anrufen. Wenn dieser Unbekannte hörte, dass sie telefonierte, würde er bestimmt Reißaus nehmen. Aber das wäre auch durchaus in Ordnung. Ondine könnte dem Detective ja hinterher berichten, wer es gewesen war, und dann ...

Karen griff nach dem Hörer und hielt ihn ans Ohr – nichts als Stille. Ihr Herz setzte einen Schlag aus und es dauerte eine Weile, bis ihr einfiel, dass sie ja selbst den Stecker rausgezogen hatte. Mit zitternden Fingern tastete sie nach der Telefonbuchse. Ihre Handflächen waren schweißnass vor Angst. Die Stimmen waren plötzlich verstummt. Ob der Mann wohl fortgegangen war?

Plötzlich vernahm sie noch eine andere Stimme, eine, die sie kannte, aber ... Laut ertönte in ihrem Ohr das Freizeichen. Da es sich um ein schnurloses Telefon handelte, kauerte sie sich in die äußerste Ecke der Nische dicht an die Wand, mit dem Rücken zu ihrem Nagelstudio. Sie gab die dreistellige Nummer des Empfangs ein und presste den Hörer ganz dicht ans Ohr, damit man das Klingeln nicht so laut hörte. Dring ... Dring ... Dr ...

In Karens Augen blitzte ein weißliches Licht auf, der Hörer glitt ihr aus der Hand und fiel laut scheppernd auf den glatten weißen Marmorboden. Ein schleifendes Geräusch folgte, und dann ein Platschen: Karen McElroys blonder Pferdeschwanz breitete sich wie ein Fächer aus und wogte sanft wie eine exotische Meerespflanze auf dem blaugrünen Wasser des Fußsprudelbeckens.

»Phoenix Spa«, ertönte es blechern aus dem am Boden liegenden Hörer. »Was kann ich für Sie tun?«

Ein Finger drückte auf die Off-Taste und die Leitung war tot. Dann drehte eine Hand den Hahn für das Fußbad zu, so dass das wirbelnde Wasser sich langsam beruhigte und nur noch ab und zu eine Luftblase hochstieg und den Duft nach Strandflieder verströmte. Feine blutrote Fäden rankten sich bis zu der stillen blauen Wasseroberfläche, unter der das Gesicht der Maniküre versunken war.

Neben ihrer Hand lag auf den weißen Fliesen ein kleiner, grauer Wasserspeier aus Stein und grinste mit spitzen Zähnen.

Für Toscana stand fest, dass die Assistentin des Kongressabgeordneten ein Moskito war, denn sie ließ sich nur ebenso schwer verscheuchen. Sie bestand darauf, auch während seiner Befragung nicht von seiner Seite zu weichen, da es sich ja nicht um ein offizielles Verhör handelte, oder etwa doch? Der Herr Kongressabgeordnete würde sicher einen Rat brauchen und dann könnte sie gleich seinen Anwalt anrufen ...

Vielleicht hätte er Constanza statt um eine Kanne Phoenix Sun Tea lieber um eine Dose Insektenspray bitten sollen, dachte Toscana, aber am Ende gelang es ihm doch, die lästige Assistentin auszusperren und mit dem Kongressabgeordneten allein zu sein.

»Setzen Sie sich«, sagte er und bot Blessing einen Stuhl an. Dann nahm er ein Glas und deutete einladend auf die Kanne, an der das Kondenswasser Tropfen bildete. »Ein wenig eisgekühlten Tee?«

Ungeduldig winkte Blessing ab. Nach seinem früheren Benehmen zu urteilen erwartete Toscana, dass er sofort wieder Krach schlagen würde – aber nein, dem war nicht so, ganz und gar nicht. Zu seiner Überraschung setzte sich der Kongressabgeordnete, beugte sich vor und bat ihn: »Detective, Sie müssen mir helfen! Ich bitte Sie!«

Eigentlich hätte Toscana antworten müssen, dass er die Lage hier offenbar noch nicht ganz begriffen hatte und dass er derjenige war, von dem Mithilfe erwartet wurde. Aber Toscana war so überrascht, dass er kein Wort herausbrachte. Er setzte sein Glas mit dem Tee ganz vorsichtig wieder ab, um nichts auf die polierte Granitplatte zu verschütten, und nahm Blessing gegenüber Platz.

»Ich soll Ihnen helfen, meinen Sie? Wobei?«

»Bei meiner ... bei meiner Frau.« Blessing sah recht merkwürdig aus, denn er wechselte von einer Minute zur anderen die Farbe. Die Hände hatte er auf dem Tisch so fest zu Fäusten geballt, dass seine Fingerknöchel hervortraten wie die Spitzen von Schlagzeugstöcken.

»Bei Ihrer Frau«, wiederholte Toscana bedächtig. »Na ja, Herr Kongressabgeordneter, ich habe es Ihnen ja schon gesagt: Niemand darf das Gelände verlassen, bevor ...«

»Das meine ich nicht!« Blessings Züge verzerrten sich, er schloss die Augen zu schmalen Schlitzen und knirschte mit den Zähnen. Er sah aus wie ein Politiker, der den Deckel seiner Mülltonne aufmacht und einen Reporter des *National Enquirer* darin entdeckt.

Toscana warf einen verstohlenen Blick auf die Kanne; sie sah aus wie aus dickem Glas, schwer genug, um jemandem damit eins über die Birne zu geben. Oder handelte es sich dabei womöglich auch nur um dieses Plastikzeug, das so täuschend echt aussah?

Noch bevor er wie zufällig seine Hand nach der Kanne ausstrecken und das Material prüfen konnte, hatte Blessing sich wieder in der Gewalt. Zwar ging sein Atem heftig wie bei einem Marathonläufer auf den letzten Metern und sein rotes Gesicht wurde plötzlich wieder kreideweiß, aber wenigstens hatte er aufgehört zu zittern.

»Tut mir Leid«, begann er mit so leiser Stimme, dass Toscana Mühe hatte, ihn zu verstehen. »So schwer hatte ich es mir nicht vorgestellt.«

»Machen Sie sich keine Sorgen«, beruhigte Toscana ihn und behielt für alle Fälle die Kanne im Auge. »Als Officer bekommt man schon eine Menge zu hören.«

Der Anflug eines Lächelns huschte über Blessings Gesicht. »Damit wollen Sie mir hoffentlich nicht sagen, dass es zum einen Ohr rein- und zum anderen wieder rausgeht, Detective.«

Toscana beschränkte sich auf ein Achselzucken und auf ein unverständliches Gemurmel, das allerdings seine Wirkung erzielte. Völlig in sich zusammengesunken und zutiefst erschöpft saß Blessing in seinem Sessel. Toscana, der im Laufe seiner Karriere tatsächlich alles nur Denkbare zu hören bekommen hatte, wusste genau, wann er reden und wann er besser zuhören sollte. Dies hier war zweifellos eine Gelegenheit, bei der man schweigend abwarten musste. Schließlich nickte Blessing wie jemand, der sich entschlossen hatte.

»Ich werde erpresst«, sagte er.

Auch wenn diese Neuigkeit Toscana nicht gerade vom Hocker warf, so hüpfte sein Herz doch vor Freude. Endlich mal etwas anderes! Verflixt, sollte es in diesem Fall wirklich mal eine vernünftige Abwechslung geben? »Ach ja, Sir?«, warf er höflich ein. »Womit denn?«

Blessing schluckte und sein Adamsapfel bewegte sich.

»Als kleines Kind bin ich adoptiert worden«, berichtete er. »Ich hatte keine Ahnung, wer meine leiblichen Eltern waren und eigentlich kümmerte es mich auch wenig. Aber dann …« Unwillkürlich biss er die Zähne zusammen und hatte Mühe, die Worte herauszubekommen. »Bei einer Veranstaltung zur Wahlkampffinanzierung im vergangenen Jahr traf ich Claudia de Vries. Sie schien an meiner Politik interessiert zu sein.«

Toscana schnaubte und Blessing sah ihn verwundert an. »Jaja«, sagte der Detective und winkte ab, »an der Politik, das glaube ich gern, ganz bestimmt sogar. Und dann?«

Wieder biss Blessing die Zähne zusammen. »Und dann«, brachte er mühsam heraus, »traf ich mich … hin und wieder mit ihr. Sie beteiligte sich sogar mit größeren Summen an meiner Wahlkampagne.« Wie beiläufig notierte Toscana sich: Für alle Fälle die anderen Sponsoren des Kongressabgeordneten überprüfen.

»Mit so großen Summen, dass es gegen das Gesetz verstieß?«

»Natürlich nicht!« Blessings Farbe wechselte wieder zwischen Weiß und Rot. Den Mann könnte man ohne weiteres als Signalleuchte in der Seefahrt einsetzen, dachte Toscana und verlegte sich wieder auf sein unverständliches Brummen.

»So etwas würde ich niemals dulden«, behauptete Blessing. »Und dann fing sie an … na ja, schließlich übermittelte sie mir … Nachrichten von anderen Sponsoren … über Angelegenheiten, die diese gern in eine bestimmte Richtung lenken wollten.«

»Claudia hat also als Strohmann fungiert, was? Aber für wen?« Toscana machte gar nicht erst den Versuch, seine Neugierde zu verbergen. Nachdem Blessing sich einmal entschlossen hatte auszupacken, würde er es nun sicher gründlich tun, auch wenn er sich dabei nur zentimeterweise vortastete.

»Ich weiß nicht. Ich habe da so meine Vermutungen, aber ich bin mir nicht sicher.« Blessing zog eine Grimasse, die wohl ein ironisches Lächeln darstellen sollte. »Die Mafia? Gibt es die überhaupt noch?«

»Und ob«, versicherte ihm Toscana. »Und einige von denen haben es schon ganz schön weit nach oben geschafft.« Omannomann. Das würde allerdings einiges erklären. Nachdenklich trommelte er mit den Fingerspitzen auf die Tischplatte. Wenn jemand einen geeigneten Ort zur Geldwäsche suchte – und für manche war das ja ein chronisches Problem – bot ein solches Spa mit Sicherheit jede Menge Vorteile. Immerhin war es etwas stilvoller als ein Müllentsorgungsunternehmen und eröffnete eine breite Palette an Möglichkeiten, Schmiergelder an die richtigen Leute zu bringen – und, wer weiß, vielleicht konnte man unter diesem Deckmantel auch noch ein paar andere illegale Geschäfte tätigen. Unter einer Schlammschicht und einem Kräuterumschlag ließ sich verdammt viel verbergen.

Als Blessing sich räusperte, erwachte Toscana aus seinem rosaroten Traum von Männern in maßgeschneiderten Anzügen und teuren Lederschuhen, die zusammen in eine grüne Minna gepfercht wurden.

»Als ich Claudia klar machte«, begann Blessing mit wilder Entschlossenheit, »dass ich nicht käuflich bin, lächelte sie nur und ging fort ... und dann kam sie mit meiner Geburtsurkunde zurück, auf der der Name meiner Mutter stand: Hilda Finch.«

»Hil ...« Mit lautem Geschepper fiel die Kanne zu Boden und ihr Inhalt ergoss sich in einer Flut aus Eiswürfeln und Sun Tea. Also doch nur Plastik, schoss es Toscana durch den Kopf. »Aber Hilda Finch ist doch …«

»Die Mutter meiner Frau, ja, ganz richtig.« Obwohl immer noch tiefe Falten Blessings Stirn zerfurchten, war er offenbar erleichtert, dass es heraus war.

»Ach, du liebe Zeit.«

Um Blessings Mundwinkel zuckte es leicht.

»Ihre Reaktion spricht für sich, Detective. Hoffentlich sehen Sie jetzt ein, warum ich Ihre Hilfe brauche. Ich muss mich von meiner Frau scheiden lassen, oder besser, ich muss zusehen, dass sie sich von mir scheiden lässt.«

Langsam erholte sich Toscana von seinem Schock. Er schnippte einen Eiswürfel vom Tisch, ließ den Kongressabgeordneten dabei aber nicht aus den Augen.

»Tatsächlich? Ich habe zwar nicht alles mitgekriegt, was Sie beide da draußen geredet haben, aber ich habe doch genug gehört. Es klang eher, als hätten Sie alles unternommen, um sie von einer Scheidung abzubringen.«

»Wenn es sich so angehört hat«, erwiderte Blessing rasch, »dann habe ich meine Rolle ja gut gespielt.«

»Was meinen Sie damit?«

Der Kongressabgeordnete atmete hörbar aus und ließ die Schultern sinken. »Auch wenn Claudia tot ist, diejenigen, für die sie als Strohmann fungierte, leben noch.« Plötzlich richtete er sich wieder auf und warf Toscana einen eindringlichen Blick zu. »Vergessen Sie das nicht, Detective. Ich weiß genau, dass noch jemand hinter ihr stand und mit Sicherheit das Geheimnis meiner Geburt – und meiner Ehe – kennt. Es hätte mir also nichts genutzt, sie umzubringen, ganz im Gegenteil, ihr Tod hat mich nur in eine noch schwierigere Lage gebracht«, fügte er hinzu und deutete mit dem Kopf zur Tür.

Die Sachlage war klar: Als er die Wahrheit über seine

Ehe entdeckt hatte, ergriff ihn die Panik. Auch wenn er es zuerst nicht wahrhaben wollte, musste er Claudias Forderungen doch schließlich nachgeben. Urkunden konnte man zwar fälschen, aber da steckte noch mehr dahinter.

»Sehen Sie her!« Blessing legte die Hände auf den Tisch und streckte die Finger aus. Er hatte sehr gepflegte, elegante Hände mit langgliedrigen Fingern und sorgfältig gefeilten, glänzend polierten Nägeln. »Wenn Sie die Gelegenheit haben, schauen Sie sich Carolines Hände mal an. Sie sehen zwar nicht ganz genauso aus wie meine, aber die Form der Finger ist doch verdammt ähnlich. Und dann auch noch das hier.« Er hob die Hände hoch und hielt dem Detective die Handflächen entgegen. Die Finger der rechten Hand lagen zusammen; an der linken Hand jedoch war der kleine Finger leicht nach außen abgewinkelt, so dass zwischen ihm und dem Ringfinger ein kleiner Spielraum blieb. »Das ist bei Caroline ganz genauso. Man merkt es natürlich nur, wenn man es weiß.« Dann legte er seine Hände wieder zusammen. »Außerdem gibt es noch ein halbes Dutzend anderer Kleinigkeiten, aber das mit dem Finger ist eindeutig das hervorstechendste Merkmal.«

Ohne jeden Zweifel steckte er in einem scheußlichen Dilemma. »Ich liebe sie«, sagte er mit sanfter Stimme, senkte den Blick und sah auf seinen Schoß, wo er seine Hände wieder zu Fäusten geballt hatte. »Ich könnte es nicht ertragen, es ihr zu erzählen und mit anzusehen, wie sie voller Abscheu vor mir zurückschreckt. Aber genauso wenig könnte ich …« Hilflos zuckte er mit den Schultern. »Ich könnte einfach nicht …«

»Tja, ich verstehe schon, was Sie meinen«, erklärte Toscana eifrig. »Aber was haben Sie da vorhin gesagt, von wegen guter Schauspieler?«

Blessing nickte und holte tief Luft. »Wer auch immer sich hinter Claudia verbirgt, – sie wollen, dass ich verheiratet bleibe. Macht sich gut für mein Image« – unwillkürlich verzog er das Gesicht – »und was noch viel wichtiger ist, damit haben sie mich weiterhin unter Kontrolle. So ohne weiteres könnte ich mich also gar nicht von ihr scheiden lassen, solange es denen nicht passt. Ich kann höchstens alles versuchen, damit Caroline sich von mir scheiden lässt.« Er schluckte. »Auch wenn sie mich danach hassen wird, vielleicht würde sie doch ab und an daran zurückdenken, dass sie mich früher einmal geliebt hat. Aber wenn ich ... also wenn sie die Wahrheit erführe, würde sie nur noch Ekel vor mir empfinden.«

Er seufzte. »Deshalb habe ich mein Bestes getan. Ich habe Miranda mit auf die Hütte genommen, damit es nach einer Affäre aussieht«, berichtete er und deutete mit dem Kopf zur Tür, hinter der vermutlich seine moskitohafte Assistentin weitersummte, »und deshalb habe ich da draußen diese bühnenreife Vorstellung gegeben.« Mit einem schwachen Lächeln sah er auf. »Für Sie – und auch für Miranda – mag es so geklungen haben, als wollte ich nicht, dass meine Frau sich von mir scheiden lässt. Aber da Caroline eine sehr stolze Frau ist, würde sie nichts schneller von mir fortbringen, als in dieser brutalen, beschämenden Weise beschimpft zu werden.«

Toscana schob die Unterlippe vor und nickte. »Und was ist mit den Fotos? Methodisches Vorgehen, wie?« Er sah Blessing herausfordernd an.

»Gefälscht«, erwiderte der Kongressabgeordnete knapp. Sie wissen doch selbst, wie leicht es ist, Fotos zu manipulieren.«

»Oh ja«, stimmte Toscana freundlich zu. »Ein Blick in den *National Enquirer* genügt. Sieht meist so aus, als lebte Elvis immer noch. Glauben Sie denn, dass Ms Moskito – ich meine Ihre Assistentin da draußen – mit Claudias Hintermännern unter einer Decke steckt?«

Blessing zog den Mund schief. »Ich bin mir da nicht ganz sicher. Vielleicht ist es auch nur ihr ausgeprägtes Pflichtgefühl, aber ich glaube schon, dass sie für diese Leute spioniert. Sie weicht mir nämlich nie von der Seite. Für mich war es die Chance, als Sie mich zu sich riefen und sie musste draußen bleiben.«

Er beugte sich vor und sah Toscana eindringlich aus seinen dunklen Augen an. »Nun wissen Sie es. Verstehen Sie jetzt, Detective? Ich brauche Ihre Unterstützung, damit ich es schaffe, dass meine Frau, meine Schwester« – bei diesem Wort wurde er wieder blass – »sich von mir scheiden lässt.«

12

Bislang hatte Vince Toscana noch keine Veranlassung gehabt, sich über Nagellack Gedanken zu machen. Nach dem heutigen Tag würde es ihm allerdings jedes Mal kalt den Rücken runterlaufen, wenn er seiner Frau beim Lackieren ihrer Nägel zusah. Trotz seiner jahrelangen Erfahrung mit der Kriminalität von Philadelphia war er auf einen solchen Anblick, wie er sich ihm hier im Nagelstudio bot, nicht gefasst.

Sprachlos schaute er zu, wie die Leute von der Spurensicherung das massive Mahagoniregal, in dem Dutzende Nagellacksorten der Hausmarke gestanden hatten, vorsichtig aufhoben und am Boden ein rötliches Meer zurückließen. So wie der Ozean in zahllosen Nuancen von Blau und Grün schillert, so breitete sich auf dem Fußboden eine klebrige Lache in den unterschiedlichsten Rottönen aus: Karminrot verlief in Rubinrot, Magentarot verband sich in spiralförmigen Mustern mit Zinnoberrot und Kirschrot verschmolz mit pflaumenfarbenem Blaurot. Dazwischen ragten völlig willkürlich spitze Glasscherben auf, an denen Lacktropfen zähflüssig hinabliefen und sich mit dem übrigen, langsam fest werdenden Gemisch vermengten. Bald würde alles so starr sein wie eine Vinylverschalung, fürchtete Vince.

Und inmitten dieses blanken Entsetzens lag – gebogen wie eine sich auftürmende Welle – ein zerschmettertes Häufchen Haut und Knochen: Ondine. Lediglich ihre Zehen waren unversehrt. Bleich hoben sie sich gegen das Rot des Meeres ab, aus dem sie herausragten. »Mein Gott«, seufzte Vince, »wir müssen erst warten, bis alles getrocknet ist. Vorher können wir nicht mal sagen, was Blut ist und was Nagellack.«

Während er wartete, bis die Spurensicherung am Tatort abgeschlossen war, ging er weiter nach hinten in den Behandlungsraum, in dem Karen McElroys Haar noch immer sanft im Wasser des Fußbeckens trieb. Als Vince sich ganz vorsichtig, um ja nichts zu verändern, über Karens Leiche beugte, stieg ihm der kupferähnliche Geruch nach Blut in die Nase, der sich mit dem Duft von Seetang und Mineralsalzen mischte. Das Problem war, dass in einem so kleinen Dezernat, in dem nur höchst selten ein schweres Verbrechen aufzuklären war, leider nur ein einziges Spurensicherungsteam zur Verfügung stand. Wieder mal typisch, dachte Vince, zuerst kümmert man sich um die Reichen und die einfachen Leute müssen warten, bis sie an der Reihe sind. Gerne hätte er aus Anstand gegenüber Karen das leicht rötliche Wasser ablaufen lassen, aber natürlich war ihm klar, dass er nichts anrühren durfte, bevor die Experten nicht ihre Arbeit getan hatten. In solchen Fällen hat der Tod nichts Würdevolles, dachte er bitter und vor Wut drehte sich ihm der Magen um. Für irgendjemand in ihrer Mitte zählte ein Menschenleben rein gar nichts. Auch wenn er die meisten Zeitgenossen, die ihm hier begegnet waren, nicht gerade für wertvolle Menschen hielt, hatten sie trotzdem ein Recht auf ihr erbärmliches kleines Leben, selbst wenn es nur um sich selbst kreiste. Immerhin war es seine Aufgabe, sie zu schützen – und diese Aufgabe hatte er nicht besonders gut erfüllt.

Während er die ermordete Maniküre betrachtete, spürte er neue Entschlossenheit. Er würde dieser Tötungsorgie ein Ende setzen, und wenn er dazu all diese verwöhnten Leute bis auf den letzten Mann ins Provinzgefängnis stecken müsste. Vince drehte sich um und ging voller Tatendrang zurück ins Nagelstudio.

Hilda zog die nächste Schublade auf, denn sie konnte sich nicht vorstellen, dass Claudia je im Leben etwas weggeworfen hätte. Reihenweise Aktenschränke befanden sich in dieser Kammer, die nur über das luxuriös ausgestattete persönliche Büro der Spa-Direktorin zugänglich war. Sich durch diese Papiermassen zu wühlen glich einer archäologischen Ausgrabung. Zwar hatte Hilda Geschäftskorrespondenz von vor zwanzig Jahren, Broschüren jeder Einrichtung, für die Claudia jemals tätig gewesen war, sowie mit Dankesbriefen zufriedener Kunden voll gestopfte Ordner gefunden – das Gesuchte aber war ihr noch nicht in die Hände gefallen. Irgendwo hier müsste Claudia ein Geheimversteck haben, denn sie hatte es sich zur Lebensaufgabe gemacht, über jeden etwas in Erfahrung zu bringen, was sie später gegen die Betroffenen verwenden konnte. Und das war mit Sicherheit so aufbewahrt, dass es ihr stets zugänglich war. Schließlich kannte sie Claudia lange genug, um zu wissen, dass für sie keine unterirdischen Bankgewölbe in Frage kamen. Mit Sicherheit wollte sie ihre Druckmittel jederzeit griffbereit haben, um sich in ihren Mußestunden daran zu weiden.

Hilda seufzte, denn die nächste Akte enthielt wieder nichts als Korrespondenz. Als sie die Schublade bis ganz hinten durchforstete, entdeckte sie einen dicken Hefter mit der Aufschrift »College«. Neugierig zog sie ihn heraus und schlug ihn auf. Zu ihrer Überraschung war er mit Claudias Andenken an ihre Zeit im Brown-College voll gepackt. Er enthielt Prospekte von Theaterstücken und Konzerten, Zettelchen ihrer Mitschüler, abgerissene Eintrittskarten fürs Kino oder zum Football und sogar ein verblichenes Ansteckbukett, das sie gepresst und als Andenken an einen weit zurückliegenden Abend aufgehoben hatte. Hilda war verwundert, denn nie hätte sie Claudia eine so sentimentale Ader zugetraut.

Gefesselt von den Erinnerungen, die der Inhalt des Hefters in ihr auslöste, blätterte sie mit verklärtem Blick weiter. Hilda war sicher, dass sie sich diese Aufführung von Shakespeares *Verlorene Liebesmüh* gemeinsam angesehen hatten. Ach ja, jetzt erinnerte sie sich genau: Sie hatten eine Verabredung gehabt mit diesen beiden Studenten aus dem Abschluss-Semester, die sie beim Footballspiel Harvard gegen Yale kennen gelernt hatten. Claudia hatte den ganzen Abend geschmollt, weil der hübschere der beiden Hilda den Vorzug gegeben hatte. Mit hämischem Grinsen dachte Hilda daran zurück.

Ganz hinten im Hefter steckte ein dicker Umschlag mit Fotos. Da fiel es Hilda wieder ein: Claudia war von dem Weihnachtsgeschenk ihrer Eltern, einer Kodak Sofortbildkamera, dermaßen begeistert gewesen, dass sie sofort alle ihre Freunde zusammengetrommelt hatte und sie für ein Foto posieren ließ. »Bitte lächeln!« war in diesem Semester ihr Lieblingsspruch gewesen.

Voller Neugierde, was von ihrer eigenen Vergangenheit wohl noch überdauert haben mochte, öffnete Hilda den Umschlag und zog die verblassten Farbfotos heraus. Das erste halbe Dutzend zeigte Grüppchen von Mädchen aus ihrem Wohnheim. Auf dreien davon war auch Hilda mit toupierter, kräftig mit Haarspray besprühter Hochfrisur zu sehen, die ihr kleines, hübsches Gesicht voll zur Geltung brachte. Mit entspanntem Lächeln ließ Hilda ihre Gedanken zu jener Zeit zurückwandern, als die Mädchen im Wohnheim auf schmalen Betten und auf dem Fußboden liegenden Kissen gemütlich beisammen hockten, am späten Abend warmen Kakao tranken und Kekse aßen und über Gott und die Welt redeten und von ihren Liebsten schwärmten. Damals waren sie alle noch davon überzeugt, die Welt gehöre ihnen und die unbeschwerten Tage würden nie vergehen. Ach Gott, hätte sie doch damals schon so viel Verstand gehabt wie heute!

Das nächste Foto wirkte auf Hildas wehmütige Stimmung wie das eiskalte Tauchbecken nach einem Saunagang. Claudia hatte auf diesem Foto ihre Objekte ideal platziert: Beide standen an ein Auto gelehnt, Hilda lachend im Profil, den Kopf in den Nacken geworfen und die Arme um die schmalen Hüften eines Jungen gelegt, der sie fest an sich zog und verlegen in die Kamera lächelte. »Tad Blake«, zischte Hilda durch die zusammengebissenen Zähne.

Mit derselben systematischen Effizienz, die sie auch in allen anderen Bereichen ihres Erwachsenenlebens walten ließ, hatte Hilda Tad Blake und alles, was mit ihm zusammenhing, in den letzten Winkel ihres Gedächtnisses verbannt und mit der Aufschrift »Zutritt verboten« versehen: Ihre alberne Überzeugung, sie sei in ihn verliebt; dieses Missgeschick aus Leidenschaft, das ihr ganzes Leben verpfuscht hatte; Tads kategorisches Abstreiten, dass ihr Albtraum etwas mit ihm zu tun haben könne – sie wolle ihm doch nicht allen Ernstes erzählen, sie hätte sich keinem anderen außer ihm hingegeben. Am liebsten hätte sie das Foto zerrissen, aber sie beherrschte sich und widerstand der Versuchung. Schließlich wollte sie nicht, dass jeder Officer, der zufällig in dieses Büro kam, zerrissene Fotos im Papierkorb fand und sich ihre ganze Lebensgeschichte zusammenreimen konnte. Sie stopfte das Foto in die Tasche und wollte es später irgendwo wegwerfen, wo niemand es finden würde.

Das nächste Foto im Stapel zeigte wieder Tad, dieses Mal allerdings im Profil – und erschrocken fuhr Hilda zusammen. Ihr Verstand rebellierte: Das konnte doch nicht wahr sein! Oder vielleicht doch?

Aufmerksam betrachtete sie das Bild. Durch den Abbau der chemischen Substanzen des Films war Tads flammend rotes Haar mit der Zeit zu einem faden Kastanienbraun verblasst, doch Hildas Vorstellungskraft ergänzte die fehlenden Farbpartikel – und tatsächlich, die Haarfarbe war dieselbe. Das bewies allerdings noch gar nichts, erst recht nicht bei den heutigen Möglichkeiten zum Haarefärben. Die Ähnlichkeit des Profils dagegen ließ sich nicht leugnen, denn das ausgeprägte Kinn und die hohe Stirn waren völlig identisch. Hilda zog auch das andere Foto wieder aus der Tasche. Tauschte man Tads Nase gegen eine hübsche kleine aus, dann hätte man unweigerlich Lauren Sullivans Profil vor sich.

Während Hilda wie gebannt auf das Foto starrte, wirbelten ihr Gedanken und Bilder durch den Kopf. Offenbar hatte Claudia ihr hier ein Vermächtnis hinterlassen, das sich als weit vorteilhafter erweisen konnte als das Spa selbst. Lauren Sullivan – welch ein Coup!

Die Begegnung mit der Hellseherin hatte Caroline völlig

durcheinander gebracht. Phyllis Talmadge hatte Recht: Sich in den Wald zu flüchten und so zu tun, als spiele sie Cello, war kein Ersatz. Da sie Hilda früher oder später doch wieder gegenübertreten musste, entschloss sie sich, zu ihrem Cottage zurückzukehren. Falls ihre Mutter da war, konnte sie es wenigstens hinter sich bringen. Danach würde sie sich ans offene Fenster setzen mit Blick auf den See und eine Suite für Cello von Bach spielen, am besten Nummer drei. Das würde sie aus ihrer Verzweiflung reißen, ihre Wut besänftigen und ihr zeigen, dass in ihrem Innern durchaus noch Schönheit existieren konnte.

Ohne weiter auf ihre Umgebung zu achten, eilte Caroline quer durch den Wald und hörte im Geiste bereits die ersten betörenden Klänge. Auf dem Weg angelangt, beschleunigte sie ihre Schritte sogar noch. Ungeduldig stieß sie die Tür ihres Cottages auf und summte leise das Thema des ersten Satzes vor sich hin, blieb jedoch abrupt am Eingang stehen. Zu ihrer Überraschung fand sie im Wohnzimmer nicht Hilda vor, sondern Raoul, der so entspannt in dem William-Morris-Sessel saß, als befände er sich in seinen eigenen vier Wänden.

»Was tun Sie hier?«, stellte Caroline ihn zur Rede.

Erwartungsvoll sah er sie an. »Ich möchte gern mit Ihnen reden, meine liebe Caroline.« Sie wollte etwas erwidern, aber er wehrte ab. »Ich möchte die Möglichkeit besprechen, Ihnen etwas zurückzugeben, das Ihnen gehört.«

Plötzlich wurden ihr die Zusammenhänge klar und sie erwiderte seinen Blick. »Sie haben also die Fotos auf dem Tisch liegen lassen, damit Detective Toscana sie sehen sollte, stimmt's? Und später sind Sie noch mal wiedergekommen und haben sie mitgenommen, nicht wahr?«

Raoul lächelte. »Ganz schön clever, Caroline.«

»Aber warum haben Sie das nur getan?«

»Ich dachte mir, es würde den Cops ein wenig die Sicht trüben. Sie müssen wissen, dass Claudia eine recht lukrative Nebenbeschäftigung hatte. Ein paar Freunden von ihr war sehr daran gelegen, politischen Einfluss zu erlangen. Ihr charmanter Gatte kam ihnen da gerade recht, obwohl natürlich etwas Überredungskunst notwendig war.«

»Claudia hat Doug erpresst?« Caroline ging zum Sofa hinüber und setzte sich. In puncto Liebe war ihr Ehemann zweifellos ein Mistkerl, aber dass er als Politiker korrupt war, konnte sie sich beim besten Willen nicht vorstellen.

»Erpressung ist ein so hässliches Wort. Deshalb würde ich es lieber als ›die Geschäfte ankurbeln‹ bezeichnen. Und da Ihre Mutter ja nun das Geschäft übernommen hat, mit dem ich meinen Lebensunterhalt verdient habe, werde ich wohl so viel Unterstützung brauchen wie ich nur bekommen kann. Der Polizei habe ich diesen hübschen kleinen Köder ausgelegt, damit die Cops nicht in dem wirklichen Dreck stochern, den Doug am Stecken hat.«

Caroline zog die Stirn kraus. »Das verstehe ich nicht. Sie meinen, Claudia hat ihn nicht wegen seiner Seitensprünge erpresst?«

Raoul lachte. »Meine Güte, sind Sie naiv! Ja glauben Sie denn wirklich, heutzutage würden ihn seine Wähler nicht mehr wieder wählen, nur weil er seinen Hosenstall nicht zulassen kann? Zugegeben, das könnte ihn bei den Fundamentalisten die eine oder andere Stimme kosten, würde ihm aber bei den Jungs, die nur allzu gern dasselbe tun würden, jede Menge Zulauf bringen. Zum Glück ist unser Detective genauso leichtgläubig wie Sie. Er stellt nicht einen Moment in Frage, dass unser lieber Doug alles tun würde, was Claudia von ihm verlangt, damit Sie diese Fotos nicht zu Gesicht bekommen.«

»Wollen Sie damit sagen, da steckt noch etwas anderes dahinter?«

Raoul schlug lässig die Beine übereinander und wirkte so selbstzufrieden wie eine Katze, die gerade eine Maus zur Strecke gebracht hat. »Jetzt erzähle ich Ihnen mal, wie ich die Dinge sehe. Da es Dougs Karriere auf Dauer nicht schaden würde, wenn die Welt erführe, was für ein Schuft er in Wirklichkeit ist, wäre es wohl für alle Beteiligten am besten, alles bliebe beim Alten. Ich finde nicht, dass Sie die Scheidung einreichen sollten, Caroline. Sie sollten besser gar nicht daran rütteln. Sehen Sie lieber zu, dass alles im Lot bleibt, und sorgen Sie dafür, dass Doug genug verdient, um meine Forderungen erfüllen zu können.«

Ungläubig schüttelte Caroline den Kopf. »Sie sind ja völlig verrückt. Nicht mal, wenn mein Leben davon abhinge, würde ich an der Ehe mit Doug festhalten.«

»Oh, das glaube ich aber doch, und genau das werden Sie auch tun, denn was ich über Doug weiß, würde nicht nur sein Leben, sondern tatsächlich auch Ihres zerstören. Sie wären gesellschaftlich geächtet. Nicht ein einziges Orchester im ganzen Land würde Ihnen noch Arbeit geben. Nein, ich muss mich korrigieren: Nicht ein einziges Orchester auf der ganzen Welt würde Sie noch haben wollen. Für den Rest Ihres Lebens wären Sie eine Aussätzige.«

Caroline sah, wie sehr er seine Rolle genoss, und verabscheute ihn dafür. Aber hinter seiner zur Schau gestellten Selbstsicherheit verbarg sich offenbar noch etwas anderes. »Ich glaube Ihnen kein Wort«, sagte sie herausfordernd. »Doug trägt für sein Handeln allein die volle Verantwortung. Ich habe damit nichts zu tun.«

»Oh doch, Caroline, denn Sie waren ihm eine willige Partnerin bei diesem ... Unterfangen.«

»Drücken Sie sich gefälligst etwas deutlicher aus.«

Raoul beugte sich vor und stützte die Ellbogen auf die Knie. »Über den kleinen Fehltritt Ihrer Mutter wissen Sie doch sicher Bescheid, nehme ich an.«

Caroline sah ihn entgeistert an. Offenbar hatte Claudia ihn in ihr Geheimnis eingeweiht, dachte sie erschrocken, aber was hatte das nur mit ihr und Doug zu tun? »Sie sprechen immer noch in Rätseln«, warf sie ihm vor – inzwischen jedoch leicht verunsichert.

»Das Kind, das Ihre Mutter vor Jahren zur Adoption freigegeben hat, kam zu einem Ehepaar Blessing«, sagte Raoul und grinste so breit wie ein Kürbis an Halloween.

Caroline spürte die ersten Anzeichen von Panik: Ihre Brust schnürte sich zusammen, sie fühlte, wie ihr Herz raste, und der kalte Angstschweiß brach aus. »Nein«, stieß sie mühsam hervor. Durch die erhöhte Adrenalinausschüttung ging ihr Atem immer schneller.

»Oh doch«, beharrte Raoul. »Sie haben da eine alte Südstaatentradition wieder aufleben lassen und mit Ihrem eigenen Bruder geschlafen.«

»Das ist eine Lüge. Wo ist der Beweis?«

Raoul sprang auf und ging auf sie zu, während Caroline immer tiefer in den Sofakissen versank. Ohne Vorwarnung ergriff er ihre linke Hand. »Da haben Sie Ihren Beweis: den krummen kleinen Finger. Sie und Doug haben denselben genetischen Defekt.«

Einen Augenblick lang starrte Caroline ihn nur sprachlos an, doch dann verzog sie das Gesicht, und ihr Körper bebte. Aber nicht etwa Weinen, sondern Gelächter schüttelte ihre schlanke Gestalt. »Das ... das also ist Ihr Beweis?«, brachte sie mühsam heraus.

Raoul zog die Stirn in Falten. So hatte er sich das nicht vorgestellt. »Halten Sie Inzest wirklich für so spaßig?«

Caroline rang um Fassung, gluckste noch ein letztes Mal und unterdrückte schließlich ihr hysterisches Lachen. »Mein Finger ... hat mit einem genetischen Defekt nicht das Geringste zu tun. Mit sechs Jahren habe ich ihn mir gebrochen, oben in unserer Berghütte. Als wir endlich im Krankenhaus waren, hätte man ihn nur noch operativ richten können. Also ist er so verheilt und krumm geblieben.« Raouls verdutztes Gesicht brachte sie beinahe wieder zum Lachen. »Das ist sogar einer der Gründe, weshalb ich mit dem Cellospielen angefangen habe, weil die Krankengymnastin damals meinte, meine Hand würde dadurch wieder gestärkt.«

Mit undurchdringlicher Miene, voller Missmut und Argwohn, trat Raoul einen Schritt zurück. »Das haben Sie sich jetzt nur so ausgedacht. Claudia verfügte auch über Papiere.«

Caroline schüttelte den Kopf. An die Stelle ihrer Ausgelassenheit trat langsam Wut. »Papiere können gefälscht sein. Doug ist nicht mein Bruder, das können Sie mir ruhig glauben, sonst wüsste ich es. Und ich warne Sie: Sollte auch nur ein einziges Wort von Ihren Lügen an die Öffentlichkeit dringen, dann lege ich meine gesammelten Krankenhausberichte und ausreichend Röntgenaufnahmen meiner Hand vor – ganz zu schweigen von den DNA-Tests, die Sie eindeutig als Lügner entlarven würden. Nicht mein Leben wäre ruiniert, Raoul, sondern Ihres.«

Seine Selbstsicherheit war völlig dahin; leichenblass stand er vor ihr und bot ein Bild des Jammers. Kein Wunder, dachte Caroline, dass Claudia ihn an dem Geschäft nicht finanziell beteiligt hatte. Mit zufriedener Miene stand sie auf. »Und jetzt machen Sie, dass Sie rauskommen, sonst rufe ich Detective Toscana.«

Raoul machte auf dem Absatz kehrt und verschwand. Caroline dagegen freute sich uneingeschränkt über ihren Sieg – ein Gefühl, das sie nicht mehr erlebt hatte, seit sie in ihrer ersten Nacht hier den Kühlschrank der Spa-Küche geplündert hatte, und das schien ihr inzwischen eine ganze Ewigkeit her. Raoul war schon ein harter Brocken, aber eines wusste sie: Er hatte nicht das Zeug dazu, jemanden umzubringen.

Am Tatort, dem nach neuestem Standart ausgestatteten Nagelstudio, hatten die Leute von der Spurensicherung ihre Arbeit endlich beendet und sich zum Fußsprudelbecken, Karen McElroys letzter Ruhestätte, begeben. Vince befand sich mit der Gerichtsmedizinerin allein im Raum, wo Ondines Leiche von dem schweren Regal befreit worden war. Dr. Richmond verzog das Gesicht, weil sie ständig mit dem zähen Nagellack zu kämpfen hatte, der an ihrem Overall kleben blieb. »Herrje, Vince, das ist ja schrecklich«, klagte sie, während sie mit ihren Latexhandschuhen Ondines Leiche einer ersten Untersuchung unterzog.

»Ist es nicht jedes Mal schrecklich, Sarah?«

»Leichen machen mir nichts aus, aber ich war schon immer der Meinung, dass diese ganzen Kosmetikartikel mehr Ärger verursachen, als sie wert sind.« Als Dr. Richmond die Leiche umdrehte, hörte man ein schauriges Geräusch, das wie ein Schlürfen klang. Vince bemühte sich, es nicht zu beachten.

Langsam glitten Sarah Richmonds erfahrene Hände über Ondines zerschmetterten Körper. »Schädelbruch, und der Körper übersät mit offenen Wunden.« Sarah

Richmond blickte auf. »Das muss ein ganz schönes Gewicht haben, dieses Regal.« Erneut betastete sie mit geübten Fingern den Brustkorb des Starmodels. »Mehrere Rippenbrüche, wahrscheinlich ist sogar das Brustbein eingeschlagen.« Sie sprach mit sich selbst und erwartete von Vince keine Antwort.

»Wie es sich anhört, wäre sie wohl glimpflicher davongekommen, wenn ein Laster sie überrollt hätte.« Vince wusste, wovon er sprach, denn er hatte die zerquetschten Verkehrsopfer schon viel häufiger gesehen, als ihm lieb war. »Ist sie vom Regal erschlagen worden oder hat ihr vorher jemand einen Schlag versetzt?«

»Das lässt sich zum gegenwärtigen Zeitpunkt nur schwer feststellen«, entgegnete Sarah geistesabwesend. »Das kann ich erst sagen, wenn ich die Autopsie abgeschlossen habe und ein Vergleich der Verletzungen mit den Regalteilen ergibt, dass sie zusammenpassen. Einen Augenblick, da stimmt doch was nicht.« Sie beugte sich vor und schob behutsam den Bund von Ondines Jogginghose nach unten. »Hier ist was, Vince. Können Sie Bescheid sagen, dass noch mal einer kommt und ein Foto macht?«

Vince rief den Polizeifotografen und beugte sich, durch Sarahs Äußerung neugierig geworden, über die Leiche.

»Hier, sehen Sie«, forderte Sarah ihn auf, »da ist was mit Klebeband an ihrem Körper befestigt, direkt neben dem Hüftknochen.« Sie lehnte sich zurück, damit der Fotograf genug Platz hatte. Danach zupfte sie an einer Ecke des Haftstreifens und zog ihn ab, wobei ein kleiner Schlüssel zum Vorschein kam. Vince zog einen Plastikumschlag für Beweisstücke aus der Tasche und hielt ihn vor Sarah auf, die den Schlüssel hineinfallen ließ.

Dann betrachtete er ihn gründlich von nahem. »Ist

zwar nur winzig, scheint aber trotzdem wichtig zu sein«, bemerkte er, »schätze, der gehört zu einem Schließfach für Wertsachen oder zu einem Safe, aber hier habe ich weit und breit nichts gesehen, wozu er passen würde.«

Sarah zuckte mit den Schultern. »Er muss ja nicht zwangsläufig hier hergehören. Vielleicht ist der Safe bei Ondine zu Hause.«

»Warum sollte sie sich den Schlüssel dann auf die Haut kleben und nicht einfach in der Handtasche lassen?«

Noch bevor sie weitere Vermutungen anstellen konnten, stürzte Mike herein und hielt ein Videoband in der Hand. Er sah so zufrieden aus wie ein Welpe, der endlich stubenrein geworden ist. »Vince, das hier ist bestimmt was für Sie.«

Vinces Miene hellte sich deutlich auf. Ganz gleich, was es war, er würde sich alles anhören – Hauptsache, es brachte ihn in dieser verfahrenen Sache ein Stück weiter. »Schießen Sie los, Mikey.«

»Sie wissen ja, eines unserer Teams sieht sich alle Überwachungsvideos an.«

Vince nickte.

»Einer der Jungs brachte mir das Band hier von der Kamera an der Ecke des Hauptgebäudes, die den Weg zum See runter aufnimmt. Darauf sind die Ereignisse unmittelbar vor dem Anschlag auf Phyllis Talmadge aufgezeichnet. Man sieht, wie Ms Talmadge auf King David und Raoul de Vries stößt. Die beiden stehen zwar mit dem Rücken zur Kamera, aber offensichtlich sind die drei in ein Gespräch vertieft. Hinter Ms Talmadge taucht dann Howard Fondulac auf und spitzt die Ohren, um mitzukriegen, was sie den beiden zu sagen hat.« Er machte eine kurze Pause und sah Vince erwartungsvoll an, doch sein Chef schien über die Neuigkeiten eher enttäuscht als begeistert zu sein.

»Verflucht«, schimpfte Vince. »Warum zum Kuckuck haben diese Videobänder nur keinen Ton.«

»Wir brauchen keinen Ton, Sir«, entgegnete Mike, der es offenkundig kaum erwarten konnte, mit einer weiteren außergewöhnlichen Neuigkeit herauszurücken.

»Wir brauchen keinen?«

»Nein, Sir. Sehen Sie, meine Schwester ist von Geburt an taub. Als sie noch klein war, habe ich sie immer zum Unterricht fürs Lippenlesen gebracht und es dann später weiterverfolgt. Ich kann Ms Talmadge von den Lippen ablesen, was sie gesagt hat.«

Vince sah ihn mit offenem Mund an. »Sie wollen mich wohl auf den Arm nehmen, was?«

»Nein, Sir.« Er zog sein Notizbuch aus der Tasche und schlug es auf. »Also, sie hat Folgendes gesagt: ›In diesem Zimmer wimmelt es nur so von Geheimnissen, deshalb musste ich da schleunigst raus. Ich habe die Heimlichkeiten und Lügen, die uns alle betreffen, förmlich gespürt.‹ Ich bin mir meiner Sache übrigens ziemlich sicher, Sir.«

»Völlig sicher, Mikey?«

Mike nickte. »Ich habe mir die Stelle bestimmt ein Dutzend Mal angesehen, um jeden Zweifel auszuschließen. Das hat sie gesagt, und nichts anderes.«

»Davon, dass sie den beiden unterwegs zum See begegnet ist, hat sie mir nie etwas erzählt«, bemerkte Vince. »Verflixt, warum wollte sie das nur für sich behalten?«

Sarah Richmond erhob sich. »Das ist doch die, die eins auf den Kopf bekommen hat und ins Wasser geplumpst ist, nicht? Durchaus möglich, dass sie sich gar nicht mehr daran erinnert. Es kommt häufig vor, dass eine ernsthafte Kopfverletzung zu Gedächtnislücken führt, was die

Zeit unmittelbar vor dem Unfall angeht. Das ist wohl das Schlimmste an der Sache.«

»Wie dem auch sei, wir müssen uns mit dieser Talmadge noch mal gründlich unterhalten, am besten sofort«, brüllte Vince und war froh, dass er endlich etwas Konkretes zu tun hatte. »Los, Mikey, wir fahren sofort zum Krankenhaus.«

»Ich habe schon dort angerufen. Sie ist heute Morgen auf eigenen Wunsch entlassen worden und wieder zurück. Zurzeit hat sie einen Termin beim Ernährungsberater«, erklärte er. »In circa zehn Minuten müsste sie aber fertig sein.«

»Worauf warten wir dann noch?«, fragte Vince und lief zur Tür. »Gute Arbeit, Mikey.«

Als Phyllis Talmadge mit ihrem deprimierend kargen Ernährungsplan herauskam, warteten die beiden Polizeibeamten bereits auf sie. Das schien sie aber nicht weiter zu überraschen. »Ich hatte schon so ein Gefühl, als ob Sie noch mal mit mir sprechen wollten«, begann sie. »Dieser Schlag auf den Kopf hat meine Fähigkeiten offenbar noch gesteigert. Mit meiner Agentin habe ich bereits darüber gesprochen und sie hat auch gleich ein paar Presseinterviews für mich arrangiert. Ich kann meinem Publikum also ruhigen Gewissens sagen, dass die Verletzungen mich in keiner Weise beeinträchtigt, sondern meine übernatürlichen Fähigkeiten eher noch verstärkt haben.«

»Na großartig«, bemerkte Vince begeistert. Das hatte der Welt gerade noch gefehlt: eine Rechtfertigung für alle Verrückten, ihren Hellsehern, wenn sie mit deren Ergebnissen nicht zufrieden waren, eins über den Schädel zu ziehen. Die Ausreden konnte er sich jetzt schon lebhaft vorstellen: Aber Officer, ich wollte ihr doch nur zu einer klareren Sicht verhelfen ...

»Ich gebe Ihnen am besten gleich eine Kostprobe«, fuhr die Hellseherin unverzagt fort. Sie zeigte auf den kleinen Plastikbeutel mit dem Schlüssel, den Vince immer noch in der Hand hielt. »Der Inhalt dieses Beutels da in Ihrer Hand gehörte der Toten.«

»Welcher?«, fragte Vince zynisch. Sich vorzustellen, dass ein Beweismittel in der Hand eines Detectives, der gerade einen Mordfall untersucht, dem Opfer gehört hatte, war keine große Kunst.

Phyllis zog die Stirn kraus. »Na, Claudia natürlich. Wollen Sie damit etwa sagen, es hätte noch mehr Opfer gegeben?«

Vince nickte. »Soeben haben wir Ondines Leiche gefunden und die von Karen McElroy, der Maniküre.«

Phyllis nickte verständig. »Das überrascht mich nicht, denn ich hatte schon so ein Gespür, als würde es vor Tagesablauf noch mehr Tote geben. Aber was auch immer in Ihrem Beutel steckt, gehörte keiner von beiden, sondern eindeutig Claudia. Die Schwingungen trügen nicht.«

Neugierig öffnete Vince die Hand und enthüllte den Schlüssel. »Sie meinen wirklich, dieser Schlüssel gehörte Claudia?«

»Darf ich?«, fragte Phyllis und griff nach dem Beutel.

»Nur zu, aber lassen Sie ihn da drinnen.«

Phyllis nahm den Beutel in beide Hände, legte sie zusammen wie zum Gebet und hob die Spitzen der Zeigefinger an die Lippen. Sie holte tief Luft und schloss die Augen. Vince warf Mike einen Blick zu und sah, dass dieser die kleine untersetzte Frau beinahe ehrfürchtig anstarrte. Offenbar war er hier nur von Spinnern umgeben, dachte Vince und ergab sich in sein Schicksal.

Phyllis schlug die Augen auf und ließ die Hände sinken. »Es besteht kein Zweifel«, bestätigte sie, »dieser Schlüssel gehörte eindeutig Claudia.«

»Die Kräfte, die Sie erleuchten, haben Ihnen nicht zufällig verraten, wo ich das passende Schloss zu dem Schlüssel finde?«, fragte Vince und bemühte sich, nicht allzu sarkastisch zu klingen.

»Nicht direkt«, gab Phyllis zu und händigte ihm das Beweisstück wieder aus.

»Dachte ich mir. Wir haben aber noch eine Reihe anderer Fragen an Sie ...«

»Aber es muss irgendwo in dem Raum sein, in dem Sie uns verhört haben«, unterbrach ihn Phyllis.

»Wie bitte?«, fragte Vince.

»Ich spreche von dem Schlüssel. Das, wozu er passt, befindet sich in eben diesem Raum.«

»Aber dort drinnen gibt es nicht einen einzigen Gegenstand, der ein Schloss hätte«, protestierte Vince.

Phyllis zuckte nur mit den Schultern. »Wie Sie meinen, ich jedenfalls vertraue auf meine Kräfte. Irgendwo da drinnen muss ein versteckter Safe oder so was sein. Als ich mich zum ersten Mal in dem Raum aufhielt, war das Gefühl, dass es dort von Geheimnissen nur so wimmelt, geradezu erdrückend«, fügte sie triumphierend hinzu.

»Genau dasselbe haben Sie auch zu King David und Raoul de Vries gesagt«, mischte Mike sich ein.

Phyllis sah ihn verdutzt an. »Ach ja?«

»Als Sie zum See runtergingen. Sie haben ihnen gesagt, Sie hätten den Raum verlassen müssen, weil er voller Geheimnisse und Lügen sei.«

»Daran erinnere ich mich nicht«, sagte sie und machte ein verlegenes Gesicht. »Aber Sie haben Recht, ich habe diese Aura des Geheimen und der Furcht dort tatsächlich gespürt.«

Vince verdrehte die Augen. »Schätze, es gibt wohl nur eine Möglichkeit, das zu überprüfen. Wir müssen den ganzen Raum gründlich durchsuchen.«

Hätte Christopher Lund gewusst, was Ondine zugestoßen war, hätte er sicher keine Ruhe gefunden. Da er aber von ihrem Schicksal nichts ahnte, hatte er nur den einen Wunsch, sich zu entspannen. Jetzt hatte er nichts mehr zu befürchten, weil außer Claudia niemand über die Bedingungen ihres Deals Bescheid wusste. Falls die Zahlungen ans Licht kämen, könnte er behaupten, dass Claudia Ondine für ihre Werbung für das Spa im Voraus bezahlt hatte und dieses Geschäft sich auf die Produktion eines Prospektes erstreckte, der Fotos von Ondine enthalten sollte. Aber was wäre, wenn Ondine behauptete, sie hätte von einer solchen Vereinbarung gar nichts gewusst? Nur selten erfuhr sie weit im Voraus, welche Arrangements er für sie getroffen hatte, also wäre das nicht weiter auffällig. Ihm würde schon für alles eine Erklärung einfallen – Hauptsache, er bewahrte die Nerven.

Die Dampfkabine würde ihm helfen, sich zu entspannen, hatte Dante ihm versichert. Er würde alle Giftstoffe ausschwitzen, sich entschlackt und angenehm träge fühlen – die besten Voraussetzungen für die nachfolgende sanfte Aromatherapiemassage.

Zum Glück litt er nicht unter Klaustrophobie, dachte Christopher. Einem, der es nicht gut in engen Räumen aushielt, musste diese Dampfkabine wohl wie ein regelrechtes Abbild der Hölle vorkommen. Nur sein Kopf war frei, während der übrige Körper in der Kabine steckte, die oben mit einem gepolsterten Kragen abschloss. Durch ein Rückkopplungssystem, das auf die Sensoren reagierte, die Dante sorgfältig an einem Dutzend Stellen seines Körpers angebracht hatte, wurde die Temperatur über einen Thermostat kontrolliert. Als zusätzliche Sicherheit diente auch noch ein Alarmknopf in der Armlehne innerhalb der Kabine, damit er im Fall einer Überhitzung Hilfe rufen konnte.

Christopher schloss die Augen, versank in den Saxophonklängen von Kenny G und spürte, wie ihm langsam der Schweiß übers Gesicht rann. Zum Glück hatte er seine eigenen CDs mitgebracht, denn schon nach den ersten fünf Minuten im Spa war ihm klar gewesen, dass er hier nur singende Wale und peruanische Regenwaldgeräusche zu hören bekäme. Diesem ganzen New-Age-Gesäusel konnte er beim besten Willen nichts abgewinnen. So war es schon besser: coole Musik, heißer Dampf und nach Abschluss der Behandlung die Aussicht auf ein paar Linien Koks in seinem Cottage.

Plötzlich hörte er ein Geräusch, als sei etwas metallenes zu Boden gefallen, und war augenblicklich wieder voll da. Sofort war er auf der Hut und sah sich verwundert um. Der Mann vor der Schalttafel gehörte eindeutig nicht zu den Angestellten und außerdem hatte Christopher noch nie etwas von einer Behandlung gehört, zu der man einen Schraubenzieher brauchte – und so einer rollte jetzt geradewegs auf ihn zu. Der Mann drehte sich zu ihm um und warf ihm einen grimmigen Blick zu, der ihn in Angst und Schrecken versetzte. Christopher war sofort klar, dass er in die Augen eines Killers blickte. Dieser hatte soeben die Abdeckung der Schalttafel abgeschraubt, auf der sich die Thermostat-Schalter für die Dampfkabine befanden.

Sofort fiel Christopher der Alarmknopf ein. Mit vor Schweiß und Dampf glitschigen Fingern tastete er danach, drückte so fest er konnte und fühlte sich erleichtert.

Als verfügte er über einen Röntgenblick, setzte der Killer ein Raubtierlächeln auf. »Der Alarmknopf nützt dir nichts, Chris. Ich habe die Leitungen kurzgeschlossen. Es wird wie ein technischer Defekt aussehen. Jetzt gibt es nur noch dich und mich – du und ich und die große Hitze.«

»Was haben Sie vor?«, stammelte Christopher. »Warum tun Sie mir das an?«

»Man nennt das Rache. Du hast Ondine getötet und jetzt töte ich dich.«

»Was? Sind Sie verrückt? Ondine ist nicht tot!«

Mit wenigen großen Schritten durchkreuzte der Killer den Raum und schlug Christopher ins Gesicht. »Du dreckiger Bastard. Es nutzt dir nichts, nach Ausflüchten zu suchen. Ich weiß, was du getan hast.«

»Schon gut, schon gut. Sie sagen, sie ist tot. Aber warum sollte ich Ondine wohl getötet haben? Ich verdiene schließlich meine Brötchen mit ihr.« Christophers Stimme hörte sich an wie ein gequälter Aufschrei.

»Ich weiß nicht, warum du sie umgebracht hast. Vielleicht ist sie dir zum Schluss doch noch auf die Schliche gekommen. Jedenfalls habe ich gesehen, wie du das Gebäude verlassen hast. Du bist gerannt, als ob du vor irgendwas wegrennst. Und als ich ins Nagelstudio kam, war sie schon tot. Du hast sie umgebracht.« Die leise Stimme klang heiser vor leidenschaftlichem Hass. »Und dafür wirst du jetzt mit deinem erbärmlichen kleinen Leben bezahlen.« Der Killer hob den Schraubenzieher auf, ging zurück an die Schalttafel und machte sich wieder daran zu schaffen.

»Ich weiß überhaupt nicht, wovon Sie reden.« Christopher spürte, wie die Temperatur stieg. Seine Finger schwollen an und seine Kehle wurde trocken. »Ich schwöre es«, rief er verzweifelt. »Ich wusste ja nicht mal, dass Ondine im Nagelstudio war. Lassen Sie mich hier raus. Sie machen einen großen Fehler. Wenn Sie mich umbringen, bleibt Ondines Mörder auf freiem Fuß.«

Ohne auf sein verzweifeltes Flehen zu achten, brachte der Killer die Abdeckung der Schalttafel wieder an und schraubte sie fest.

»Sie verstehen das alles ganz falsch«, schluchzte Christopher. »Lassen Sie mich hier raus und ich verspreche Ihnen, dass ich keiner Menschenseele was davon erzähle. Dann können wir den wahren Mörder gemeinsam zur Strecke bringen.«

Der Killer warf ihm einen eisigen Blick zu. »Du erwartest doch wohl nicht im Ernst, dass ich dir das glaube.«

Christopher geriet in Panik. Er wollte schreien, aber es war schon zu spät. Als er den Mund aufsperrte, griff der Killer blitzschnell nach einem kleinen Handtuch auf einem Beistelltisch und stopfte es Christopher so fest in den Mund, dass nur noch erstickte Laute zu hören waren. Dann drückte er ihm mit Daumen und Zeigefinger die Nasenlöcher zu.

Der Killer beobachtete ungerührt, wie Christophers Farbe von Rot zu Dunkellila wechselte, und begegnete mit Eiseskälte seinem panischen Blick. Schließlich brachen Christophers Augen und sanken in die Höhlen zurück. Sein Blick trübte sich. Der Killer wartete noch einen Moment, bis er ganz sicher war, dass der Mörder und Betrüger in der Dampfkabine nie wieder atmen würde. Dann zog er ihm das Handtuch aus dem Mund und wischte sorgfältig Christophers Nase ab. Warum sollte er das Risiko eingehen, dass die Polizei womöglich noch Fingerabdrücke abnehmen könnte. Wie er es Christopher vorhergesagt hatte, würde sein Tod lediglich nach einem

Unglücksfall aussehen. Nichts konnte die wunderschöne, zerbrechliche Ondine zurückbringen. Aber zumindest hatte er sie gerächt.

13

Vince Toscana musste erst mal raus an die frische Luft, denn im Dampfbad roch es zu stark nach halbgegartem Menschenfleisch. Er erkannte auf den ersten Blick, dass er sofort etwas unternehmen musste, wenn er nicht wollte, dass der rapide abnehmende Kreis der Verdächtigen noch vor Sonnenuntergang in alle vier Windrichtungen zerstob. Und womöglich könnte der Wind die Verdächtigen aus seiner Reichweite wehen, wenn man berücksichtigte, dass selbst die Ärmsten unter ihnen über ausreichende Finanzmittel verfügten.

»Hey, Mikey!«, brüllte er. Dem jungen Polizisten, der kaum drei Meter von ihm entfernt stand, wäre es lieber gewesen, Vince hätte ihn nicht so laut gerufen, weil nun alle Blicke – die der Gäste ebenso wie die der Angestellten des Spas – gespannt auf ihn gerichtet waren. Die allgemeine Spannung war deutlich zu spüren. Vince merkte schon von weitem, dass so etwas wie elektrische Schwingungen von den Leuten ausgingen. Er hatte den Eindruck, sobald man einen von ihnen nur sacht berührte, müsse ein Ton erklingen.

»Ich bin hier, Vince«, antwortete Mike.

Vince senkte seine Stimme auf normale Lautstärke, behielt aber die aufgebrachte Menge, die sich hinter der neuerlichen Absperrung aus gelbem Band aufhielt, im Auge.

»Mikey, diese Leute hier brauchen dringend ein paar Kalorien. Ein gemeinsames Abendessen, ein bisschen gehaltvoller als sonst, wäre nicht schlecht. Kümmern Sie sich doch bitte darum und sprechen Sie mal mit dem Koch. Er nennt sich Chef de Cuisine, also benehmen Sie sich anständig. Mal sehen, ob er auch was Vernünftiges kochen kann. Falls ja, lassen Sie ihn eine Bestellung an den Supermarkt Ihres Bruders aufgeben. Der kann die Sachen ja dann liefern. Falls nicht, rufen Sie Ihren Cousin mit dem italienischen Restaurant an und lassen Sie alles bringen, was er auf der Karte hat – Hauptsache mit ordentlich viel Käse oder Olivenöl. Am besten mit beidem.«

Ein plötzlicher Luftzug aus dem Raum hinter ihnen ließ beide einen Schritt vortreten und veranlasste Vince zu der Bemerkung: »Bloß nicht so viel Fleisch. Und aus der Konditorei Ihrer Mama lassen Sie uns zum Nachtisch gleich ein halbes Dutzend Torten bringen – so richtig schön klebriges und üppiges Zeug.« Vince schwebte so etwas in der Art vor, wie er es bei seiner Frau höchstens ein Mal pro Jahr essen durfte.

»Sie denken wohl an Teegebäck«, warf Mike unerwartet ein.

»Teegebäck?« Herrje, dachte Vince, diese verflixte Südstaatenküche. »Ach nein, ich dachte eher an Schokoladentorte mit extra dickem Zuckerguss oder Limettentorte mit Baiser, so was in der Richtung.«

»Nein, nein, ich meine wie bei Agatha Christie. Da bekommen die Leute auch immer ein Trostessen, wie meine

Schwester das nennt. Lauter leere Kalorien, wissen Sie? Tee mit Zucker und Sahne und dazu Gebäck, damit es ihnen wieder besser geht.«

»Wie Sie meinen, Mikey. Vom Trösten habe ich keine Ahnung. Ich will nur nicht, dass mir die Leute hier reihenweise umkippen. Könnten Sie sich um alles kümmern? Lassen Sie die Rechnungen einfach ans Dezernat schicken.«

Vince war von der Richtigkeit seiner Idee überzeugt und freute sich schon darauf, die Gäste des Spas, die für aufgepeppte Selleriestangen ein kleines Vermögen ausgegeben hatten, mit jeder Menge ungesundem Zeug voll zu stopfen. Als sein junger Kollege davontrottete, fragte er sich, ob die Ausbildung des kriminalistischen Nachwuchses sich etwa nur auf das Lesen von Detektivromanen beschränkte.

Agatha Christie. Pah!

Caroline stand allein in der Menge und sah dem jungen Polizisten nach, der in Richtung Speisesaal trabte. Wer würde wohl als Erster die Nerven verlieren? Sie fühlte sich wie eine zu straff gespannte Cellosaite und fragte sich: Würde sie wohl an der schwächsten Stelle reißen oder würde gar der Steg brechen?

So wie die Dinge standen, konnte Douglas von Glück sagen, dass er sie nicht angefasst hatte. Allein seine vorsichtige Nennung ihres Namens genügte – und sie fuhr wie elektrisiert aus der Haut. Hätte er sie am Arm berührt, hätte sie ihm vermutlich eine Ohrfeige verpasst.

»Was willst du?«, zischte sie ihn an.

»Caroline, ich …«, begann er, sprach aber nicht weiter.

Er wirkte so zerknirscht und so elend, dass sie ihn am liebsten in die Arme genommen und an sich gedrückt hätte. Ach, warum verharrte ihr Körper nur in dieser fast krankhaften Leichtgläubigkeit und brachte einem Mann, der ihr das Schlimmste angetan hatte – fehlte nur, dass er sie auch noch geschlagen hätte –, ein solches Vertrauen entgegen. Sie musste verrückt sein. Aber obwohl er doch nachweislich alles andere als ein anständiger Ehemann war – warum wirkte er nur so verloren und verzweifelt? Er sah aus, als hätte er ... Liebeskummer!

»Was willst du von mir, Douglas?«, rief sie.

Einen Augenblick lang glaubte sie, es würde ihn innerlich zerreißen. Er wollte nach ihr greifen und sie hatte den Eindruck, als prallten sein Verstand und sein Gefühl beinahe hörbar aufeinander. Mit aller Gewalt riss er sich zusammen, unterdrückte seine Geste der Zuneigung und wich einen Schritt zurück.

»Was in aller Welt ... Ach, ach mein Gott ...«, stieß sie leise hervor, denn plötzlich fiel ihr alles wieder ein. Kaum hatte Raoul sie verlassen, war sie losgestürmt, um Douglas zu suchen, aber die Entdeckung von Christopher Lunds Leiche hatte sie in ihrem Vorhaben unterbrochen. Die vergeblich gerufenen Sanitäter, die wieder einmal herbeieilenden Polizisten und die erneute Absperrung des akkurat gepflegten Spa-Geländes mit leuchtend gelbem Band hatten sie abgelenkt. Jetzt aber, da sie merkte, dass ihr Ehemann unwillkürlich vor ihr zurückwich, fiel ihr alles wieder ein: das verheerende, doch zum Glück absurde Szenario, mit dem Raoul sie konfrontiert hatte. Douglas' Gedanken hingegen waren natürlich auch jetzt noch von dieser entsetzlichen Vorstellung beherrscht und offenbar war er nur noch von dem einen Wunsch beseelt, seine Frau mit allen Mitteln vor der Erkenntnis zu schützen, dass sie mit ihrem eigenen Bruder geschlafen hatte. Caroline wusste, seine Miene würde sich sofort aufhellen, sobald sie ihn von diesem alles zersetzenden Makel des Inzests befreite. Über eines musste sie sich aber erst Klarheit verschaffen.

»Doug, hast du mit dieser Frau geschlafen?«

Seine spontan verneinende Antwort konnte sie ihm vom Gesicht ablesen. Gleichzeitig fiel ihr auf, dass ihnen eine Reihe neugieriger Zuhörer lauschten. Sie zog Douglas am Ärmel seines Pullis fort und führte ihn zu einer Bank, von der aus man einen herrlichen Blick auf den glitzernden See hatte. Doch keiner von beiden nahm das schöne Panorama wahr.

Caroline kam direkt zur Sache. »Douglas, du bist nicht mein Bruder!«

Ihre Worte trafen ihn so tief, dass sich ihre Wirkung gar nicht sogleich auf seinem Gesicht zeigte. Er saß nur stumm da und starrte sie an, als hätte sie etwas auf Suaheli oder Kantonesisch von sich gegeben.

»Doug, ich weiß nicht, wer dir das eingeredet hat. Ich habe es jedenfalls von Raoul de Vries erfahren und ihm nur ins Gesicht gelacht. Es stimmt zwar, dass ich irgendwo auf der Welt eine Schwester oder einen Bruder habe, aber du bist es nicht.«

»Claudia hat es mir gesagt. Ich habe es von Claudia.«

»Und als Beweis hat sie dir das mit der Hand erzählt, nicht wahr?« Caroline hob die linke Hand ihres Ehemannes gegen die Nachmittagssonne und hielt ihre eigene Hand zum Vergleich daneben. Beide besaßen sie lange, schlanke Finger und bei beiden war der kleine Finger abgewinkelt. Aber das war auch alles. Carolines Fingernägel, ihr gerader Daumen und das schmale Handgelenk zeugten von einer völlig anderen genetischen Substanz als sein hohes Nagelbett, seine spitzen Fingerknöchel und sein leicht zurückgebogener Daumen. »Als Kind habe ich mir den Finger gequetscht«, erzählte sie ihm und erbebte leicht, denn die zwanzig Jahre alte Erinnerung war immer noch frisch: Wütend hatte sie die Tür der Berghütte zugeknallt und sogleich den sengenden Schmerz gespürt, dessen Pochen erst aufhörte, als der Arzt den Finger nach Tagen betäubte. Geblieben war der unauslöschliche Eindruck, dass elterliche Wut und großer Schmerz in unmittelbarem Zusammenhang standen. Auch wenn es nur ein Unfall gewesen war, hatte Caroline ihrer Mutter nie wieder etwas vorgejammert, und oft dachte sie, diese Verletzung habe die Grundlage dafür gelegt, dass sie ihr Leben lang ihre Gefühle unterdrückt hatte. Sie schüttelte sich leicht und kehrte in die Gegenwart zurück. »Wenn du möchtest, können wir einen DNA-Test machen lassen. Aber sag mal im Ernst: Kannst du dir wirklich vorstellen, wir hätten es nicht gemerkt, wenn wir tatsächlich Geschwister wären?«

Langsam nahm sein Gesicht den Ausdruck großer Verwunderung an. »Ich dachte … Ach Gott, Caroline, mir war klar, dass ich dich nie wieder in meinen Armen halten würde. Deshalb habe ich dir das Cello geschickt. Nachdem ich es ausfindig gemacht und zurückgekauft hatte, stand es erst mal eine Weile bei mir. Ich wusste, wenn du deine Arme um dein Cello schließen würdest und gleichzeitig auch um mich, und wenn es zwischen deinen Knien ruhen würde …« Douglas drückte fest ihre Hand, führte sie an seine Lippen und begann heftig zu schluchzen.

Caroline streichelte ihm gedankenverloren übers Haar und sagte: »Doug – Douglas, mein Liebster, was hast du da eben gesagt … du hast mein Cello zurückgekauft?«

Er hob den Kopf und verschränkte seine Finger sanft mit ihren, wobei ihre Ringe mit leisem Klang aneinander stießen.

»Ja, für dich. Hat mich ein kleines Vermögen gekostet, weil die Frau selbst ganz versessen darauf war. Deshalb musste ich noch viel mehr hinlegen, als ich gedacht hatte. Aber es musste auf jeden Fall dein altes Cello sein, damit du da weitermachen konntest, wo du aufgehört hattest, wenn ich ...«

»Wie viel, Doug? Ich habe guten Grund, danach zu fragen.«

»Vierunddreißigtausend plus Frachtkosten.«

»Vierunddreißig? Meine Mutter hat mir erzählt, sie hätte zwölf bezahlt!«

»Oh nein, wo denkst du hin? Ich hatte sie gebeten, so zu tun, als käme es von ihr, weil ich dachte, du würdest es sonst nicht annehmen.«

»Vierunddreißigtausend Dollar! Sie wusste, dass ich eine ungefähre Vorstellung davon hatte, was so ein Aufenthalt hier im Phoenix-Spa kostet. Also hat sie genau diesen Betrag genannt und den Rest verschwiegen.«

»Deine Mutter ...« Douglas unterbrach sich und korrigierte, was er sagen wollte. »Deine Mutter ist schon ein merkwürdiger Mensch.«

Meine Mutter, dachte Caroline traurig, ist ein regelrechtes Ungeheuer. Hilda Finchs gesamtes Universum besteht nur aus Hilda Finch. Aus ihrem Ehemann hat sie sich nie etwas gemacht und ihre eigene Tochter war ihr meist nur lästig, nichts als ein Hindernis, das sie wegmanipulieren musste. Diese Frau war einfach hoffnungslos.

Wie dem auch sei, das schändliche Verhalten ihrer Mutter hatte schließlich nichts mit dem von Douglas

Blessing zu tun. Caroline machte sich von jeglichem Hang zum nachträglichen Romantisieren frei, straffte die Schultern und zog ihre Hand aus Douglas' Umklammerung zurück.

»Douglas, du bist mir noch schrecklich viele Erklärungen schuldig. Fang am besten gleich mit den Fotos an.«

Als Vince sich geduckt unter dem Absperrband durchzwängte, um zu seinen – zumindest vorläufig fest gehaltenen – Zeugen und Verdächtigen zu gelangen, bemerkte er, wie der Kongressabgeordnete und seine Gattin sich aus der Gruppe entfernten. Er blickte ihnen nach und überzeugte sich davon, dass sie in der Nähe blieben. Beruhigt widmete er sich sodann der immer weiter schrumpfenden, blassen kleinen Schar. Diese Vorstellung hatte Mike LeMat ihm in den Kopf gesetzt und nun wurde er sie nicht mehr los. Wenn diese Leute hier unbedingt ein Setting à la Agatha Christie wollten, dann sollten sie das auch bekommen – zumindest lange genug, damit sie ihm nicht entwischen konnten.

»Wir haben jetzt drei Uhr«, erklärte er, »ich hätte gern, dass wir uns nach dem Abendessen alle zusammensetzen.« Mit Genugtuung stellte er fest, dass seine Ankündigung allgemeine Aufmerksamkeit erregte, auch wenn diese stark unterernährten Männer und Frauen vermutlich mehr an der Aussicht auf etwas Vernünftiges zu essen als an den möglichen Enthüllungen interessiert waren. In beiden Fällen hatten sie keinen blassen Schimmer, was auf sie zukam. Er hatte schon den Peperonigeschmack auf der Zunge. Bei dem Gedanken musste er unwillkürlich lächeln, genauso wie bei seinem nächsten Vorschlag: »Wie wäre es, wenn wir uns in der Bibliothek treffen?«

Nur wenige betrachteten ihn mit Argwohn. Er tat so,

als bemerke er es gar nicht, und trug ihnen seinen Wunsch vor, ein jeder möge bis ins kleinste Detail aufschreiben, was er oder sie seit dem Nachmittag vor Claudia de Vries' Tod gemacht hatte. Stifte und Papier lägen im Esszimmer. Bei dem letzten Wort zuckten alle zusammen – es hatte denselben untrüglichen Reflex ausgelöst wie bei den Pawlowschen Hunden. Jeder, der auf sein Zimmer gehen wolle, solle besser einen uniformierten Beamten mitnehmen. Dann fügte er noch hinzu, das Abendessen solle heute früher eingenommen werden als sonst, etwa gegen halb sieben – wieder folgte ein kollektives Zucken – und schloss mit den Worten: »Danke für Ihre Aufmerksamkeit, meine Damen und Herren.«

Die meisten stoben auseinander wie eine Horde Erstklässler, die sich aus Angst und Verzweiflung an seine Autorität klammerten wie an einen rettenden Fels in der Brandung. Und ebenso wie Schulkinder würden sie gar nicht erst auf die Idee kommen, die völlig zwecklose Strafarbeit, die er ihnen aufgegeben hatte, abzulehnen. Mit dieser Nabelschau wären sie zumindest erst mal beschäftigt, und wer weiß – vielleicht käme ja sogar noch etwas Brauchbares dabei heraus.

Nicht, dass Vince noch darauf angewiesen wäre. Lächelnd blickte er auf die Aufzeichnungen der Spurensicherung, die Mike ihm noch schnell gebracht hatte, bevor er in der Stadt Fast Food und zuckerhaltige Erfrischungsgetränke besorgte. Alles war bereits gelaufen, abgesehen von dem üblichen Geschrei und Gezeter. Aber Vince wollte verdammt sein, falls er das nach den vergangenen zwei Tagen noch einmal über sich ergehen ließe.

Verblüfft sah er auf, denn unmittelbar vor ihm war plötzlich eine große Fläche glatter, braun gebrannter männlicher Haut aufgetaucht. Obwohl Vince diesen unverkennbaren Anblick jetzt schon mehrmals genossen hatte, irritierte er ihn immer wieder von neuem. Dieser Mann sah einfach zu schön aus, um wahr zu sein.

»Ich muss Sie sprechen, Detective«, begann der Bodybuilder in seinen knappen Shorts, aber Vince sah an ihm vorbei auf die zwei Gestalten, die ihm den Rücken zugekehrt hatten und die er unter keinen Umständen aus den Augen verlieren wollte.

»Sie müssen sich noch etwas gedulden, Mr Constanza. Im Augenblick bin ich beschäftigt.« Vince vergewisserte sich, dass seine Officer bereit standen, und rief dann laut: »Äh, Mrs Finch, Dr. de Vries! Könnten Sie beide kurz zu mir kommen?«

Mochte die Bank auch noch so malerisch gelegen sein, ging es Caroline durch den Kopf, für ausgiebige Enthüllungen und Selbstanklagen war sie wohl kaum der richtige Ort. Ein Blick über die Schulter ihres Ehemanns genügte, um sie davon zu überzeugen, denn die Szene, die sich ihr bot, hätte aus den aktuellen Abendnachrichten stammen können. Die stereotype Kameraeinstellung: Ein Verdächtiger in Handschellen mit hochgezogenen Schultern, um sich gegen ferne Kameraobjektive zu schützen, wird von einem Polizisten am Ellbogen zum Streifenwagen geführt. Inmitten der idyllischen Landschaft des Phoenix Spa wirkte dieser Auftritt allerdings noch viel unrealistischer als die Fernsehversion, erst recht, als Caroline in dem Verhafteten Raoul de Vries erkannte. Und im nächsten Moment erkannte sie auch seine Begleiterin, die ebenfalls in Handschellen und mit eingezogenem Kopf von uniformierten Polizeibeamten vorwärtsgedrängt wurde. Caroline sprang so abrupt auf, dass sie die kläglichen Entschuldigungen ihres Ehemannes damit auf der Stelle beendete. Sie traute ihren Augen nicht: Ihre Mutter wurde verhaftet.

An die folgenden Augenblicke sollte Caroline sich später nur noch vage erinnern. Douglas hatte sie zurückgehalten, wohingegen sie verzweifelt versuchte, sich von ihm loszumachen. Doch noch während sie getobt und vergeblich gegen seine Brust getrommelt hatte, war ihr im tiefsten Innern wohl bewusst, dass sie sich durchaus von ihrem Mann würde befreien können, wenn sie ihrer Mutter tatsächlich zu Hilfe eilen wollte. Sie bräuchte ihm nur fest genug das Knie in die Weichteile rammen.

Als Caroline an diesem Abend die Kuchenkrümel auf ihrem lapislazuliblau-goldenen Dessertteller hin- und herschob, deutete sie ihr Verhalten so, dass sie in Wirklichkeit wohl doch nicht zu Hilda gewollt hatte. Tief in ihrem Inneren hatte sich dagegen der Wunsch nach Dougs künftigen intimeren Zärtlichkeiten geregt. Hin- und hergerissen zwischen den zwei Versionen der Geschichte – der ihrer Mutter und der ihres Ehemanns – hatte Carolines Körper offenbar bereits gespürt, für welchen Weg ihr Verstand und ihr Herz sich entscheiden würden, so dass sie sich nicht gewaltsam von ihm befreit hatte.

Die verwirrenden Minuten am Seeufer waren an diesem Nachmittag durch eine gehörige Portion Besorgnis, Schuldgefühl, Wut und Verzweiflung gekennzeichnet gewesen. Rückblickend erschien Caroline alles noch dubioser. Nicht etwa die glänzenden Handschellen, mit denen die sorgfältig gepflegten Hände ihrer Mutter gefesselt waren, hatten sich ihr ins Gedächtnis eingeprägt, und auch nicht der trotzige Protest der Festgenommenen an der Tür des Polizeiwagens, als Hilda wütend die schützende Hand des Polizisten abschüttelte, weil sie fürchtete, er könne ihre Frisur durcheinander bringen. Ja, nicht einmal die Erinnerung an Dougs starke Arme, die sie umschlungen hielten, ihr Geborgenheit vermittelten und sie vor Schaden bewahrten, beherrschte ihre Gedanken.

Ein völlig anderes Bild war es, das ihr für den Rest des Tages und bei dem gehaltvollen italienischen Abendessen nicht mehr aus dem Kopf gehen wollte. Klar und deutlich wie die Nachmittagssonne stand es vor ihrem inneren Auge: die kurze Unterredung zweier zurückbleibender Personen, als die Officer mit den Verhafteten abfuhren. Schulter an Schulter standen die beiden Männer – die bei dieser ganzen Ansammlung starker Persönlichkeiten wohl Unverwechselbarsten – nebeneinander und warteten, bis die Streifenwagen mit Hilda Finch und Raoul de Vries das Gelände verließen. Dann hatte Caroline überrascht beobachtet, wie King David sich Emilio Constanza zuwandte und dieser die Arme um den grünhaarigen Rockstar legte und ihn tröstete, so wie Douglas sie getröstet hatte.

Doch nach den Ereignissen der vergangenen Tage konnte Caroline nichts mehr lange in Erstaunen versetzen. Das Gesicht an Douglas' Schulter gelehnt, hatte sie über den Ausläufer des Sees hinweg auf jenes andere Paar geschaut und den Anblick dieser beiden Menschen, die sich zum Trost umarmten, als völlig natürlich empfunden.

Aus einem der Cottages war noch eine dritte Person getreten und mit würdevoller Selbstbeherrschung – ein Ausdruck tiefer Trauer – auf die beiden anderen zugegangen. Es handelte sich um Lauren Sullivan, deren kupferrotes Haar leuchtete, als wolle es ihren seelischen Schmerz leugnen. Kaum hatte sie die beiden Männer erreicht, breitete sie die Arme aus und ließ sich in ihre Umarmung mit einbeziehen. Und lange blieben die drei so stehen, eng umschlungen und selbstvergessen.

Da Douglas es an der Zeit fand zu gehen, hatte Caroline nicht gesehen, was diesen magischen Kreis aufgebrochen hatte. Als sie später noch einmal übers Wasser blickte, sah sie, wie King David der Schauspielerin seine große Hand auf den Nacken legte und mit ihr gemeinsam langsam zu den Cottages ging. Emilio war allein zurückgeblieben und befand sich in ernstem Gespräch mit Vince Toscana, der plötzlich entsetzt zurückprallte, als Emilio ihm etwas zeigte, das wie ein kleines Buch aussah. Der Detective riss es Emilio schließlich aus der Hand, warf es voller Wut zu Boden, drehte sich um und verschwand. Constanza hob den Gegenstand auf, steckte ihn wieder ein und folgte Toscana.

»Ich weiß, es klingt banal«, hatte Douglas in eben diesem Augenblick geäußert, »und mir ist schon klar, dass wir herausfinden müssen, was mit deiner Mutter geschieht, aber wenn ich nicht bald was zu essen bekomme, falle ich auf der Stelle t.. . Ich will damit sagen, ich habe wirklich großen Hunger.«

Als Caroline nun ihren leer gefutterten Dessertteller wegschob, musste sie bei dieser Erinnerung unwillkürlich lächeln. Doug hatte mit allen Mitteln das Wort »tot« vermeiden wollen, da es ihn an die düstere Realität erinnerte. Er war wirklich der geborene Politiker.

»Dann müssen wir wohl deine Assistentin in die Stadt schicken, damit sie dir etwas bei McDonald's kauft«, hatte Caroline leichthin gesagt und in honigsüßem Ton hinzugefügt: »Und danach kannst du sie ja direkt feuern.«

»Jemanden zu feuern, der zu viel weiß, ist keine besonders gute Idee, mein Schatz«, protestierte Douglas. »Sollte ich ihr nicht lieber irgendwo einen besseren Job besorgen?«

»Am besten mit einem höheren Gehalt«, schlug die Politikergattin vor.

Und schließlich hatten sich die Blessings in gutem Einvernehmen auf den Weg gemacht, um etwas Essbares zu suchen und sich über den Stand der Dinge zu informieren: das erfolgreiche Politikerehepaar par excellence. Etwas zu essen sollten sie bald bekommen und eine Aufklärung über die Geschehnisse sollte ihnen ebenfalls zuteil werden, beides sogar in viel reicherem Ausmaß, als sie zu träumen gewagt hätten.

Das von Mike LeMats zahlreicher Verwandtschaft zubereitete Abendessen war schlichtweg umwerfend und durchaus dazu angetan, die verheerenden Folgen der vergangenen Tage – sowohl um die Taillengegend herum als auch in den Gemütern – wieder auszugleichen. Nachdem Mikes Cousin, der Gastwirt, sein Bruder, der Lebensmittelhändler, und seine Mutter aus der Konditorei ihren Teil zum Gelingen des Abends beigetragen hatten – der Küchenchef des Spa hatte sich vor Entsetzen ins Bett zurückgezogen –, waren alle im Speisesaal so richtig satt. Immer noch waren sie leicht benommen von der ungewohnten Fülle, beschwipst von den Kohlehydraten und Fetten – sowohl den gesättigten als auch den ungesättigten –, angeheitert von weißem Raffinadezucker und dem ersten Koffein nach Tagen. All diese Dinge hatten die meisten von ihnen nicht mehr zu sich genommen, seit sie den Fuß über die Schwelle des Spa-Geländes gesetzt hatten.

Und Vince Toscana sah, dass es gut war.

Allerdings stieß ihm sauer auf, dass er, Detective Vince Toscana, die Untersuchungen in diesem Fall nicht länger maßgeblich leitete. Der Gedanke an den Ausweis in den Händen dieses halb Nackten versetzte ihm auch jetzt wieder einen Stich. Hätte man ihm bei seinem Anruf in Washington nicht die Identität dieses Kerls bestätigt, hätte er ihm wegen Amtsanmaßung ebenfalls ein Paar Handschellen verpasst.

Na ja, zumindest hätte er den Versuch unternommen.

Vince musste die Zuständigkeit an den Staat Virginia abgeben. So etwas war ihm bisher nicht mal in Philadelphia untergekommen.

Okay, jedenfalls hatten diese Witzfiguren so viel in sich reingestopft, dass es jede italienische Mama glücklich gemacht hätte. Falls er noch länger wartete, würden sie über ihrem Tiramisu glatt einschlafen. Er suchte Mikes Blick und bat die Herrschaften, sich langsam nach nebenan zu begeben, in die Bibliothek.

Im ersten Moment fragte Caroline sich, wer wohl dieser hinreißend aussehende junge Mann in dem teuren Maßanzug war, doch dann bekam sie einen hochroten Kopf. Ihr wurde nämlich klar, dass er beim ersten Mal, als sie zusammengekommen waren … nein, nein, sie hatten nicht viel miteinander zu tun gehabt – also, beim ersten Mal, als sie Kontakt zueinander … oh nein! Das erste Mal, als sie dieses Prachtexemplar gesehen hatte, trug er weniger als den seidenen Stofffetzen mit Paisleymuster, der jetzt aus seiner Brusttasche hervorlugte. Dieser Adonis, dieser nur mit einem String-Tanga bekleidete Mann, diese stattliche Erscheinung mit dem italienischen Namen und dem Oxford-Akzent, der Claudia aus dem Schlammbad gezogen hatte, ein Mann – und was für ein Mann! – den sie nie angezogener als mit kurzer Hose und knappem Achselshirt gesehen hatte, trug nun einen Anzug, gegen den Douglas' üblicher Dreiteiler wie aus dem Ausverkauf wirkte. Nachdem Constanza einen Scheit in den gemauerten Kamin gelegt hatte, richtete er sich zu seiner vollen Größe auf. Keinem der Anwesenden war entgangen, dass er nicht nur einige Meter feines Wolle-Leinen-Gemisch angelegt hatte, sondern auch unverkennbar Autorität ausstrahlte, und auf der Stelle vergaßen sie die Anwesenheit von Detective Vince Toscana.

»Emilio«, sagte Phyllis Talmadge in scharfem Ton, »was geht hier vor?«

»Setzen Sie sich doch erst mal, Ms Talmadge. Sobald Sie alle Platz genommen haben, werden wir Ihnen alles erklären.« Zum Glück war seine Stimme immer noch dieselbe. Die jüngsten Ereignisse überstiegen zwar das Fassungsvermögen der traurig zusammengeschrumpften kleinen Schar, aber schon bald siegte die Neugierde, und beruhigt sanken alle in die Sessel am Kamin. Unmittelbar am Feuer saßen Douglas und Caroline und gleich daneben Phyllis Talmadge, die immer noch einen Verband um den Kopf trug. Zu Lauren Sullivan, die anders als alle Übrigen in ihrem reichhaltigen Mahl nur herumgestochert hatte, gesellte sich King David. Seine grünlich schillernden Medusalocken wurden im Nacken durch ein Band zusammengehalten und in sein Gesicht hatte die Anspannung der vergangenen Tage tiefe Furchen eingegraben. Auch Dante, der Masseur, war anwesend, ebenso seine Kollegin Marguerite, der Krafttrainer Gustav, die Empfangsdame Ginger, der Ernährungsberater Jean-Claude sowie eine Hand voll weiterer Angestellter – unter ihnen auch Geoff, der Gehilfe des Chefkonditors, das vermutlich am wenigsten ausgelastete Talent des gesamten Unternehmens. Vince und Mike standen an der Tür Wache. Emilio wartete, bis ihm die ungeteilte Aufmerksamkeit der Anwesenden zuteil wurde, bevor er mit seinen Ausführungen begann.

»In einem solchen Fall würde die Polizei normalerweise nur Ihre Aussage zu Protokoll nehmen und Sie wären entlassen und würden nichts weiter davon hören, bis Sie als Zeugen vorgeladen werden.«

»Da jedoch einerseits durch die jüngsten Ereignisse das öffentliche Interesse erregt ist und da andererseits die Betroffenen die Angelegenheit gern so verschwiegen wie möglich behandeln möchten, haben wir uns entschlossen, Ihnen alle Erkenntnisse mitzuteilen – in der Hoffnung, dass aus Ihren Reihen möglichst wenig an die Presse dringt. Detective Toscana hat bereits auf das literarische Motiv der Zusammenkunft in der Bibliothek zurückgegriffen« – mit diesen Worten warf Constanza einen Blick zum Eingang, wo Vince Toscana eine Miene zog, die wohl eine schwache Entschuldigung andeuten sollte – »und ich bin der Ansicht, wir sollten ruhig Gebrauch davon machen. Von der traditionellen Auflösung in den Kriminalromanen des Goldenen Zeitalters, in denen die Schurken in Gegenwart der übrigen Verdächtigen entlarvt und festgenommen werden, musste ich allerdings abweichen, da sich ein solches Vorgehen nicht mit den modernen Polizeimethoden vereinbaren lässt. Ich bin sicher, Sie haben Verständnis dafür, und hoffe, Sie vergeben mir den leicht melodramatischen Touch.«

An dieser Stelle fasste er in die Brusttasche seines Anzugs und holte dieses schmale, ledergebundene Büchlein hervor, das Caroline aufgefallen war, als Toscana es auf den Boden geworfen hatte. Constanza schlug es auf und reichte es Douglas zu seiner Linken.

»Sie kennen mich alle als Emilio Constanza. Vor acht Monaten hat Claudia de Vries mich unter diesem Namen hier eingestellt, weil sie mich für einen Kräuterheilkundigen aus Bombay hielt. Mein Name ist Jonathan Sassoon.« (»Wusste ich doch, dass der kein Landsmann von mir ist«, murmelte Vince.) »Ich bin tatsächlich in Indien geboren und entstamme der alten jüdischen Gemeinde von Goa. Was ich jedoch über Kräuter und Heilpflanzen weiß, habe ich mir auf dem Hinflug zu meinem Vorstellungsgespräch bei Claudia angelesen. Mein eigentliches Fachgebiet«, führte er aus, »sind Drogen.«

Der ledergebundene Ausweis identifizierte diese beeindruckende Persönlichkeit in ihrer Mitte in der Tat als Beamten der United States Drug Enforcement Agency.

»Einer von der Bundesbehörde zur Bekämpfung des Drogenhandels«, murmelte Douglas, während er den Ausweis an Phyllis Talmadge zu Carolines Linken weitergab. »Kein Wunder, dass Toscana sauer ist.«

»Vergeben Sie mir, wenn Ihnen meine Erzählung nicht immer ganz stringent erscheint«, fuhr der Adonis von der Bundespolizeibehörde in tadellosem britischen Englisch fort. »Die Wurzeln dieses Falls reichen ziemlich weit in die Vergangenheit zurück.«

(»Also hatte ich doch Recht, dass es hier förmlich nach alten Geschichten riecht«, sagte Vince in gedämpftem Ton zu Mike, bekam aber keine Antwort, da Mike von dem Mann dort vorn viel zu stark beeindruckt war.)

»Leider sind Sie Zeugen einer Serie von Todesfällen geworden. Diese sind in etwa so miteinander verknüpft, wie es bei Erdbebenopfern der Fall ist: Auch wenn sie auf unterschiedliche Weise zu Tode kamen, ist die Todesursache letztlich doch dieselbe. Uns liegen hier fünf Morde und ein Mordversuch vor, die von drei verschiedenen Personen ausgeführt wurden. Meiner Ansicht nach wäre es zu den Folgemorden gar nicht gekommen, wenn nicht jener erste Mord stattgefunden hätte.«

»Claudia de Vries musste natürlich als Erste sterben

und die Umstände ihres Todes haben eine hohe Symbolkraft: Der eng um ihren Hals geschnürte, verknotete Patchwork-Schal steht für die enge Verknüpfung der zahlreichen Verbrechen und Betrügereien, in die sie verwickelt war.«

Constanza fing sich sogleich wieder und sah leicht verlegen aus. »Entschuldigen Sie meine romantische Ader«, sagte er, »das macht sicher die Umgebung. Jedenfalls wurde Claudia de Vries ermordet, weil sie eine Diebin und Erpresserin war und außerdem im Besitz illegaler Drogen – und weil ihre Helfershelfer sich um die Macht stritten. Wir kommen später noch auf diesen Aspekt zurück.«

»Wie ich schon sagte, reichen die Wurzeln für diesen Mord – ebenso wie für die übrigen – weit in die Vergangenheit zurück. Vor etwa zwölf Jahren kam ich zum ersten Mal mit dieser ganzen Angelegenheit in Berührung, als ich einen berühmten Rockstar wegen Heroinbesitzes festnahm. Ganz genau, es handelte sich um King David.«

Das strahlende Lächeln, das er dem gealterten Rocker zuwarf, wurde von dessen ansteckendem Grinsen erwidert und noch übertroffen. Caroline fiel auf, dass King David für einen Heroinabhängigen erstaunlich gute Zähne hatte.

»David hatte Glück, denn er besaß einen cleveren Anwalt, war ohne Vorstrafen und bekam einen wohlwollenden Richter. Womit natürlich mal wieder bewiesen wäre, dass vor dem Gesetz nicht alle gleich sind. Doch da war noch eine Kleinigkeit, nämlich dass David wirklich von den Drogen runterkommen wollte. Er hatte einem Musiker seiner Band sehr nahe gestanden, der kurz zuvor an einer Überdosis gestorben war. Wie ich sehe, können sich einige von Ihnen noch ganz gut daran erinnern.«

Und ob! Selbst Caroline, die zu jener Zeit nicht mal ein

Teenager gewesen war und sich sowieso nicht viel aus King Davids Musik gemacht hatte, erinnerte sich. Aber wer hätte damals nicht mit großer Aufmerksamkeit die Artikel in der Presse verfolgt, die von den Schwierigkeiten berichteten, in die die Band geraten war. Und wer hatte sich damals nicht darüber gewundert, wie man so berühmt und gleichzeitig so verlottert sein konnte.

»Ich besuchte King David damals im Entzug und machte ihm folgendes Angebot: Er sollte Informationen über Dealer und Lieferanten an uns weitergeben, die wir für unsere Zwecke nutzen würden, ohne dass sein Name dabei fiel und so weiter. Manchmal wird so verfahren, obwohl wir im Allgemeinen als Gegenleistung eine Verkürzung der Haftstrafe anbieten. In diesem Falle aber zählte ich auf Rache. Zuerst hatte ich gar keine so große Hoffnung, denn seine Strafe war so mild ausgefallen, dass wir sie nicht noch weiter heruntersetzen konnten. Aber Fragen kostete ja schließlich nichts und außerdem hatte ich während unseres Gesprächs den Eindruck, dass wir auf einer Wellenlänge lagen. Und ich hatte tatsächlich Recht, wenn auch etwas anders, als ich es mir vorgestellt hatte.« Wieder tauschten die beiden ein vielsagendes Lächeln, doch dann fuhr der Beamte der Bundesbehörde mit ernster Miene fort.

»Wie dem auch sei, kaum hatte ich ihm meinen Vorschlag unterbreitet, brach er zu meiner Überraschung in wildes Gelächter aus, als hätte ich ihm einen tollen Witz erzählt. Wie sich herausstellte, hatte ihm der Direktor der Entziehungsklinik, in der er sich zu jener Zeit befand, noch während er die Aufnahmepapiere ausfüllte, eine Prise Koks angeboten. Ich traute meinen Ohren nicht, denn ich wäre nie auf die Idee gekommen, dort jemanden zu verdächtigen.«

»Die Entziehungsklinik wurde von Claudia und Raoul de Vries geleitet, und obwohl sie im Laufe der Jahre etwas vorsichtiger wurden, expandierte ihr Geschäft immer weiter. Wir wussten allerdings die ganze Zeit über recht gut Bescheid. In den vergangenen Monaten kamen wir zu der Erkenntnis, dass ein größerer Coup bevorstand, und deshalb habe ich mich hier unter meinem Decknamen eingeschleust.«

(Unweigerlich drängte sich der neonblaue String-Tanga in Carolines Erinnerung auf, den er bei ihrer ersten Begegnung getragen hatte. Die perfekte Tarnung! Niemand käme auf die Idee, eine Badehose zu lüften, um darunter nach einem Polizisten zu suchen … Wieder wurde sie rot und rief sich im Stillen selbst zur Ordnung.)

»Chris Lund und Howard Fondulac gehörten zu Claudias Hauptdealern, Fondulac in Südkalifornien und Lund überall dort, wo Ondine gerade zu tun hatte. Ich muss gleich dazusagen: Sie selbst hatte nicht das Geringste damit zu tun.« Wieder ließ er seinen Blick durch den Raum schweifen, doch dieses Mal suchte er nicht King David, dachte Caroline, sondern Lauren Sullivan, die neben ihm saß. »Howard wurde immer unzuverlässiger und außerdem hatte er den Befund erhalten, dass er Leberkrebs im Anfangsstadium hatte. Er bedrängte Claudia, ihm mehr Stoff zu geben, hielt andererseits aber den Hauptanteil am Gewinn zurück, weil er sich verzweifelt einen letzten großen Film wünschte, der ein Riesenerfolg werden sollte. Und dafür brauchte er unbedingt Geld. Nach Claudias eigenen Aufzeichnungen hatte er gesagt, er hätte ihr alles gegeben, was er nur konnte, und drohte schließlich damit, alles zu erzählen. Da er sowieso bald sterben musste, wollte er womöglich die ganze Operation auffliegen lassen. Folglich musste er beseitigt werden. Ob nun von

Raoul de Vries oder von Christopher Lund oder von sonst wem, bleibt abzuwarten. Irgendwer wird unser Angebot schon annehmen und gegen die anderen aussagen, könnte ich mir vorstellen. Dass diese Untersuchung bei uns noch mehrere Abteilungen über längere Zeit beschäftigen wird, brauche ich wohl nicht ausdrücklich zu erwähnen.«

»Allerdings glaube ich, dass Fondulac von Raoul de Vries umgebracht wurde und nicht von Lund. De Vries hatte ja auch schon Phyllis Talmadge angegriffen, wenn auch ohne den beabsichtigten Erfolg. Er wusste nämlich, dass seine Frau einen Safe voller Erpressungsmaterial besaß, aber durch die ständige Anwesenheit der Polizei kam er an die Unterlagen nicht heran. Durch Ms Talmadges Erklärung, der Raum berge Geheimnisse, geriet er in Panik, weil er glaubte, ihre Behauptung beruhe auf konkretem Wissen und nicht nur auf einer übersinnlichen Eingebung. Auch zu Howard Fondulacs Tod kam es durch einen für den Mörder günstigen Zufall, indem er sich dieses Fitnessgerätes bediente. Aber Sie können sicher sein, dass er auf eine solche Gelegenheit schon ungeduldig gewartet hatte.«

»Christopher Lunds Problem war es, dass er inzwischen mehr Kokain für seinen eigenen Bedarf brauchte, als er verkaufte. Obwohl der Zeitpunkt seines Todes Anlass für einen Verdacht gibt, könnte sich sein Tod letztlich doch als Unfall herausstellen, wie es zunächst den Anschein hatte. Da die Spurensicherung ihre Arbeit noch nicht abgeschlossen hat, ist es für diesbezügliche Prognosen aber noch zu früh.«

»Damit kommen wir jetzt zu Ondines Tod – dem eigentlichen Grund für unsere Zusammenkunft hier. Die genauen Einzelheiten ihres Todes lassen sich nur schwer festnageln.« (Eine unglückliche Wortwahl, dachte Caroline, wenn man bedachte, wie das arme Mädchen umgekommen war. Auch Emilio beziehungsweise Jonathan bemerkte offenbar, wie ungeschickt er sich ausgedrückt hatte, und fuhr rasch fort.) »Geht man von der Lage aus, in der man ihre Leiche gefunden hat, ist sie möglicherweise ins Nagelstudio zurückgekehrt, warf einen Blick in den Nebenraum und fand Karen McElroy tot im Fußsprudelbecken vor. Bei dem Anblick wurde sie vermutlich ohnmächtig, was bei ihrer schweren Unterernährung nicht weiter verwunderlich wäre.« Caroline hatte den Eindruck, dass er bei diesen Worten den Blick des Rockstars und der Schauspielerin bewusst mied, und fragte sich nach dem möglichen Grund.

»Es kann durchaus sein, dass Ondine im Fallen ans Regal gestoßen ist und es mit sich zu Boden gerissen hat. Zwar ist es ziemlich massiv, aber trotzdem alles andere als stabil, denn das größte Gewicht befand sich in den oberen Fächern. Gegen diese Theorie spricht allerdings, dass wir an der einen Seite auf dem frisch polierten Holz deutliche Abdrücke von allen zehn Fingern gefunden haben, und auch auf der Rückseite waren Fingerabdrücke.« Zur Demonstration fasste er mit der rechten Hand in Schulterhöhe auf einen unsichtbaren Gegenstand. »Und weiter unten befanden sich noch mehr.« Mit der Rechten drückte er gegen das imaginäre Gewicht und zog es mit der Linken nach vorn. Der lautlose Knall des mit Nagellack voll beladenen Regals, das auf das am Boden liegende, aber noch atmende zarte, zerbrechliche Model krachte, ließ alle Anwesenden entsetzt zusammenzucken.

»Bevor ich Ihnen mehr zu diesen Fingerabdrücken sage, müssen wir uns an einem anderen Faden dieses

Knäuels zurückbewegen, und zwar sogar noch weiter zurück als zwölf Jahre.«

»Die meisten von Ihnen wissen sicher schon lange, dass Claudia de Vries eine Erpresserin war. Inzwischen sollte wirklich jedem von Ihnen klar sein, dass sie grundsätzlich nichts unversucht ließ – Hauptsache, es brachte Geld. Manche Kriminelle spezialisieren sich auf ein bestimmtes Gebiet, wieder andere sind Generalisten, und zu diesen gehörte eindeutig Claudia de Vries.«

»Ihre erste kriminelle Handlung, von der wir wissen, beging sie bereits im College. Damals half sie einer Freundin, eine illegale Adoption zu arrangieren. Gegen Bezahlung, versteht sich, um sicherzustellen, dass das uneheliche Kind ihrer Freundin in eine gute, fürsorgliche Familie käme, auch wenn diese nicht besonders wohlhabend wäre. In Wirklichkeit hat sie das Baby aber zu einer Verwandten abgeschoben und das Geld behalten.«

Caroline bemerkte, dass sie Douglas' Hand drückte, bis ihre Finger ganz weiß wurden. Sie lockerte ihren Griff und atmete tief durch, doch als sie eine andere Stimme vernahm, fuhr sie zusammen.

»Das war ich.« Ungläubig sah Caroline, dass die trotz der verblassten blauen Flecke wunderschöne Lauren Sullivan das Wort ergriffen hatte. »Ich weiß, mein Aussehen hat mich weit gebracht, aber als Kind war ich ziemlich schwierig und sah eher komisch aus. Zudem war ich unglaublich schüchtern. Eigentlich begann meine Schauspielkarriere bereits, als ich noch klein war. Bis in alle Einzelheiten dachte ich mir damals eine liebevolle, intakte Familie aus und stellte mir vor, ich lebte in ihrer Mitte.« Sie dachte nicht daran, noch weiter ins Detail zu gehen und diesen Fremden, die gierig jede Einzelheit aufsaugten, ihre gesamte Lebensgeschichte aufzutischen.

Dass sie sich vor einem Jahr in ihrer Therapie endlich mit ihren erfundenen Eltern auseinander setzen musste und sie einfach bei einem ebenfalls frei erfundenen tragischen Autounfall ums Leben kommen ließ, ging diese Leute schließlich nichts an. Der Gedanke an geliebte, wenn auch tote Eltern, war unendlich viel tröstlicher als an die Eltern, die sie gehabt hatte, und selbst die unsicherste Krücke war immer noch besser als gar kein Halt. Lauren begnügte sich mit der Kurzfassung. »Selbst heute spiele ich diese Rolle noch. Als Detective Toscana mich nach meiner Herkunft fragte, erzählte ich ihm ganz automatisch diese Phantasieversion, ohne weiter darüber nachzudenken. Im wirklichen Leben hatte Claudias ältere Schwester mich aufgenommen, allerdings nicht für lange. Ich wurde von einem Familienmitglied zum anderen weitergereicht und landete schließlich in verschiedenen Kinderheimen. Erst mit dreizehn kam ich endlich in eine Familie, die mich wirklich adoptieren wollte. Eine Woche, bevor die Papiere fertig waren, kam dann der Vater in mein Zimmer ... und mit fünfzehn hatte ich ein Kind.«

In der Bibliothek war es so still geworden, dass die Worte im Raum nachhallten. Selbst das Geknister des Feuers setzte kurze Zeit aus und dann fiel ein Name in dieses absolute Schweigen: »Ondine.«

Caroline musste einen verhaltenen Protestschrei ausgestoßen haben, denn Lauren sah lächelnd auf und hatte Tränen in den Augen, während King David ihre Hand hielt.

»Alles wiederholt sich, nicht wahr? Auch mein Baby wurde zur Adoption freigegeben. Claudias Schwester erklärte sich bereit, mich mehr oder weniger für immer bei sich aufzunehmen, aber ein Baby konnte sie nicht auch noch gebrauchen. Man nahm mir Ondine weg, als sie zwei Tage alt war, und ich erfuhr nie, was aus ihr geworden war. Ich wusste lediglich, dass mein Baby ein Mädchen war und einen Fleck im Gesicht hatte. Der Arzt meinte jedoch, der würde mit der Zeit immer mehr verblassen. An Ondines achtzehntem Geburtstag beantragten wir beide unabhängig voneinander Akteneinsicht. Aber die Angaben waren so verworren, dass es noch Jahre dauerte, bis wir uns endlich gefunden hatten. Sie war so wunderschön.« Lauren brach in Tränen aus.

Der Beamte der Drogenbehörde räusperte sich, um die allgemeine Aufmerksamkeit von der weinenden Frau abzulenken. Caroline konnte den Blick jedoch nicht von der Schauspielerin wenden: Das also war ihre Schwester.

»Vor ungefähr drei Jahren fiel uns eine weitere Person im Umfeld von Claudia und Raoul de Vries auf, die die beiden finanziell unter Kontrolle hatte. Es handelte sich um einen stillen Teilhaber, der seine Befugnisse einem Anwalt in Atlanta übertragen hatte. Zu jener Zeit tauchte auch Christopher Lund auf der Bildfläche auf, ein cleverer junger Mann mit ständig steigenden Ansprüchen. Mehrere fragwürdige Todesfälle wurden mit dem Spa in Verbindung gebracht. Zwei Männer, die große Anwesen besaßen, kamen durch Unfälle ums Leben. Bei dem einen, der ein schwaches Herz hatte, verschlechterte sich sein Zustand drastisch durch die strenge Diät und das ihm auferlegte Fitnessprogramm. Der andere war ebenfalls ziemlich betucht und erlag kurz vor seiner Scheidung einem tödlichen Unfall mit Fahrerflucht. Seiner Frau konnte man nichts nachweisen, da sie ein Alibi hatte. In letzter Zeit gab es sogar eine Anzahl Fehlgeburten, bei denen wir nicht sicher sind, ob sie nicht absichtlich ausgelöst wurden. Wir hatten nichts wirklich Greifbares in der

Hand, doch allen Opfern war gemeinsam, dass sie ihren dankbaren Angehörigen eine größere Erbschaft oder eine anständige Lebensversicherung hinterließen.« (So wie bei Leticia Finnerman aus Newton in Massachusetts, dachte Vince, an deren Wagen auf der Heimfahrt die Bremsen versagten. Und er dachte an den schwarzen Humor, der sich hinter der Aufschrift *Dead Files* – »Abgelegte Akten« verbarg, auf dieser Sammlung gefälschter Unterlagen im Schrank des Vernehmungsraums. Das war so typisch für ein Verbrecherhirn; ein normaler Mensch käme gar nicht auf eine solche Idee.)

»So langsam haben Sie jetzt wohl eine Vorstellung. Es handelte sich um eine Menge schwer nachzuweisender illegaler Geschäfte aus reiner Habgier, hinter denen sich in den meisten Fällen Erpressung verbarg. Wir reden hier von höheren Summen und großem Einfluss. Als Ondine also Chris Lunds Pläne zu durchkreuzen drohte, gefährdete das den gesamten Geschäftsablauf. Auch hier stoßen wir wieder auf die kalte mathematische Logik eines Psychopathen: Lund war notwendig, Ondine dagegen eine Gefahr für Lund – folglich musste Ondine beseitigt werden.«

»Die mit dem Spa in Verbindung stehenden Todesfälle sind in Wirklichkeit vermutlich von jemand anderem als von Claudia und Raoul de Vries ausgegangen, und zwar von jemandem, der sich hinter besagtem Anwalt in Atlanta verbirgt. Wenn uns die Einsichtnahme in die Konten gewährt wird – woran ich nicht den geringsten Zweifel hege –, werden auf den Auszügen mit Sicherheit eine Reihe Zahlungen von Leuten auftauchen, die den Todesopfern nahe standen. Tut mir wirklich Leid, Mrs Blessing, das in aller Öffentlichkeit sagen zu müssen, aber wir glauben, es handelt sich dabei um Hilda Finch. Sie wollte unbedingt das gesamte Geschäft übernehmen und war auch im entscheidenden Moment zur Stelle, um dem anderen überlebenden Mitglied des Triumvirats, Raoul de Vries, die Macht zu entreißen. Außerdem hatte sie offenbar Kontakt zu Familienangehörigen mehrerer Kunden des Spa, die unter zweifelhaften Umständen umkamen. Bestimmt werden wir auf dem Regal, das Ondine tötete, außer Karen McElroys Fingerabdrücken – was ja durchaus erklärlich ist – nur die von Hilda Finch finden.«

Douglas drückte Carolines Hand noch fester, aber sie empfand keine Trauer. Sie war die Tochter einer kalt lächelnden Psychopathin, sagte sie sich. So also stand es um sie. Vielleicht würde sie später trauern, wenn der Schock erst einmal nachgelassen und sie das Leid und die Schuld und den Abscheu gegen das Blut, das durch ihre Adern floss, besser verkraftet hatte.

Emilio – an den anderen Namen konnte man sich nur schwer gewöhnen – fuhr mit seinen Erläuterungen fort, aber Caroline bekam kaum noch etwas mit. Es ging um Drogenhandel, den Aufbau eines Verteilernetzwerkes für ihre gemeinsamen Kokaintransaktionen und um Erpressung und die dunklen Machenschaften dehnten sich immer weiter aus. Für Claudia war es das übliche Geschäft, nur in viel größeren Dimensionen. Doch plötzlich redete er von einem Schlüssel.

»… an Ondines Körper. Offenbar wusste Hilda nicht, dass Ondine ihn hatte, sonst hätte sie ihn sich gewiss zurückgeholt. Aber vermutlich war der Schlüssel schon durch mehrere Hände gegangen, bevor das Mädchen ihn bekam. Ondine hatte ihn wohl von Howard Fondulac übernommen, denn wir haben seine Fingerabdrücke sichergestellt. Vielleicht hatte sie ihn aber auch gefunden, als sie Fondulac von dem Pilates-Gerät losmachen wollte.«

»Ich bezweifle, dass alle Einzelheiten jemals völlig geklärt werden. Sicher ist nur, dass Ondine King David sagte, sie wolle ihn heute Abend in seinem Cottage aufsuchen. Ich nehme an, sie wollte ihm bei dieser Gelegenheit den Schlüssel geben mit der Bitte, ihn an Lauren weiterzureichen, denn sie selbst wollte lieber nicht so oft mit ihr gesehen werden. Ondine wusste, dass Lauren nach einem Safeschlüssel suchte, und glaubte, das müsse er sein. Schließlich konnte sie ja nicht wissen, dass King David selbst Interesse am Inhalt des Safes hatte.«

»Aber *wusste* sie es denn?«, unterbrach Caroline ihn. »Wusste Ondine, dass Lauren ihre Mutter …?«

»Lauren hatte es ihr gleich am ersten Abend erzählt. Immer wenn jemand mithören konnte, gaben sie vor, Fremde zu sein. Aber Ondine wusste über ihre Herkunft Bescheid.«

Lauren war es also gewesen, die Caroline am ersten Abend im Mondlicht zusammen mit dem Model am gegenüberliegenden Seeufer gesehen hatte, wie die beiden miteinander lachten oder weinten – oder vermutlich auch beides zugleich. Das bedeutete: Wenn Lauren Sullivan Hilda Finchs uneheliche Tochter war, dann hatte Caroline ihren ersten Abend hier in freundschaftlichem Gespräch mit ihrer eigenen Nichte verbracht. Blutsbande waren somit die Erklärung dafür, dass zwischen ihr und der fast unirdisch schönen jungen Frau sogleich ein Funke Sympathie übergesprungen war. Caroline versank in tiefer Trauer, so dass ihr Emilios weitere Ausführungen entgingen, bis sie plötzlich hörte:

»… Finch sieht mir ganz nach einem klassischen Fall von soziopathischer Persönlichkeit aus: Völlig gewissenlos, ihre Anteilnahme an anderen war nichts als erlernte Fassade, denn sie war nur auf ihr eigenes Wohl bedacht.

Natürlich hatte ich zu einer umfassenden Vernehmung noch keine Gelegenheit, aber zumindest konnte ich sie fragen, ob ihr bewusst war, dass sie in Ondine ihre eigene Enkelin getötet hat. Sie verneinte es. Claudia hatte ihrer stillen Teilhaberin offensichtlich eine ganze Menge verschwiegen. Wie ich bereits sagte, handelte es sich mehr um ein Triumvirat als um eine Partnerschaft: Alle drei – Claudia, Raoul und die neu hinzugekommene Hilda Finch, die sich anonym hinter ihrem Anwalt verbarg – kämpften um die Macht, versuchten, die anderen durch Erpressung in Schach zu halten, schlossen sich zeitweise gegen den Dritten zusammen und strebten jeweils nach Vorherrschaft. Weil Claudia bei ihrem Versuch, die anderen auszuschalten und allein an die Macht zu gelangen, ihre Opfer um sich versammelt haben wollte, lud sie eine Reihe von Ihnen hierher ein. Sobald Hilda Finch sich zu erkennen gegeben hatte, war der Kampf eröffnet. Wissen war die Waffe. Ein jeder ließ dem anderen Informationen zukommen, um den Dritten zugrunde zu richten. Zum Beispiel erzählte Hilda Raoul von dem Geheimfach in Mrs Blessings Cellokasten und Claudia berichtete Hilda von Raouls Vorstrafenregister. Von Raoul hatte Hilda wohl erfahren, dass Claudia einen Safe besaß, vielleicht hat sie es aber auch selbst herausgefunden. Wie dem auch sei, zunächst wusste Hilda nicht, wo er sich befand, und außerdem hatte sie keinen Schlüssel. Was Ondine betrifft – möglicherweise wusste Claudia selbst nicht, wer Ondines Mutter war, da sie mit dieser Adoptionsgeschichte nichts zu tun hatte. Jedenfalls war Hildas Reaktion, als sie davon erfuhr, in erster Linie Wut: Hätte sie gewusst, dass Lauren zu ihr gehörte, wäre sie überglücklich gewesen. Nicht etwa, dass sie mütterliche Gefühle hegte, sondern weil sie ein großer Fang für das Spa gewesen wäre.«

(Vince stieß seinen Assistenten mit dem Ellbogen an. »Hab ich Ihnen das nicht gleich gesagt? Jemand, der sich nichts aus seiner eigenen Tochter macht, ist gefährlich.« Mike LeMat nickte.)

»Zu Ondines Tod war ihre Reaktion … ich zitiere: ›Wenn ich mir vorstelle, was ich aus diesem Spa hätte machen können, wenn ich die beiden gehabt hätte.‹«

Caroline zuckte nicht mal zusammen. Sie hatte das kommen sehen. Schon seit sie von Hildas geheimer Partnerschaft mit Claudia erfuhr, war ihr klar, dass ihre Mutter nicht nur unmöglich, sondern von Grund auf schlecht war. Wenn Caroline es sich recht überlegte, musste Hilda gewusst haben, dass Douglas erpresst wurde, und auch mit welchen Mitteln. Und trotzdem hatte sie nicht den geringsten Versuch unternommen, ihm die Wahrheit zu sagen und ihn von dieser entsetzlichen Vorstellung zu befreien. Es hätte in ihrer Macht gelegen, dass ihre Tochter in ihrer Ehe wieder glücklich geworden wäre. Caroline blickte angestrengt auf ihre Hände, denn sie spürte, dass alle Blicke auf sie gerichtet waren – auf die Tochter, die von einer solchen Kreatur zur Welt gebracht und aufgezogen worden war. Sie spürte, dass nur Douglas genug Einfühlungsvermögen für ihre Situation aufbrachte, Douglas, und … merkwürdigerweise auch King David. Mit gestrafften Schultern sah sie dem Mann mit den Tätowierungen direkt in die Augen, denn sie wollte das Mitleid dieses beunruhigenden Menschen nicht.

»Der Schlüssel, den Ondine gefunden hatte, passte zu einem der beiden Safes. Der, zu dem der Schlüssel gehörte, war gut versteckt im Schrank in einer Ecke des Zimmers, das Detective Toscana als Vernehmungsraum benutzt hatte. Der zweite befand sich in einem im Boden eingelassenen Fach unter einer der Schlammbadewannen.

Das war auch der Grund, weshalb Claudia de Vries mitten in der Nacht noch im Badehaus war. Dieser Safe besaß ein Kombinationsschloss. Als wir den Schlamm aus der Wanne gelassen hatten, fanden wir zwar den Schlüssel zur Tür des Badehauses – Ihnen ist sicher nicht entgangen, wie Claudia dieses Gebäude unter Verschluss hielt –, nicht aber den Schlüssel zum Safe. Claudias Mörder wusste also, dass es einen Safe gab, und erkannte den Schlüssel als das, was er war. Doch entweder wusste der Mörder bereits, dass der Safe sich im Konferenzraum befand und daher erst zugänglich sein würde, nachdem die Polizei verschwunden wäre, oder er beging den Fehler, Claudia zu ermorden, ohne zu wissen, wo der Safe war. Den Schlüssel zu behalten wäre zu gefährlich gewesen, denn falls die Polizei alles gründlich durchsucht und ihn gefunden hätte, wäre klar, dass er mit Claudias Tod in Verbindung stand. Also übergab ihn der Mörder Howard Fondulac. Der war zwar Alkoholiker, aber kein Trottel. Er wusste genau, dass man ihn bei nächster Gelegenheit fallen lassen würde, und hat sich Detective Toscana gegenüber auch entsprechend geäußert. Allerdings konnte er nur schwerlich die ganzen Einzelheiten enthüllen, ohne gleichzeitig seine eigenen illegalen Machenschaften preiszugeben.

»Diese Kombination von grundsätzlicher Kenntnis der Verhältnisse, ohne jedoch in die Einzelheiten eingeweiht zu sein, trifft allein auf Hilda Finch zu. Sie gab Howard den Schlüssel, weil sie wusste, dass sie letztendlich den Standort des Safes aus Raoul herausbekommen würde. Nur hatte Raoul keine Ahnung, dass seine Frau noch über einen zweiten Safe verfügte. Der Safe im Konferenzraum enthielt zwar einiges an Geheimmaterial, aber in erster Linie diente er als Ablenkung von dem Safe im

Badehaus, in dem Claudia ihre wirklichen Schätze verwahrte: Beweismaterial als Grundlage für ihre Erpressungen Dutzender von Leuten sowie Schriftverkehr, der über zwanzig Jahre zurückreichte, Briefe, Kontoauszüge, Bluttests, Akten über Trunkenheit am Steuer und Verhaftungen wegen Prostitution. Übrigens ist das gesamte Material aus beiden Safes beschlagnahmt worden, aber es bleibt in jedem Fall geheim. Darauf haben Sie mein Wort – jeder von Ihnen, der davon betroffen sein könnte.«

Mit einem erleichterten Seufzer ließ Phyllis Talmadge sich in den Sessel fallen, was die Übrigen zu Spekulationen anregte, welcher Art die sie betreffenden Dokumente wohl sein mochten.

»Hat zufällig jemand eine Zigarette?« Phyllis richtete diese Frage an die Allgemeinheit. Als niemand eine Packung zum Vorschein holte, stieß sie einen lauten Seufzer aus. »Fast zwanzig Jahre lang hatte ich nicht mehr geraucht und kaum bin ich drei Tage hier … Nicht schlecht für ein Spa, was?«

(So viel also zu Ms Talmadges Aussage, sie hätte Zigarettenrauch bemerkt, bevor man ihr eins über den Schädel gezogen und sie in den See geworfen hatte, dachte Vince mürrisch, ließ sein Päckchen aber in der Tasche. Das Pfefferminz hatte sie also gelutscht, damit man den Qualm nicht roch – und er hatte geglaubt, den Fusel.)

»Sie verstehen jetzt wohl«, setzte Emilio zu seinem Schlusswort an, »warum ich Ihnen viel mehr erzählt habe, als ich das normalerweise getan hätte. Ich möchte nämlich, dass möglichst wenig Gerüchte nach außen dringen. Die Presse draußen weiß natürlich nichts von den Familienbanden zwischen einigen der hier anwesenden berühmten Persönlichkeiten. Auch wenn das Recht auf Intimsphäre in diesem Land eher belächelt wird, sollten Sie diesen Menschen ihr Privatleben zugestehen, denn sie haben schon genug gelitten. Ich appelliere an Ihre Ehre. Sicher muss ich nicht ausdrücklich erwähnen«, fügte er mit scharfer Stimme und diamanthartem Blick hinzu, »dass die Drug Enforcement Agency, falls ich von einer undichten Stelle aus dem Kreis der hier Anwesenden erfahren sollte, die betreffende Person lange Zeit nicht mehr aus den Augen lassen wird. Vielen Dank für Ihre Aufmerksamkeit. Ich schätze, Detective Toscana wird von einigen von Ihnen noch weitere Aussagen benötigen.«

Kurz vor Mitternacht war das Schwimmbad menschenleer. Als Caroline zum ersten Mal nach jenem Morgen wieder vor dem langen Becken gestanden hatte, in dem sich das glasklare blaue Wasser zu ihren Füßen erstreckte, hätte sie am liebsten gleich wieder kehrtgemacht. Die Tür zu den Schlammbädern war immer noch polizeilich versiegelt. Es würde auch noch eine Weile dauern, bis Caroline sich nicht mehr fürchtete, irgendwo allein zu sein. Aber Douglas hatte angeboten, in ihrer Nähe zu bleiben und sich im Nichtschwimmerbecken ein wenig die Zeit zu vertreiben. Seine Anwesenheit gab Caroline Sicherheit, und während sie in dem seidigen Wasser mit kräftigen, gleichmäßigen Zügen ihre Bahnen schwamm, fand sie langsam wieder zu sich selbst. Nur allzu bald würde sie Doug anbieten müssen, seine Ehe mit der Tochter einer Psychopathin aufzulösen. Bedachte man seine eigenen Anstrengungen auf diesem Gebiet, entbehrte das nicht einer gewissen Ironie. Aber es musste ja nicht hier und nicht jetzt sein, und so blieb ihr wenigstens ein klein wenig Zeit für Ruhe und Entspannung, die sie hier im Spa zu finden gehofft hatte.

Plötzlich tauchten am anderen Ende der Schwimmhalle, die stark nach Chlor roch und in der jedes Geräusch nachhallte, drei Gestalten auf. Caroline erschrak, ließ sich aber nichts anmerken. Zwar überzeugte sie sich mit einem Seitenblick auf Douglas von dessen Gegenwart und sah zu ihrer Beruhigung, dass er sich in dem hüfttiefen Wasser zu ihrem Schutz aufgerichtet hatte, tauchte aber sogleich wieder unter und schwamm in regelmäßigen Zügen ans Ende der Bahn, wo sie die Arme auf den Beckenrand stützte.

»Wir müssen mit Ihnen reden, Caroline.« Merkwürdig genug, dass King David sie ansprach und nicht dieser Schönling von der Drogenbehörde, den sie für den schwulen Freund des Rockstars hielt. Caroline ließ ihren Blick von Emilio zu Lauren Sullivan schweifen, tauchte wieder ins Wasser und schwamm an den seitlichen Beckenrand. Sie stieg aus dem Wasser, zog ihren Bademantel über und strich sich das nasse Haar aus dem Gesicht.

»Worüber wollen Sie denn mit mir reden?« Etwa über die verheerenden Auswirkungen, die es hatte, wenn die eigene Mutter ohne Skrupel andere Menschen erpresste und umbrachte? Und wer weiß, was sie sonst noch alles getan hatte! Oder über ihre Blutsbande zu dieser außergewöhnlichen Frau mit dem roten Haar – Bande, mit deren Erwähnung unweigerlich die tiefe Schande verbunden war, dass Hilda Finch sie beide zur Welt gebracht hatte? Oder wollten sie mit ihr darüber reden, wie erbärmlich und verloren sie sich jetzt fühlte, da außer Douglas niemand mehr zu ihr stand? Oder wollten sie vielleicht hören, dass Caroline sich im Vergleich mit diesen drei überdimensionalen Persönlichkeiten wie eine wertlose Küchenschabe vorkam: angesichts einer Filmdiva, eines umwerfend aussehenden Bodybuilders und eines fast einen Meter neunzig großen Rocksängers mit schwarzgrünem Haar, Tattoos an den Augen und einer animalischen Anziehungskraft, die selbst Mick Jagger in den Schatten stellte. Außerdem waren alle drei vollständig bekleidet, noch dazu mit so teuren Klamotten, dass sie keinerlei Spuren des langen Tages aufwiesen, den die drei hinter sich hatten. Sie bildeten eine gemeinsame Front, geeint durch ein Band, das Caroline noch nicht richtig einordnen konnte. Ihr war jedoch klar, dass es für sie ein solches Band niemals mehr geben würde. Sie warf den Kopf in den Nacken und fragte herausfordernd: »Also, was wünschen Sie von mir?«

Aus den Augen mit den seitlich tätowierten Blitzen fiel ein rascher Seitenblick auf Douglas. In Gegenwart dieser drei starken Persönlichkeiten verblassten selbst Doug Blessings gutes Aussehen und Charisma wie ein Stern bei Tagesanbruch. Caroline hielt dem Blick des Rockers trotzig stand und streckte demonstrativ die Hand nach ihrem Ehemann aus. King David nickte und wartete, bis Douglas ebenfalls aus dem Wasser gestiegen war und sich zu ihnen gesellt hatte.

»Wollen wir uns nicht lieber setzen?«, schlug der Rocksänger vor. Obwohl er nur leise gesprochen hatte, hallte seine Stimme von den Mosaikbildern der umliegenden Wände wider. Als die blaue Wasseroberfläche wieder glatt und ruhig dalag, schien sich das Universum um die fünf Leute, die dort beisammen saßen, zusammenzuziehen.

Caroline konnte die Spannung nicht länger ertragen und ergriff die Initiative: »Falls Sie hier sind, um mir zu sagen, dass Lauren Sullivan meine Halbschwester ist – das weiß ich bereits. Und ich verspreche Ihnen, Lauren,«

– Caroline zwang sich, diesem weltberühmten Blick standzuhalten – »keiner Menschenseele je davon zu erzählen, dass Sie und meine Mutter etwas miteinander zu tun hatten. Wenn ich die Möglichkeit dazu hätte, würde ich sie vermutlich auch verleugnen. War's das?«

»Nein«, entgegnete die Schauspielerin, deren sinnliche Stimme deutlich ihre starken Gefühle verriet. Caroline hatte jedoch immer noch nicht die leiseste Ahnung, worum es ging. »Dad, möchtest du ihr ...?«

Caroline traute ihren Ohren nicht, aber Lauren hatte sich mit dieser Anrede an King David gewandt, der soeben zwei Fotos aus seiner Tasche zog.

»Dad? Sagten Sie gerade Dad zu ihm ... aber, haben Sie nicht behauptet, Sie wären ... vierundvierzig?«, warf Caroline ein und ließ den Blick von Lauren zu dem Rockstar wandern, den sie ungläubig anstarrte. Selbst jemandem, der ein so ausschweifendes Leben wie King David geführt hatte, war es nur schwer zu glauben, dass er im Alter von ... sieben oder acht ... ein Kind gezeugt hätte.

Lachend sah er auf die Fotos und reichte eines davon Caroline. »Detective Toscana fand sie während der Verhaftung bei Hilda Finch.«

Caroline trocknete sich die Hände am Bademantel ab und griff nach dem Foto, das sie an seinem weiß gezackten Rand festhielt. Das Bild zeigte einen rothaarigen jungen Mann im Profil. Sie drehte es um und entdeckte auf der Rückseite in der Handschrift eines jungen Mädchens den Namen Tad Blake. »Und was soll ich damit?«, fragte Caroline und wartete auf eine Erklärung.

»Halten Sie es hoch«, forderte der Rocksänger sie auf, erhob sich und drehte sich zur Seite, damit sie das Foto mit seinem Profil vergleichen konnte.

»Ach, du lieber Gott!«, rief Douglas aus, dem die Ähnlichkeit sofort auffiel. Der Bad Boy der Heavy-Metal-Szene war auf dem Foto als ordentlicher, braver College-Student zu sehen, noch vor den Tattoos und lange bevor das Heroin und die Jahrzehnte der durchfeierten Nächte in rauchigen Bars sein Leben bestimmten.

Der Rocksänger sah Caroline an und die Blitze in seinen Augenwinkeln zuckten vor Vergnügen. »Tja, stimmt, das bin ich. Ein paar Monate, nachdem dieses Foto aufgenommen wurde, habe ich das College hingeschmissen und bin nach San Francisco gegangen, um Folksänger zu werden – kaum zu glauben, was? Stattdessen geriet ich an Drogen. Erst fünf Jahre später kam ich wieder zu mir, polierte meine Vergangenheit auf und landete beim Hard Rock. Aber dass jemand namens Tad Blake lebende Fledermäuse auf der Bühne verschlingt, kann man sich wohl nur schwer vorstellen. Zu einem Folksänger hätte der Name ganz gut gepasst, aber für mein Vorhaben klang er einfach nur komisch. Deshalb habe ich einen anderen Namen angenommen, mein Aussehen und mein Image mit Hilfe der Tattoos verändert, meine Goldrandbrille gegen Kontaktlinsen getauscht und mein Alter leicht geschönt. Immerhin war das die Zeit, als man keinem über dreißig traute. 1972 schrieb ich ›King's Revenge‹ und bekam dafür Platin und seither bin ich nicht mehr aus den Charts rausgefallen. Heute geht jeder davon aus, dass ich für mein Alter deshalb so schlecht aussehe, weil ich jahrelang Drogen genommen und Partys gefeiert habe. Dass ich Vegetarier bin und wegen meiner Gesundheit ins Spa fahre, hänge ich natürlich nicht an die große Glocke.«

»Tad Blake?«, wiederholte Caroline und betrachtete verwirrt das Bild des rothaarigen Jugendlichen. Douglas drückte ihren Ellbogen und machte sie darauf aufmerksam, sich auch das zweite Foto anzusehen. Sobald sie einen Blick darauf warf, fiel sie beinahe von der Bank: Auch auf diesem Bild war Tad zu sehen, doch dieses Mal blickte er frontal in die Kamera und hielt ein kleines, adrettes junges Mädchen in den Armen – Hilda Finch.

Caroline sah verblüfft auf den Mann ihr gegenüber und dann auf Lauren. Das war Laurens Dad, ohne Zweifel! Die Ähnlichkeit mit dem Jungen auf dem Bild war unverkennbar. Caroline hielt sich den Mund zu, um ein kleines hysterisches Lachen zu unterdrücken, während die Übrigen sie besorgt ansahen. »Tut mir Leid«, sagte sie etwas atemlos, »ich habe mir nur gerade vorgestellt, wie Douglas' Wähler wohl auf die Neuigkeit reagieren würden, dass die Frau ihres Abgeordneten – wenn auch nur über mehrere Ecken – mit King David verwandt ist.«

»Wahrscheinlich wären sie unsicher, ob sie meine Glaubwürdigkeit anzweifeln oder lieber um dein Autogramm bitten sollten«, entgegnete Douglas, dem es bei dieser Vorstellung etwas mulmig wurde.

»Sie bekämen todsicher alle Stimmen der Heavy-Metall-Szene«, versicherte ihm der Rockstar mit verlegenem Lächeln, das dem des Jungen auf dem Foto beunruhigend ähnlich war. »Aber warten Sie nur ab, es kommt noch besser. Dass Caroline Laurens Halbschwester ist, stimmt schon, aber ihr zwei seid nicht durch Hilda Finch miteinander verwandt.«

»Wie bitte? Was sagen Sie da?« Caroline verstand gar nichts mehr und ihr wurde ganz schwindlig. Ihre Stimme überschlug sich fast. »Natürlich sind wir durch meine Mutter miteinander verwandt, durch wen ...?«

Sie unterbrach sich mitten im Satz, während King David und Lauren Sullivan einen kurzen Blick austauschten und sich zu ihr auf die Bank setzten. Wortlos hielt Lauren die rechte Hand hoch, die Handfläche zu Emilio gewandt. Der Rocksänger tat es ihr nach und hielt seinen Daumen an Laurens kleinen Finger.

»Und jetzt du«, sagte Lauren zu Caroline. »Nein, die Rechte.«

Drei Hände waren nach oben gereckt, genauso wie Caroline es am Nachmittag mit Douglas gemacht hatte. Doch statt wie bei Douglas keine Ähnlichkeit zu zeigen, unterschieden sich diese drei Hände nur in ihrer Größe und ihrer muskulösen Ausformung. Ansonsten hatten alle ein tiefes Nagelbett, starke Nägel, extrem gerade Daumen, stark hervortretende Knöchel, einen auffallend langen Zeigefinger und einen leicht nach außen gebogenen kleinen Finger. Natürlich hatte King David die größte Hand und Carolines Finger zeugten von stundenlangem Üben auf ihrem Cello, aber sonst ...

»Ondine hatte genau dieselben Hände«, bemerkte Lauren traurig.

»Wer hätte das gedacht!« Douglas war es, der Carolines Staunen in Worte fasste.

Zum ersten Mal meldete sich nun auch Emilio zu Wort. »Im Alter von fast dreißig Jahren, nachdem Hilda nie wieder schwanger geworden war, wollte sie unbedingt ein Kind. Aus den Aufzeichnungen in Claudias Safe geht hervor, dass Ihr Vater sich untersuchen ließ, aber es lag nicht an ihm. Schließlich stellte man als Ursache eine lange zurückliegende Infektion fest, die vielleicht unmittelbar nach Laurens Geburt aufgetreten war. Jedenfalls waren Hildas Eileiter verklebt. Sie hätte sich operieren lassen können, aber sie wandte sich lieber an Claudia de Vries. Sie dachte, wenn ihre ehemalige Zimmerkollegin vom College ihr helfen konnte, ein Kind loszuwerden, wüsste sie sicher auch Mittel und Wege, ihr ein anderes zu beschaffen.

»Und wie sich herausstellte, hatte sie Recht. Ihre alten Freunde vergaß Claudia nie und sie ließ nie jemanden aus den Augen, mit dem sie schon einmal etwas zu tun gehabt hatte. Sie gehörte zu den wenigen, die wussten, was aus Tad Blake geworden war. Zu jener Zeit verfügte sie bereits über eine ganze Armee von Schnüfflern, von denen einer ihr zugetragen hatte, dass King David es mit der Verhütung in den guten alten Zeiten vor AIDS, als nur Drogen, Sex und Rock'n'Roll angesagt waren, nicht immer so genau nahm. Und Ihre Mutter, Caroline, war Tontechnikerin bei King David und gehörte mit zu den Tourneebegleitern. Als Sie gerade mal drei Monate alt waren, willigte Ihre Mutter ein, Sie zur Adoption freizugeben, und Claudia brachte Sie zu Hilda. Soweit ich weiß, hatte Hilda keine Ahnung, woher Sie kamen. Diese Information sparte sich Claudia wohl für die Zukunft auf.«

In diesem Augenblick griff King David über Lauren hinweg nach Carolines Hand und fesselte ihre Aufmerksamkeit mit seinem magischen Blick, den sie irrtümlich für Begehren gehalten hatte. In Wirklichkeit war es die ganze Zeit über nur die Sehnsucht eines Vaters gewesen, der sich am Anblick seiner Tochter nicht satt sehen konnte. Ebenso war die elektrisierende Berührung seiner Hand auf ihre Blutsbande zurückzuführen. Plötzlich erkannte Caroline, dass der Schlüssel, nach dem er gesucht hatte, für ihn viel mehr war als nur ein Stück Metall. Sie selbst war sein verloren gegangener, geliebter Besitz, den Claudia ihm als Köder unter die Nase gehalten hatte: Seine Tochter Caroline. »Als ich dich zum ersten Mal sah, wusste ich gleich Bescheid«, sagte er. »Deshalb konnte ich den Blick nicht von dir wenden und musste dich immerzu berühren. Du siehst genauso aus wie deine Mutter.

Sie war eine wunderschöne, talentierte und warmherzige Frau. Catherine hieß sie, aber sie nannte sich selbst nur Cat. Sie starb vor neun Jahren. Tut mir Leid – aber ich habe wenigstens noch ein paar Fotos von ihr. Sie hätte dich gern behalten, aber sie hätte alles aufgeben müssen, was sie sich lange und hart erarbeitet hatte. Eine Rockband auf Tournee ist einfach nicht der richtige Ort für ein Baby. Sie hatte geglaubt, es wäre das Beste für dich, wenn du ein richtiges Zuhause hättest, bei Leuten, die einigermaßen gut situiert wären und eine stabile Beziehung hätten. Du solltest einen Vater und eine Mutter haben, die dich liebten. Sie konnte ja nicht ahnen ... Natürlich hätte ich damals zu meiner Verantwortung stehen müssen, aber in den Siebzigern, und ständig auf Tour, fast dreihundert Tage pro Jahr ... und offen gestanden, war ich zu der Zeit nur ein drogensüchtiger Bastard. Ich habe damals kaum mitgekriegt, dass es dich überhaupt gab. Heute tut es mir unendlich Leid und ich muss gestehen, dass du und Lauren auch nicht die Einzigen seid.«

Dass er Carolines Mutter im Nachhinein als leuchtendes Beispiel darstellte, verstand sich von selbst, auch wenn er sich vermutlich kaum an sie erinnerte. Aber seine letzte Äußerung erregte Carolines Aufmerksamkeit in noch viel stärkerem Maße. Sie hatte also noch mehr Geschwister! Und dieser Mann war ihr Vater! Wenn sie sich erst einmal an diese Vorstellung gewöhnt hätte, wäre eine Tontechnikerin aus der Truppe der Tourneebegleiter vielleicht gar keine so schreckliche Mutterfigur. Mein Gott, im Vergleich zu Hilda Finch wäre selbst ein verantwortungsloses, vollgekifftes Groupie immer noch besser als Mutter.

Bei diesem Gedanken schüttelte Caroline die Hand ihres Vaters ab und berührte vorsichtig das schmale Handgelenk der Frau, die zwischen ihnen saß. »Lauren, das mit Ondine tut mir so Leid.«

Emilio antwortete an Laurens Stelle: »Es war Laurens Idee, den Leuten in der Bibliothek zu erzählen, dass Ondine ihre Tochter war. Noch bevor die Asche im Kamin erkaltet, verkauft sowieso irgendwer aus der Gruppe die Geschichte an die Presse. Das war uns schon klar. Unmittelbar nach Ondines Tod hielten wir es für besser, dass Lauren die Wahrheit für sich behält. Aber sie wollte es nicht und sie hat Recht. Das wird die Medien erst mal lange genug beschäftigen. Damit haben wir ihnen einen Knochen zugeworfen, an dem sie eine Weile zu kauen haben. Dann graben sie wenigstens nicht weiter und entdecken nicht auch noch den Rest der Geschichte. Wenn sie herausbekämen, dass ihr vier irgendwie miteinander verwandt seid – und sei es auch nur durch Heirat –, würde der Wahnsinn ja nie mehr ein Ende nehmen.«

Douglas sah ganz krank aus.

»Wenigstens hatte Ondine einen schnellen Tod«, bemerkte die Schauspielerin, obwohl niemand glaubte, dass sie aus dieser Tatsache großen Trost schöpfte.

»Ihr Manager hätte sie über kurz oder lang sowieso umgebracht.«

»Christopher Lund?«, fragte Caroline erstaunt. »Es hatte den Anschein, als würden sich die beiden recht gut verstehen.«

Wieder lieferte Emilio die Erklärung dazu in akzentfreiem britischen Englisch: »Ondine hatte eine horrend hohe Lebensversicherung abgeschlossen, die auf Lund ausgestellt war. Sie hungerte sich zu Tode. Lund gab zwar vor, er wäre gegen ihre ständigen Diäten und würde sie am liebsten zwangsernähren lassen, aber gleichzeitig hatte er ihr immer wieder eingeredet, sie müsste abnehmen. Und sie glaubte ihm. Kurz vor ihrem Tod hatten sie die Nachricht erhalten, dass ein größerer Vertrag geplatzt war. Das war bereits der zweite, den sie an ein jüngeres Model verloren hatte, und beide wussten, was das bedeutete. Folglich beschloss er, seine Schäfchen ins Trockene zu bringen.«

»Aber ich dachte, Sie hätten gesagt, dass meine Mutter … dass …« Da Hilda nicht ihre Mutter war, was war sie dann?

Lauren gab ihr verbittert zur Antwort: »Das Regal hat Hilda umgestoßen, aber Lund hatte ihr meine Tochter dort schutzlos ausgeliefert.«

Emilio fügte erklärend hinzu: »Wir glauben, dass Lund Karen McElroy getötet hat, entweder, weil sie bei der Maniküre die Ähnlichkeit zwischen Ondines und Laurens Händen bemerkt hatte oder weil sie den Streit zwischen ihm und Ondine mit angehört hatte und die Polizei anrufen wollte. Auf seinem Schuh haben wir einen Blutspritzer gefunden, der bestimmt Karens Blutgruppe aufweisen wird. Da bin ich mir ziemlich sicher. Entweder hat Ondine ihn dabei beobachtet, oder sie fand das Mädchen kurz nach der Tat. Und wie ich schon sagte, fiel sie vermutlich in Ohnmacht.«

Wieder sprach Douglas aus, was Caroline soeben in den Sinn gekommen war. »Und Sie meinen nicht, dass jemand sehr an Lunds Tod interessiert war?«

»Es war ein Unfall«, erwiderte Emilio kühl – vielleicht eine Spur zu rasch.

Caroline sah King David an, ihren Vater! Sie bemerkte, dass er seine Hände betrachtete, diese größere Version ihrer eigenen, als könne er daran ihre Geschichte ablesen. Lauren ergriff mit der Rechten seine Hand und verschränkte ihre Finger mit den seinen. Dann wiederholte sie dasselbe mit Caroline zu ihrer Linken.

Eine wiedervereinte Familie, zusammen mit dem Ehemann der einen Tochter und dem Liebhaber des Vaters. Eine Familie, die wie Phönix aus der Asche stieg.

Ja, dachte Caroline, Lunds Tod war ein Unfall.

So war es wohl besser.

Aber ... »Einen Augenblick«, warf sie ein. Alle erstarrten und hofften, sie möge nicht laut aussprechen, dass da wohl etwas nicht stimmen konnte. Aber Caroline hatte etwas ganz anderes im Sinn. »Claudia hielt eine Badehose mit Hawaiimuster in der Hand, als wir sie aus dem Schlammbad zogen. Wenn ... Hilda ... Claudia umgebracht hat, woher kam die dann? Dass meine Mutter dieses Ding getragen hätte, kann mir keiner erzählen.« Sie warf dem Vertreter von Recht und Ordnung einen anklagenden Blick zu und bemerkte mit Staunen, wie sich sein fein geschnittenes Gesicht mit flammendem Rot überzog, das sich ebenfalls über seinen Hals ausdehnte bis hin zu seinem teuren wollenen Anzug – und sicher noch viel weiter darunter. Wahrscheinlich stellten alle vier Zeugen ihre individuellen Vermutungen an.

Emilio stieß ein kurzes, unbehagliches Lachen aus und gestand würdevoll: »Die gehörte mir. Ich fürchte, zu Claudia de Vries' übrigen Sünden und Verderbtheiten kam noch hinzu, dass sie sich der dreistesten Form von, wie soll ich sagen, äh, sexueller Belästigung schuldig machte.«

Dem nicht gerade erfolgreich unterdrückten Prusten seiner Zuhörer begegnete er mit dem Protest: »Bei meiner Ehre, sie war alles andere als eine angenehme Zeitgenossin!«

Danksagung

Dieser Roman ist in jeder Hinsicht ein Gemeinschaftswerk. In erster Linie möchte ich den dreizehn wunderbaren Autorinnen danken, die meine telefonische Anfrage spontan mit »Ja« beantwortet haben. Dank an Nevada, Nora, Nancy, Lisa, Pam, Mary, Judy, Faye, Mary Jane, Anne, Diana, Val und Laurie für ihr Talent, ihren Enthusiasmus, ihre Zusammenarbeit … und für ihre Geduld.

Meinem Agenten Jimmy Vines herzlichen Dank für die Idee zu diesem Projekt und für die unermüdliche Unterstützung während der gesamten Durchführung. Ich danke dir für die zahllosen Stunden, die du mir hilfreich zur Seite gestanden hast, um alles zusammenzubringen und auf Kurs zu halten.

Mein Dank geht auch an Jennifer Weis bei der St. Martin's Press, bei der wir bestens aufgehoben waren.

Und ebenfalls ein herzliches Dankeschön an all die vielen AgentInnen und AssistentInnen der Autorinnen, die den nicht abreißenden Strom von Verträgen, Entwürfen, Korrespondenz und E-Mails hin- und herjonglierten. Ohne Euch hätten wir es nicht geschafft.

Autorenverzeichnis

Nevada Barr schreibt derzeit an ihrem zehnten Anna-Pigeon-Krimi. Ihre vielfach preisgekrönten Bücher wurden in zahlreiche Sprachen übersetzt.

J.D. Robbs Krimis um die Polizistin Eve Dallas sind in den USA große Bestseller. In Deutschland erschien zuletzt *Eine mörderische Hochzeit*.

Nancy Pickard arbeitete als Journalistin und Lektorin, bevor sie sich ganz dem Schreiben von Kriminalromanen widmete. Sie war Präsidentin der Sisters of Crime und wurde unter anderem mit dem Antony Award und dem Agatha Award für den besten Roman ausgezeichnet.

Lisa Scottoline war für den U.S. Court of Appeals und in einer der großen Kanzleien Philadelphias als Rechtsanwältin tätig. Sie ist die Autorin von Justizthrillern, die in zahlreiche Sprachen übersetzt und mit dem Edgar Award ausgezeichnet wurden.

Perri O'Shaughnessy ist der Künstlername für das Autorinnenduo Pamela und Mary O'Shaughnessy. Mary hat Literatur studiert und als Redakteurin gearbeitet, während Pamela die Harvard Law School absolviert hat und als Anwältin tätig war. Beide Schwestern leben in Kalifornien und schreiben zusammen ihre höchst erfolgreichen Kriminalromane.

J.A. Jance ist ausgebildete Bibliothekarin und die Autorin einer Krimireihe um den weiblichen Sheriff Joanna Brady.

Faye Kellerman ist nicht nur eine erfolgreiche Schriftstellerin, sondern auch Zahnärztin, Musikerin und Gitarrenbauerin. Ihre Reihe mit Peter Decker und Rina Lazarus ist weltweit bekannt. Sie lebt zusammen mit ihrem Mann, dem Psychologen und Bestsellerautor Jonathan Kellerman, und ihren drei Kindern in Los Angeles. In Deutschland erschien zuletzt *Der Väter Fluch*.

Mary Jane Clark ist Produzentin bei CBS News. Mit ihren Romanen *Ich sehe was, was du nicht siehst* und *Tödliche Nähe* avancierte sie zur Bestsellerautorin.

Marcia Talley ist die Autorin preisgekrönter Krimis und Herausgeberin von *Mord im Spa*.

Anne Perry begeistert mit ihrem Helden, dem Privatdetektiv William Monk, sowie dem Detektivgespann Thomas und Charlotte Pitt ein Millionenpublikum. Die Autorin lebt zurückgezogen in Portmahomack, Schottland. Ihr Werk wurde mit zahlreichen Preisen ausgezeichnet, darunter auch dem Edgar Award. Ihr neuester Roman trägt den Titel *Die Verschwörung von Whitechapel*.

Diana Gabaldon war früher Honorarprofessorin für Tiefseebiologie und Zoologie an der Universität von Arizona, bevor sie sich hauptberuflich dem Schreiben widmete. Ihre Romane der Highland-Saga sind auch in Deutschland echte Publikumsrenner; zuletzt erschien *Das flammende Kreuz*.

Val McDermid arbeitete nach ihrem Universitätsabschluss als Journalistin. 1991 zog sie sich aus dem Journalistengeschäft zurück und betätigt sich seither hauptberuflich als Autorin. Neben den erfolgreichen Krimis mit der lesbischen Heldin Lindsay Gordon erscheint inzwischen auch die zweite Erfolgsserie der Autorin mit Detektivin Kate Brannigan aus Manchester. Die Autorin veröffentlichte auch Hörspiele und zwei Theaterstücke.

Laurie R. Kings Romane wurden in siebzehn Sprachen übersetzt und mit zahlreichen Preisen ausgezeichnet, darunter dem Edgar Award. In Deutschland erschien zuletzt *Die Insel der flüsternden Stimmen*.

Mord und Seide

Regan Reilly, Tochter der erfolgreichen Kriminalschriftstellerin Nora Regan Reilly, kann es nicht lassen. Eigentlich war sie nach Miami gefahren, um der Hochzeit ihrer Freundin Maura beizuwohnen. Doch Mauras Heirat ist an diesem Wochenende nicht das einzige Ereignis in Miami. In Regans Hotel trifft sich außerdem der Verband der Strumpfhosenhersteller, unter ihnen Mauras Onkel, mit dem sich Regan bald anfreundet. Sie ahnt nicht, dass sie ihm bald auf unerwartete Weise helfen muss, denn es geschieht ein Mord ...

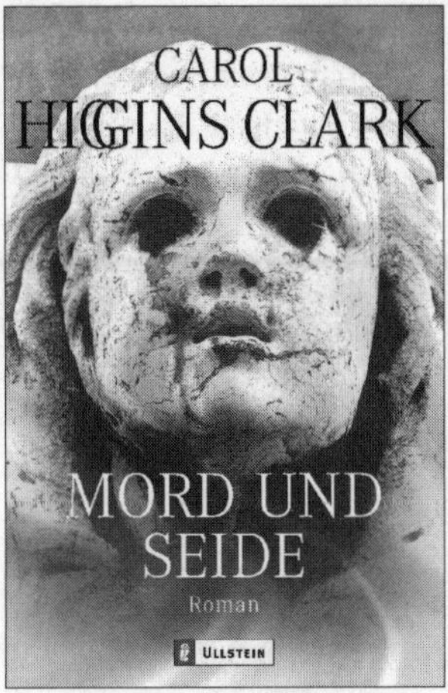

Carol Higgins Clark

Mord und Seide

Roman

UB9